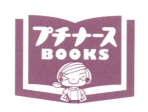

プチナース
BOOKS

病態関連図が書ける

観察アセスメントガイド

監修 阿部俊子 山本則子

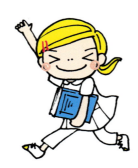
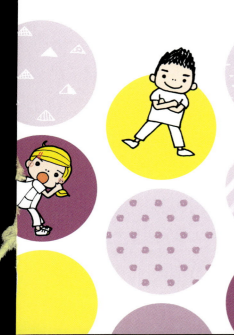
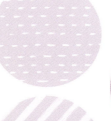
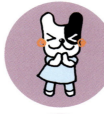

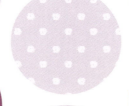
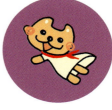
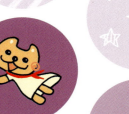

照林社

序にかえて

　「アセスメント」は、看護過程の展開において看護が最も苦手としている部分です。臨床現場で働いている看護師からも、S（主観的情報）、O（客観的情報）を集めることはできるけれど、A（アセスメント）から看護問題を明らかにしてP（看護計画）を立てることが苦手、という声をよく聞きます。

　看護過程がうまく展開できない、アセスメントができない大きな理由のひとつに、病態生理を理解していないということがあります。看護ケアを行う際に、対象の患者さんの情報が整理（アセスメント）できないようでは、専門職としての看護ケアは提供できません。情報処理の能力は、学校で学んだ知識を整理し、個々の患者さんに対して必要な観察項目とケアに関する根拠を考える技術でもあります。「病態関連図」は、病態生理も含めて患者さんの疾患に対する身体的・心理的・生理的な反応に関する情報の整理を行うツールであり、これを書くことによって情報整理の訓練が行えます。

　この本では、系統別に人体の構造と機能を解説し、特徴的な観察とアセスメントのポイントを示しました。一度学校で教わったけれども、記憶の彼方と膨大な教科書のなかから見つけなければいけない情報を、コンパクトに必要最小限の情報としてまとめました。看護学生の皆さんが看護過程を展開するとき、すぐに（実践的に）「使う」ことができるように基本がまとめてあります。看護過程の情報整理の仕方が訓練できると、臨床で簡単に応用でき、大きく役に立つことと思います。

監修者を代表して

阿部　俊子

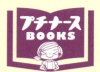

病態関連図が書ける
観察・アセスメントガイド

CONTENTS

循環器系
高井　ゆかり　1

循環器系の構造と機能　2／観察・アセスメントのポイント　6／循環器系の関連図　20／
急性心筋梗塞の病態と観察ポイント　22

呼吸器系
小椋　恭子、石井　絢子　25

呼吸器系の構造と機能　26／観察・アセスメントのポイント　30／気管支喘息の病態と観察ポイント　37／
呼吸器系の関連図　38／気管支喘息の病態関連図　40

脳・神経系
竹山　直子　43

脳・神経系の構造と機能　44／観察・アセスメントのポイント　49／脳・神経系の関連図　56／
脳梗塞の病態関連図　58／脳梗塞の病態と観察ポイント　60

消化器系① (食道・胃・十二指腸・小腸・大腸)
五十嵐　歩　63

消化器系①の構造と機能　64／観察・アセスメントのポイント　68／
消化器系①の関連図　82／大腸がんの病態関連図　84／悪性腫瘍の観察ポイント　86

消化器系② (肝臓・胆道系・膵臓)
小椋　恭子　87

消化器系②の構造と機能　88／観察・アセスメントのポイント　91／消化器系②の関連図　96／
肝硬変の病態と観察ポイント　98／肝硬変の病態関連図　100

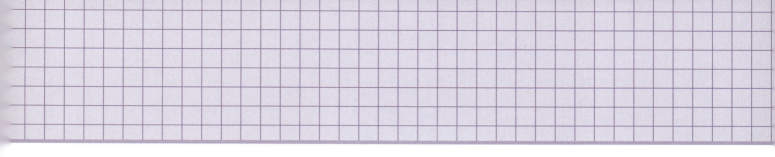

腎・泌尿器系 …… 小林 華恵 103

腎・泌尿器系の構造と機能　104／観察・アセスメントのポイント　108／腎・泌尿器系の関連図　114／代表的疾患の病態と観察ポイント　116／腎・尿路結石の病態関連図　120

内分泌・代謝系 …… 小林 華恵、竹山 直子 123

内分泌・代謝系の構造と機能　124／観察・アセスメントのポイント　128／糖尿病の病態と観察ポイント　131／糖尿病の病態関連図：糖尿病の成立と高血糖による症状、合併症　136／糖尿病（慢性経過）の病態関連図　138

造血器系 …… 山上 睦実 141

造血器系の構造と機能　142／観察・アセスメントのポイント　147／造血器系の関連図　158／急性白血病の病態と観察ポイント　160

筋・骨格系：運動器 …… 平野 勇太 165

運動器の構造と機能　166／観察・アセスメントのポイント　171／筋・骨格系（運動器）の関連図　182／関節リウマチの病態と観察ポイント　184／関節リウマチの病態関連図　186

生殖器系：女性生殖器 …… 小椋 恭子 189

女性生殖器の構造と機能　190／観察・アセスメントのポイント　193／生殖器系（女性生殖器）の関連図　198／子宮頸がんの病態と観察ポイント　200／子宮頸がんの病態関連図　202

感覚器系 ……………………………………………………………………………… 上村 久子　205

感覚器系の構造と機能　206／観察・アセスメントのポイント　214／代表的疾患の観察ポイント　216／
白内障の病態関連図　223

番外編　周術期 ……………………………………………………………………… 竹山 直子　227

周術期とは　228／周術期の生理学的変化　229／術前の観察・アセスメントのポイント　231／
術中の観察・アセスメントのポイント　234／術後の観察・アセスメントのポイント　237／周術期の関連図　242

索　引 ……………………………………………………………………………………………………… 244

column

ピロリ菌除菌とギリシャのハーブ「マスティック」　81／ランゲルハンス島の役割　95／肝臓が悪いと栄養状態が悪化する理由　102／尿は体の異常の情報源　113／ワーファリン®投与中は納豆を食べてはいけない!?　157／最新統計でみる白血病　164／筋肉の質と種類：赤筋、白筋　188／カメラと似ている眼の構造　213／知っておきたい褥瘡のリスクアセスメント　225／アシドーシス・アルカローシス　235

資料

覚えておきたい不整脈　18／知っておきたい略語一覧①　42／検査の基準値一覧①：尿検査　55／検査の基準値一覧②：生化学検査1・免疫血清学検査　122／知っておきたい略語一覧②　140／検査の基準値一覧③：生化学検査2　181／検査の基準値一覧④：末梢血液検査　201／一般用語から医学用語への言い換え一覧　204／ブレーデンスケール　224

●本書で紹介している治療・ケア方法などは、実践により得られた方法を普遍化すべく努力しておりますが、万一本書の記載内容によって不測の事故等が起こった場合、著者、出版社はその責を負いかねますことをご了承ください。
●検査基準値は測定法によっても異なり、各施設でそれぞれ設定されているものも多くあります。本書を活用する際には、あくまでも参考になる値としてご利用ください。
●本書に記載している薬剤・機器等の選択・使用方法については、出版時最新のものです。薬剤等の使用にあたっては、個々の添付文書を参照し、適応・用量等は常にご確認ください。

執筆者一覧

監修

阿部俊子	元 東京医科歯科大学大学院保健衛生学研究科 助教授
山本則子	東京大学大学院医学系研究科健康科学・看護学専攻成人看護学分野 教授

編集

鈴木美穂	がん研究会有明病院看護部 副看護部長
荒井知子	杏林大学医学部付属病院看護部 急性・重症患者看護専門看護師

執筆（執筆順）

高井ゆかり	群馬県立県民健康科学大学看護学部看護学科 教授
小椋恭子	元 東京医科歯科大学医学部保健衛生学科
石井絢子	東京大学大学院医学系研究科健康科学・看護学専攻高齢者在宅長期ケア看護学分野
竹山直子	広島大学大学院医歯薬保健学研究科
五十嵐歩	東京大学大学院医学系研究科健康科学・看護学専攻高齢者在宅長期ケア看護学分野 講師
小林華恵	城本クリニック大宮院
山上睦実	東京大学医学部附属病院
平野勇太	国立がん研究センター東病院看護部 がん看護専門看護師
上村久子	有限会社 高屋 Takaya Corporation 組織力アップトレーナー

本書の特徴と活用法

● 看護学生が実習で受け持ち患者のどこを観察、アセスメントし、情報の分析を行えばよいかポイントをまとめました。最低限必要な「解剖生理」「病態生理」の知識から「観察・アセスメント」のポイントを系統別に解説しています。

系統別・構造と機能
人体の構造と機能を系統別におさえる！

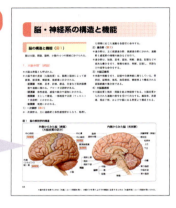

わかりやすいイラストで、解剖生理の理解が深まる

観察・アセスメントのポイント
情報収集のポイントがつかめる！

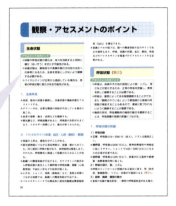

受け持ち患者の情報収集に活かせるポイントが満載

代表的疾患の病態と観察ポイント
代表的な疾患がよくわかる！

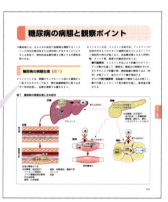

実習中に出会う疾患の病態生理〜観察ポイントを詳しく解説

系統別・疾患別の関連図
病態関連図がイメージできて、すぐ書ける！

系統別・代表的な疾患の病態関連図を具体的に紹介

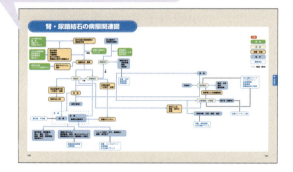

凡例

本書では、「(病態)関連図」を以下の原則に基づいて作成しています(単純化し特殊なもの、個別的なものを除く)。

誘因	その病態(疾患)を招く直接的・間接的な原因		**症状**	その疾患や病態の生理学的変化・状態に関連する症状・徴候や、病態の生理学的変化に起因して観察したい症状・徴候
疾患	各系統に関連して生じる疾患		**観察項目**	観察・アセスメントを行う項目(検査項目を含む)
病態・状態	その疾患や症状に関連する生理学的変化・状態			

viii

循環器系

循環器系の構造と機能

心臓の構造

- 心臓は、電気刺激による心筋収縮とそれに伴う4つの弁の開閉によりポンプ機能を果たし、全身に血液を送り出して循環させている。
- 心臓は、胸のほぼ正中部にあり、下部が左へ偏っている。内部は中央の厚い筋肉壁（中隔）で左右に分かれ、さらに上部と下部に分かれ、それぞれを左心房、左心室、右心房、右心室という（図1）。
- 心臓を通る血流は、完全に左右の両系に分かれており、逆流を防ぐための弁がある。
    - 右心系：上・下大静脈・冠状静脈洞→右心房→房室弁（三尖弁）→右心室→肺動脈弁→肺動脈
    - 左心系：肺静脈→左心房→房室弁（僧帽弁）→左心室→大動脈弁→大動脈
- 冠動脈に流れた血液の一部は、心臓の後面で房室の境に接する冠状静脈洞へ集められ、右心房に流れ込む。
- 肺動脈弁、大動脈弁は、3個のポケット状の弁膜が向き合った形状をしており、その弁の形から半月弁とも呼ばれる。

1. 心臓の壁

- 心臓の壁は、内側から心内膜・心筋層・臓側心膜（心外膜）の3層からなる。臓側心膜の外側には、さらに壁側心膜と線維性心膜がある。漿膜性の臓側心膜と壁側心膜の間に心膜腔が作られ、心膜液といわれる漿液がある。
- 心臓全体は心筋という特殊な筋で、骨格筋と平滑筋の中間の構造・性質をもっている。心筋は骨格筋同様の横紋筋であるが、収縮速度が骨格筋は速いが心筋は遅い。平滑筋との類似点には、自動性を有し、不随意筋であるこ

図1　心臓の主な血管と弁膜

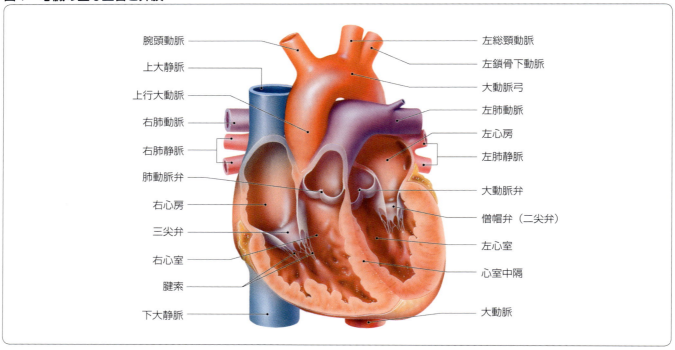

図2　心臓に分布する血管

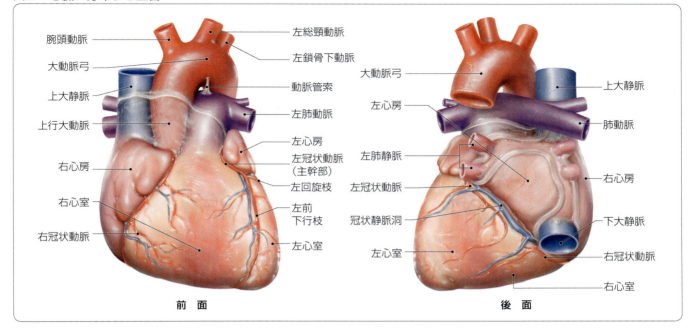

前面　　　　　　　　　後面

と、また自律神経支配によって収縮の調節がなされていることがある。
- 心臓のある1か所で起こった興奮は、心臓の構造上、どの経路を通っても心臓全体に伝わる。つまり、心臓全体を1つの細胞ともみなすことができる。
- 心内膜は、リウマチ熱などのさまざまな感染症によって炎症（心内膜炎）を起こす。弁膜は心内膜のひだであるため、心内膜炎のときに変形・萎縮し、心臓弁膜症を起こす場合がある。

2．心臓の栄養血管（図2）

- 冠状動脈は、心臓の栄養血管であり、左・右冠状動脈は上行大動脈基底部から左右向かい合わせに起始し、心臓全体に分布する。
- 左冠状動脈は、左冠状動脈主幹部から左前下行枝と左回旋枝へと分かれる。左前下行枝は左心室前壁と心室中隔の一部を栄養し、左回旋枝は主に左心室側壁に血液を供給する。
- 右冠状動脈は、右心室と房室結節、心室中隔の後壁1/3、左心室下壁の一部を栄養する。

心臓の機能

1．循環系

- 血液循環の経路は、体循環と肺循環の2つに大別され、それぞれの経路は以下のとおりである（図3）。
  - **体循環**：左心室→大動脈→全身の毛細血管→上・下大静脈→右心房
  - **肺循環**：右心室→肺動脈（静脈血）→肺毛細血管→肺静脈（動脈血）→左心房
- 心房は、薄い壁をもち、補助ポンプの役割を担う。心室は、厚い壁をもち、全身と肺に血液を送るポンプの役割を果たしている。

2．刺激伝導系（図4、5）

- 心臓は、刺激伝導系（心筋に刺激を与え、規則的なリズムで心臓を動かす構造）を通じて収縮・弛緩を自動的にくり返す。
- 刺激伝導系を構成する筋線維は、心室の作業心筋とは異なり電気的刺激発生能力があり、特殊な構造のため、特

図3 循環系

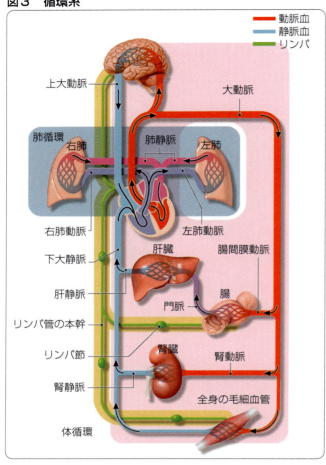

殊心筋線維という。興奮伝達速度が一般の心筋線維よりも遅い。
- 成人の心臓では、通常1分間に60～100回の規則正しい興奮が生じる。
- 刺激伝導系の経路は、右房と上大静脈の接合部にある洞結節からの興奮の発生→右心房内の心房伝導線維→房室結節（田原結節）→ヒス束→右脚・左脚→プルキンエ線維→心室の筋肉の興奮・収縮である。
- 洞結節には、交感神経と副交感神経が到達していて、前者は拍動を促進、後者は拍動を遅らせるように働いている。つまり、洞結節は心臓全体のペースメーカーになっている。
- 刺激伝導系が正常に機能することで、心筋が協調的に収縮し、血液が心房から心室へ、そして動脈へと拍出され、体に必要な血液供給を維持している。

3．心音

- 心臓の1心周期は収縮期と拡張期からなり、後者のほうが長い。その心周期の各点で発する音を心音という。心音は、弁の閉鎖、閉鎖に関連する弁膜の振動、筋の緊張などの入り混じった音と考えられている。

図4 刺激伝導系

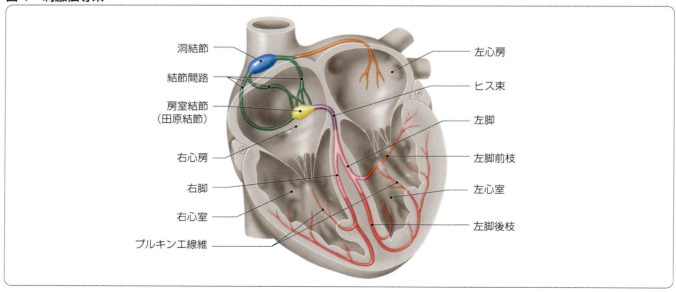

図5 脈管系の模式図

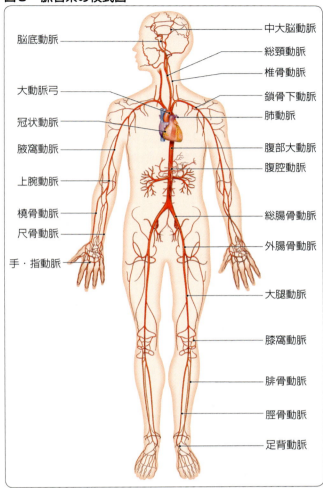

- 心音は、基本的にはⅠ〜Ⅳの4音であるが、正常であれば通常、Ⅲ音、Ⅳ音は聴診では聴こえない。
  - Ⅰ音：心室収縮の初期に聴こえる僧帽弁と三尖弁の閉鎖音で、心室内圧が上昇し、房室弁が閉鎖する際に心尖部、胸骨左縁下方で強く聴こえる。比較的長く持続し、「ズー」という感じの音である
  - Ⅱ音：収縮期の最後に半月弁が閉鎖する際に心基部（胸骨右縁第2肋間）で最も強く聴こえる音で、持続の短い「トン」といった感じの音である。呼吸によって分裂することもある

4．リズム

- 心拍数は、通常60〜99回/分であり、59回/分以下を徐脈、100回/分以上を頻脈という。
- 不整脈とは、通常規則正しいはずの拍動がなんらかの原因で不規則になった状態をいう（p.18 資料を参照）。
- 心房細動（AF）とは、心房の各所が無秩序に350回/分以上の高頻度で興奮する状態をいう。心房細動は、弁膜症（僧帽弁狭窄症など）、虚血性心疾患、甲状腺機能亢進症、低酸素血症、自律神経調節異常などが原因で生じる。このとき、興奮は房室結節を通しランダムに心室に達するため、規則性を失った拍動となる。まったく規則性のない心房細動のような不整脈を絶対性不整脈という。
- 期外収縮とは、規則正しい収縮リズムのほかに余分な収縮が起こった状態をいう。本来ならば次に正規に起こるはずの収縮が消失し、代償性休止の状態となる。期外収縮は通常脈拍を触知する際、1脈拍がなくなる状態になるので、これを脈の結滞と呼ぶ。

5．心拍出

- 健常成人の安静時の1回拍出量は60〜80mLで、左右の拍出量は等しい。
- 心拍出量（CO）は、1分間あたりに心臓が送り出す血液量であり、安静時は約5L/分である。
- 全身に必要な血液供給量が不足すると、以下のような反応を示し、心拍出量を増加させる。
  - 交感神経（心臓交感神経）の興奮→ノルアドレナリンまたはアドレナリンの分泌→平滑筋（血管・気管支壁）に存在するα・β受容体への刺激→心拍数の増加、収縮力の増加→心拍出量の上昇
- 心拍出量が増加する要因として、①興奮や情緒不安、②摂食、③気温の上昇、④運動、⑤妊娠、⑥アドレナリン投与などがある。また、減少する要因として、脱水、出血、不整脈、冠動脈疾患などが挙げられる。

観察・アセスメントのポイント

全身状態

アセスメントのポイント
- 心臓の疾患は生命の危機を招きやすいため、全身状態をすみやかに把握する必要がある。
- 患者の全身状態や血圧・脈拍のほか、心疾患に関連のある検査によって心臓の状態や障害部位が推定できるため、得られたデータを正しく理解し、患者の安全・安楽を守ることが重要である（表1）。

1．意識状態

- 急性心筋梗塞、不整脈などにより心室細動・心停止を生じた場合は、急激な心原性ショック状態になり、意識障害が起こる。
- 大量出血、アナフィラキシーショックなども灌流圧低下から脳の酸素欠乏をもたらし、意識障害をきたす。
- 意識障害があるときには、グラスゴー・コーマ・スケール（GCS）、ジャパン・コーマ・スケール（JCS）などを用いて、時間的経過を数値に表して観察する（p.50、表2、3を参照）。
- 失神とは、脳循環不全をきたした際に突然に生じる一過性の意識消失をいう。心疾患が原因となる場合、心停止、著しい徐脈、心室細動、大動脈弁狭窄による低血圧と左室不全などによる脳への血流低下などで起こる。ファロー四徴症では、運動時に著しいチアノーゼとともに失神発作を生じることがある。
- 徐脈などの不整脈により心拍出量が低下し、脳虚血から失神、眩暈（めまい）を伴うアダムス-ストークス発作を起こす。

2．皮膚の状態

- チアノーゼは、動脈血中の還元ヘモグロビン濃度が約5g/mL）以上に達したため皮膚が青く見えることをいう。心拍出量の低下によって起こるが、貧血や出血でヘモグロビンが減少しているときには見られない。
  - **中心性チアノーゼ**：動脈血の酸素欠乏が原因で、口唇、顔面中央、体幹に認める。ファロー四徴症、右→左短絡（静脈血が動脈血に混入する）を有する先天性疾患、肺における酸素摂取障害、重症呼吸器疾患、血液疾患など
  - **末梢性チアノーゼ**：四肢、耳朶、頬部に生じる。（右）心不全、動脈閉塞、寒冷などによる末梢循環不全など
- 冷感は、ショックなどで生じる。ノルアドレナリンが放出され、血管が収縮して皮膚血流が減少することから皮膚が冷たくなる。

3．呼吸

- 心機能低下によって肺うっ血や酸素欠乏が起こり、呼吸困難（息切れ）を訴えることが多くある。労作性（進行すると安静時にも）呼吸困難、発作性夜間呼吸困難、チェーン・ストークス呼吸などがある。
- 呼吸状態の観察としては、呼吸数、吸息と呼息の割合、呼吸の深さ・リズム・型、呼吸音などを聴取する。
- 呼吸困難の随伴症状には、咳嗽（咳）、喀痰（痰）、喘鳴、チアノーゼ、動悸、胸痛などがある。
- 睡眠時は、換気量が減少するため呼吸困難が増大し、不眠や熟睡感が得られないこともあるため、睡眠をとりやすい環境を整えることが必要である。
- 心機能の低下から肺うっ血を起こすと、気管支が刺激され、咳中枢に伝わって咳嗽が生じる。また、肺胞にうっ血を起こすと血液の混じったピンク色泡状の痰が出る。慢性化した肺うっ血時は鉄さび色になる。喀痰のあるときには、患者の訴えを聴くとともに、喀痰の量・色・臭気、血液の混入、層形成の有無、粘稠度などを必ず観察する。

表1 全身状態の把握項目

把握項目	正常値	観察ポイント
血圧（BP）	収縮期血圧140mmHg未満かつ拡張期血圧90mmHg未満	・血圧変動、脈圧の低下
脈拍（P）	60〜100/分（高齢者：50〜80/分）	・数・リズム・大きさ、左右差、上下肢差 ・頸静脈怒張（座位で内頸静脈の膨れを確認）
心音		・異常心音、心雑音の有無 ＊Ⅰ、Ⅱ音が聴取できる（Ⅲ音は若年者で聴取されることがある）
中心静脈圧（CVP）＊	5〜12cmH₂O	
心拍出量（CO）（1回拍出量×心拍数）＊	3〜5L/分	
心係数（CI）（心拍出量÷体表面積）＊	2.5〜3.5L/分/m²	
右房圧（RAP）＊	平均圧4mmHg	
肺動脈圧（PAP）＊	平均圧10〜22mmHg（平均15）	
肺動脈楔入圧（PAWP）＊	平均圧6〜9mmHg	・左房圧と等しい

把握項目	観察ポイント
尿	①時間尿量（適正時間尿量1.0mL/kg/分） ②1日尿量 ③水分出納（IN／OUT）バランス ④中心静脈圧とあわせる：15cmH₂O以上では心不全の可能性 ⑤十分な尿量がない・最高血圧80〜90mmHg以下 　→ショック（p.24 表14） ⑥尿量0.5mL/kg/時以下→腎血流量の減少→尿比重・血清尿素窒素（BUN）・血清クレアチニン（Cr）・尿の色をチェック（＊色が濃い→水分不足）
呼吸音	・断続性ラ音（水泡音、クラックル［crackles］）：肺うっ血、肺水腫 ・両側性連続性ラ音（笛声音、ウィーズ〈Wheezes〉）：左心不全 ・ヒューヒュー、ゼーゼーといった連続性ラ音：急激な肺うっ血 ・側胸部、下肺野での気管支呼吸音：無気肺
動脈血ガス分析	①動脈血酸素分圧（PaO₂）：80〜100Torr 　（加齢とともに低下：100−0.3×年齢） ②動脈血二酸化炭素分圧（PaCO₂）：35〜45Torr ③動脈血酸素飽和度（SaO₂）：95〜100%：パルスオキシメータ
一般状態（ショック徴候の有無）	顔面蒼白、虚脱・無関心（声をかけてもボーッとして反応がない）、冷汗、CRT（capillary refilling time：毛細血管再充満時間）が2秒以上（爪床を5秒圧迫し、血色が戻るまでの時間）

＊カテーテル挿入による測定が必要。

4. 姿勢

- 姿勢は、うっ血性心不全の重篤さを判断するための1つの指標となる。
- 心不全の患者は、寝ているときよりも座っているとき（起坐位）のほうが呼吸が楽だと訴える。これは、起坐呼吸では肺への静脈還流が減少し、心臓の仕事量が減少するとともに横隔膜や呼吸筋の運動が楽になるからである。

5. 易疲労感（疲れやすさ）

- 疲れやすさを生じる過程は、以下のとおりである。
  - 心機能の低下→身体各組織への酸素供給量の低下→無酸素的なエネルギー生成→疲労物質（乳酸など）の多産生→疲れやすくなる

6. 血圧・脈圧・体温

- 血圧は、心室から送り出された血液が血管壁にかける圧

力（左室の収縮によって生じる力）である。急性期での血圧の把握は、全身の循環動態の推測に役立ち、ショック症状の早期発見における1番の指標となる。
- 血圧には日内変動があり、起床時から午前中に高くなり、夜間の睡眠時に低くなるのが通常である。
- 脈圧とは、拡張期血圧と収縮期血圧の差であり、心筋の収縮力と動脈硬化を推測する指標となる。
- 加齢による脈圧の増大は、動脈硬化の進展が主因と考えられ、動脈硬化、特に大動脈壁の伸展性が低下することによる。つまり、収縮期血圧は増加し、拡張期血圧は低下するため、脈圧が増大する。
- 脈拍を観察するうえで重要となるのは、リズム、結滞の有無、大きさ、左右差・上下肢（四肢）差の有無などである。
- 体温の正常上限値は、一般に37℃と考えられているが、心筋梗塞の際、心筋壊死によって発作後24時間ほどで体温は37〜38℃に上昇することがある。また、炎症性疾患などの際の発熱や、ショック時の冷感など、体温変化の観察も重要となる。

7. 体重

- 体重の急激な増加は、水分貯留による心不全の急性増悪の徴候の可能性がある。
- 体重1kgの増加は、約1Lの水分貯留に値する。

ショック

アセスメントのポイント
- ショックとは、なんらかの原因によって全身の血流量が減少し、組織代謝が障害されることであり、多臓器不全を起こし、放置すれば死に至る。

- ショックでは、初期治療の遅れが予後や後遺症に大きく影響するため、原因究明よりも救急処置が先決である。
- 症状には、収縮期血圧90mmHg以下（または平常時より30mmHg以上の低下）、頻脈、呼吸促迫や浅表性呼吸、末梢循環不全（皮膚冷感・蒼白、チアノーゼなど）、脳循環血流量の低下による意識障害、腎血流量低下による

表2　胸痛を起こす疾患（罹患部位あるいは神経支配別）

①胸骨下に起こる胸痛	狭心症、心筋梗塞
②胸骨下から背部に移動する胸痛	解離性大動脈瘤
③神経支配に一致する胸痛	肋間神経痛、帯状疱疹

塩見文俊，能川ケイ編：看護のための症候学．学研メディカル秀潤社，東京，2001：5．より引用．

尿量減少がある。
- 全身血流量の20〜30％を占める腹腔内臓器、皮膚、骨格筋への血流を減少させ、脳、心臓、腎臓などの主要臓器への血流を維持しようとする働き（血流再配分）が重要である。

胸痛（表2、3）

アセスメントのポイント
- 胸痛とは、胸部に起こるすべての痛みを指す。
- 胸痛の要因は、心理的なものから心筋梗塞のような重大な器質的疾患までと幅広い。そのため、患者が胸痛を訴えるときは表情、痛みの性質・起こり方・持続時間などを適切に観察・判断し、病態を把握する必要がある。
- 特に心疾患は、しばしば死に直結することがあるため、胸痛の原因を調べることは重要である。

1. 胸痛発生時の観察

- 胸痛発生のメカニズムを把握するために、発症の状況、誘発・増悪・寛解因子、痛みの性状と程度、胸痛の部位や放散の有無、随伴症状、時間経過を観察すると同時に、痛みの経験や痛みが起こる前後の状態・生活に関しても情報を収集する。
- 胸痛に伴う随伴症状には、顔面蒼白、四肢冷感、ショック症状、呼吸困難、悪心・嘔吐、発汗、湿疹や麻痺の有無、不整脈の有無なども観察する。
- 反復する胸痛は、持続が短く、がまんできる程度の痛みが反復する。
- 高齢者・糖尿病患者では、症状がはっきりしないことがあるため、注意が必要である。

表3 狭心症と心筋梗塞の胸痛の特徴

	狭心症	心筋梗塞
部位	胸骨下（50〜75%）	胸骨下あるいは前胸部（90%）
放散性	左肩、左上腕の尺骨側・頸部、ときに上腕部	狭心症と同様だが、やや広範囲、ときに背中へ
訴え	痛みというよりは押されるようだ 締めつけられるようだ 棒が詰まっているようだ 胸やけがひどい	狭心症より程度が強い
継続時間	1〜10分、30分を超えることはほとんどない	上腹部の症状で始まることがある、狭心症より長く持続する
薬剤	発作時はニトログリセリンの舌下が第一選択	ニトログリセリン効果なし

図6 胸痛鑑別のフローチャート

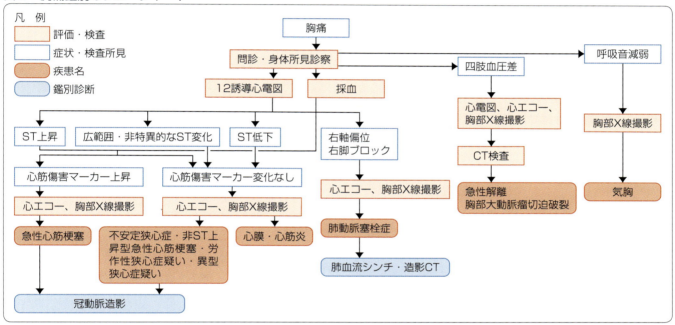

2．胸痛の鑑別

- 胸痛鑑別のフローチャートは、図6を参照。
- 夜間就寝中の胸部圧迫感に胸やけや胃部症状を伴う場合は逆流性食道炎を、呼吸によって胸痛の程度が変化する場合は呼吸器疾患を考慮する。

3．胸痛への対応

- 急性に起こる胸痛の多くは前駆症状がなく突然で、痛みが激しく長時間持続し、生命危機に直結する可能性も高い。そのため、患者にとっては絶望感、死への恐怖に結びつき、苦痛は計り知れない。すみやかに緊急処置とともに胸痛の除去や心身の安静に努める必要がある。
- 持続胸痛は、なんらかの処置をしなければ消失しない。
- 心臓・血管由来の胸痛の場合、食事、排泄、清潔動作に伴った酸素消費量や心筋の血流を増大させる運動は、最

表4 脈の異常を表す心疾患

脈の異常	疾患
頻脈	弁膜症、心筋症、刺激伝導系異常（ウォルフ・パーキンソン・ホワイト［WPW］症候群：Wolff-Parkinson-White syndrome）、心タンポナーデ
徐脈	刺激伝導系異常（房室ブロック）、心筋および刺激伝導系異常（完全房室ブロック、洞不全症候群［SSS］）

小限にとどめる必要がある。特に、食事は消化のためにエネルギー代謝の亢進が起こり、酸素消費量が増大するため、安静が必要である。

動悸と脈

アセスメントのポイント
- 動悸や脈の強弱・速さ・その他の異常を把握することによって、その原因となっている病変部位や病態を推定することができる。

1．脈の異常（表4）

- 脈拍は、心臓の拍動とともに末梢動脈で起こる血管の拍動であり、触知できる。心拍と脈拍は通常、同数である。
- 動悸は自覚されやすいのに対し、脈の異常は自覚されにくい。動悸が生じたときは知らせるように事前に患者に伝え、すぐに脈を測定し、数とリズムを観察する。
- 脈が不整な際には、心電図検査が不可欠である。不整脈は、電気的興奮が異常に起こることであり、心筋が障害されると心電図上に異常波形として現れ、刺激の生成・伝導のどの段階で異常が起きているかを心電図で推定できる（p.18、資料を参照）。

2．動悸の原因

- 動悸とは、心悸亢進、つまり心拍、脈の乱れを感じる自覚症状である。
- 動悸の原因は、心臓の調律の異常（不整脈の出現）や、心拍出量や収縮力の異常などである。
- 心収縮力の異常（亢進）の原因として、発熱、甲状腺機能亢進症、貧血、低酸素血症、弁膜症、虚血性疾患、緊張状態、運動などが挙げられる。
- 器質的疾患以外による心因性の動悸では、夜間不安感、過換気、咽頭部の違和感を伴うことがある。

3．動悸の種類と原因疾患（表5）

- **発作性動悸**：頻脈性不整脈など。急に始まり、消失する。
- **一時性動悸**：上室性・心室性期外収縮など。期外収縮休止期直後の1回心拍出量の増加による。患者は「胸が一瞬詰まる」「脈が一瞬止まる」のように表現して訴える[1]。
- **安静時動悸**：安静時のみ動悸がある場合、心因性の可能性が高い。

浮腫

アセスメントのポイント
- 浮腫の出現部位や持続時間の観察で症状の変化が把握でき、観察データは疾病の治療方針を決める際にも役立つ。随時観察して浮腫の生じた部位の機能障害や不快症状の緩和、感染予防に努める必要がある。

- 浮腫は、発生部位により全身性、局所性に分けられる。
- 全身性浮腫では、胸水や腹水により、体重が増加することが多い。
- 心性浮腫は、全身の毛細血管圧を上昇させるために全身の細胞外液が増した状態となる全身性浮腫である。
- 心性浮腫は、心臓の機能不全によるうっ血性心不全により、毛細血管内圧が上昇し、血漿中の水分が組織間に移動して生じる。
- 心性浮腫の随伴症状は、表6を参照。
- 浮腫が生じた部位は、機能障害や水分貯留が起こり、皮膚温が低下、冷感が生じる。また、皮膚が張って脆弱化し、損傷して感染しやすくなる。
- 浮腫の好発部位は、顔面、特に眼瞼、口唇である。疎性結合組織でやわらかい前脛骨部などにも浮腫は生じやすい。
- 前額部、脛骨前面、足背部、足外踝部などを指で押して圧痕が残るときは、3～4Lの水分貯留があると推測してよい[2]。

表5 動悸の随伴症状

疾患	原因	症状
洞不全症候群	発作性心房細動の合併による長期の心停止	眩暈、失神
高度の徐脈性不整脈や心不全	心拍出量の減少	全身倦怠感、精神症状
頻脈性不整脈	心房性ナトリウム利尿ペプチド（ANP：心房から分泌）の分泌異常	頻尿
褐色細胞腫 甲状腺機能亢進症		頭痛、発汗、顔面紅潮、全身倦怠感、甲状腺腫

表6 心性浮腫の随伴症状

・呼吸困難、チアノーゼ、呼吸音減弱
・発熱、疲労感
・尿量低下
・頻脈、不整脈、徐脈、血圧低下
・下肢神経麻痺

尿

アセスメントのポイント
- 尿量を観察することによって心不全の重症度が推定できる。

- 尿量の減少は、心不全の特徴的な症状の1つである。
- 観察項目として、①時間尿量（適正時間尿量1.0mL/kg/時）、②1日尿量、③水分出納（IN／OUT）バランスが挙げられる（p.7、表1を参照）。
- 心不全の初期には、心拍出量の低下に伴い日中尿量は減少するが、夜間臥床すると下半身から心臓への血液循環量が増加するため、心拍出量の増加→腎血流量増加が起こり、夜間尿量が増加する。

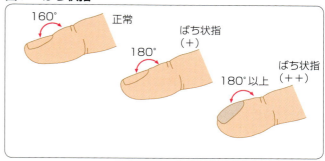

図7 ばち状指

視診：局所所見

アセスメントのポイント
- 局所の視診によっても、心疾患のさまざまな徴候をうかがうことができる。
- 先天性疾患においては、発育状態も重要である。

1．上肢

- 肺疾患やチアノーゼ群の先天性疾患では、手足の指先が肥厚し、爪も凸型に弯曲した状態（ばち状指、図7）がみられる。
- 手が冷たいときは心拍出量または代謝が低下しており、温かく湿っているときは心拍出量が増大または代謝が亢進している。

2．胸郭

- 胸郭の観察は、表7を参照。

3．下肢

- 下肢は、心性浮腫の好発部位であるが、心性疾患以外でもしばしば浮腫を生じるため、鑑別が必要となる。
- 心脈管疾患による塞栓症は、上肢より下肢に好発し、壊疽を生じる。

表7　胸郭の変形

変形タイプ	形状の変化	臨床的意義
漏斗胸	胸骨の異常な陥没	しばしば無害性心雑音を伴う
樽状胸	胸郭の前後径が増して断面が円形に近くなる	肺気腫でしばしばみられるが、健常高齢者にも生じる
はと胸	胸骨の異常な突出	くる病によるものもあるが、先天性の変形でも生じる。心疾患を伴わない
前胸壁の隆起	胸骨左縁附近の隆起	若年者で右室の拡大によって生じる
脊椎後側彎曲	脊椎が後弯と側弯を示す	肺機能障害を生じ、肺性心をきたすことがある
上胸部の隆起	第3肋骨より上方の胸骨突出	肺動脈の拡張または大動脈瘤によって生じる

道場信孝：循環器系のみかた．日野原重明著者代表，フィジカルアセスメント ナースに必要な診断の知識と技術，第4版，医学書院，東京，2006：81，表4-2．より引用．

聴診：心音（図8）

アセスメントのポイント

● 心音は、心臓の弁の開閉や血流の加速・減速によって生じるため、心音聴取によって心臓の機能的異常の発見ができ、また音の種類、発現時期からその異常の部位・程度が推定できる。

● 聴診のポイントは、①Ⅰ音、Ⅱ音の亢進と減弱、②Ⅱ音の分裂、③Ⅲ音、Ⅳ音、駆出音、開放音の有無、④心雑音の有無、収縮期性か拡張期性か、などである。

● 心雑音は、主に弁の異常などによる血流の流れの異常（乱流）によって生じる音であり、心音に比べて長く持続する。病的な場合、Ⅲ音、Ⅳ音、駆出音、開放音などが聴かれる（表8）。

検査

1．心電図

● 循環動態が不安定で観察が必要な患者には、心電図モニターを用いて24時間観察する。

● 心電図の記録紙には、一般に1mm²のグラフ用紙を用いる。横の目盛りは時間の計測に用いられる。記録紙の搬送速度が25mm/秒であるため、記録紙の幅1mm＝0.04秒、5mmは0.20秒である。縦の目盛りは振幅の計測に用いられ、通常1mVが1cmになるように調整されている。

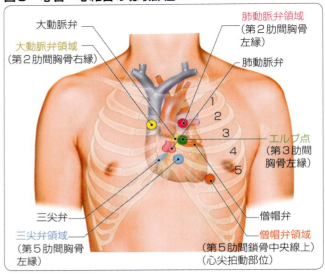

図8　心音・心雑音の聴取部位

● 心電図の正常波形と名称（図9）、波形とその意味（表9）は以下に記す。
① 標準肢誘導（Ⅰ、Ⅱ、Ⅲ誘導）（図10）
② 単極肢誘導（aV_R、aV_L、aV_F誘導）（図11）
③ 単極胸部誘導（V_1、V_2、V_3、V_4、V_5、V_6誘導）（図12）

1）12誘導心電図

● 心電図検査の標準的方法として、12誘導心電図がある。

● 手足と胸の皮膚に電極をつけるが、電極のコードはそれぞれ色が決まっており、四肢は赤（右手）、黄（左手）、黒（右足）：アース用、緑（左足）である。胸部誘導は、まず第1肋間を確かめ、次は2、3、4と触診しながら確かめて、Ⅳ（第4肋間）から順々に装着していく。色

表8 心雑音の発現時期による分類

分類	発現時期		成因
収縮期雑音	駆出性収縮期雑音（中期収縮期性）		半月弁の障害、あるいは半月弁を通過する駆出血液量および速度が増大するときに生じる。血液の駆出は房室弁が閉じた（Ⅰ音）あとに始まり、半月弁が閉じる（Ⅱ音）前に終わるので、Ⅰ音のあと等容性収縮が終わってから雑音は生じ、Ⅱ音の前に終わる
	逆流性収縮期雑音（全収縮期性）		房室弁が収縮期に閉鎖しないとき、心室から心房に血液が逆流して生じる。また心室中隔欠損があると、収縮期に左室から右室に血液が逆流するために生じる。等容性収縮期を含めた全収縮期性の雑音で、Ⅰ音より始まりⅡ音はしばしば雑音に覆われて聴取しにくくなる
	（後期収縮期性）		ときに収縮中期以降にはじめて雑音が出現することがある
拡張期雑音	心室充満雑音（中期拡張期性）		心室拡張中に房室弁を通過する血液により生じる。雑音の開始はⅡ音に遅れ、等容性拡張期の終了後か開放音に引き続いて生じ、Ⅰ音の前に終わる
	心房収縮期性雑音（前収縮期性）		心房の収縮によって血液速度が増大するために生じる。Ⅰ音の少し前の前収縮期からⅠ音にかけて生じる
	逆流性拡張期雑音（前期拡張期性）		拡張期に半月弁が閉鎖しないと、大血管から心室に血液が逆流して生じる。等容性拡張期を含む拡張期の雑音で、Ⅱ音（あるいはⅡ音の直前）から急激に増大し、Ⅰ音の前に終わる
連続性雑音	（連続性）		高圧系（左心系）と低圧系（右心系）との交通によって、収縮期、拡張期を通して圧較差があるために生じる

藤野彰子：ナーシングレクチャー 心疾患をもつ人への看護．中央法規出版，東京，1997：23．より引用．

はV_1（赤）、V_2（黄）、V_3（緑）、V_4（茶）、V_5（黒）、V_6（紫）である。
- アイントーベン（Einthoven）の原理（図10）：標準肢誘導におけるⅠ、Ⅱ、Ⅲ誘導の間には、アイントーベンの原理（方程式）に従い、以下の式が成立する。

第Ⅱ誘導＝第Ⅰ誘導＋第Ⅲ誘導

この式で心臓の起電力の大きさ（ベクトル）を把握することができる。

- 正常人で記録された心電図は、図13を参照。
- 心臓が右側にあるものを右胸心といい、心電図の波形に差異が生じる。
  ① Ⅰ誘導でP－QRS－T波が逆転し、下向きになる。
  ② Ⅱ、Ⅲ誘導、aV_R、aV_L誘導、V_1、V_2誘導は、それぞれ正常心電図が入れ替わった波形となる。
  ③ 胸部誘導では、V_1からV_6へ向かうにつれ、QRS波は同波形で振幅が小さくなる。
- 12誘導心電図の診断項目は、①不整脈、②心房・心室の

図9　正常心電図の波形と名称

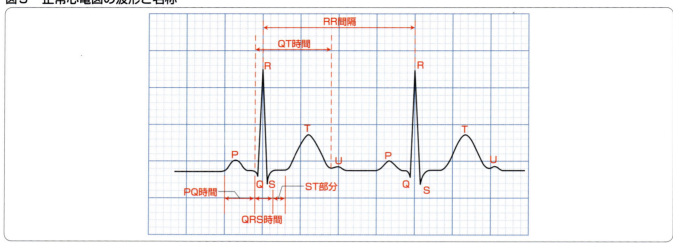

表9　波形とそれが意味するもの

心電図波形	持続時間（秒）	波形の意味
P波	0.08〜0.11	最初の小さな振れ。心房の興奮したときに生じる波形
PQ時間（間隔）	0.12〜0.20	房室結節に興奮が伝導する時間
QRS波（時間）	0.10未満0	最も大きな振れ。心室全体に興奮が広がる時間
ST部分	0.1〜0.150	心室興奮の極期から再分極するまでの時間
T波	0.2〜0.600	心室の興奮の回復（脱分極）
QT時間（間隔）	0.35〜0.44	心室の電気的興奮時間
U波	—	T波に続いてときにみられる、ごく小さくゆるやかな振れ

図10　標準肢誘導（右：アイントーベンの原理）

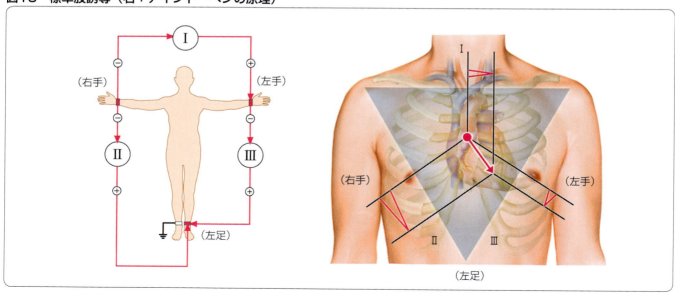

図11 単極肢誘導

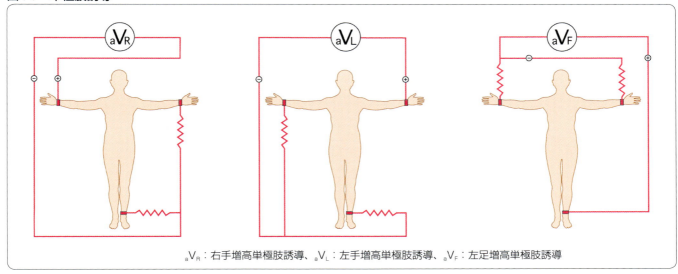

aVR：右手増高単極肢誘導、aVL：左手増高単極肢誘導、aVF：左足増高単極肢誘導

図12 単極胸部誘導

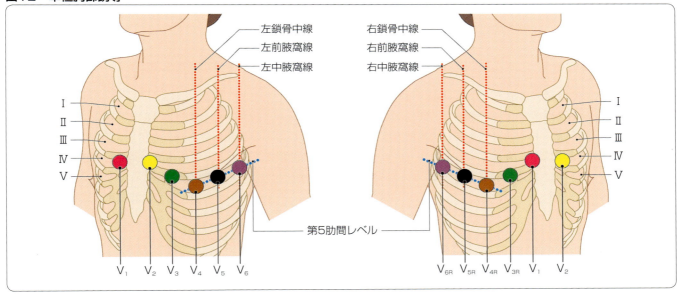

負荷と肥大、③心筋障害の程度と範囲、④全身的変化（電解質、自律神経、内分泌異常など）である。
- 心電図モニターを使用する際は、胸部のみに電極を装着する。電極は、正電極（＋、緑）と負電極（－、赤）を胸部の2点で心臓をはさむように装着し、アース（黄）を適当な位置につける。長期にわたって装着する場合は、皮膚が発赤するので、2～3日ごとに貼り替えるが、場所を大きく変えると波形が変化してしまうため、できるだけ前と大きく違わない位置につける。

2．胸部X線検査

- 単純X線撮影では、①心臓の形・大きさ、②大動脈管の走行、③心疾患を示す肺うっ血の有無など、④挿入されたカテーテルの先端やペースメーカーの電極の位置などがわかる。

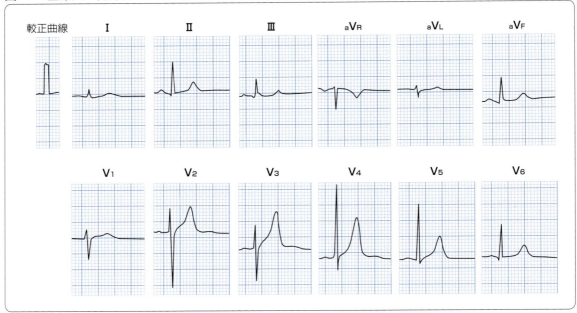

図13 正常人で記録された心電図

3．超音波検査

- 心エコーでは、①心腔の形態・大きさ、②心臓弁の動き、③中隔の動き、④左室壁の肥厚・動きなどがわかる。
- カラードップラー法では、超音波を用いて血液の流れをカラーで表示できるため、弁膜症での心臓内の逆流や先天性心疾患のシャント血流の異常を調べるのに役立つ。

4．MRI検査

- MRI（核磁気共鳴画像診断）検査では、体をさまざまな断面で心電図と同期させて撮影できるので、心機能をみながら心臓を立体的に把握したり、血流の流れなどを調べることが可能となる。しかし、強力な磁場のなかでの検査であるため、人工弁置換術や人工ペースメーカー埋め込み術を受けた患者や冠状動脈ステント留置後一定期間には実施できない。

5．心臓カテーテル検査（スワンガンツカテーテル検査）（図14）、心血管造影検査（表10）

- スワンガンツカテーテル（バルーン付きカテーテル）は右心用（静脈側）であり、右房圧、右室圧、肺動脈圧、肺動脈楔入圧などと心拍出量の測定ができる。また、右心系にカテーテルを留置することで左心機能が推測できる。カテーテルを右房、右室、肺動脈と進めながらそれぞれの圧の測定ができる。
- 右心カテーテル法は静脈からカテーテルを挿入して行い、左心カテーテル法は動脈から挿入して行う。
- 心血管造影は、カテーテルを通して造影剤を注入し、高速度シネカメラで心臓・血管内腔の状態を撮影する検査である。この検査で、心臓・血管病変の細部までの詳細な情報が得られるため、動脈硬化の血管狭窄部や閉塞部も明確に確認でき、治療選択の幅が広がる。

図14　スワンガンツカテーテルの概要

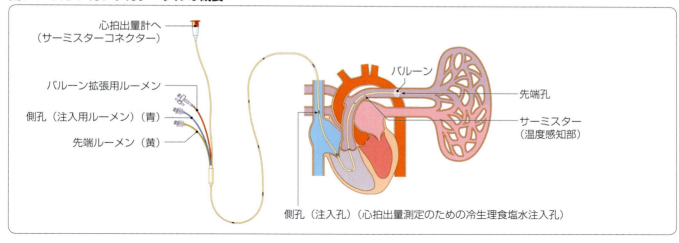

表10　スワンガンツカテーテル検査でわかること

項目	低下	上昇
右房圧の変化	循環血液量の減少	右心不全、三尖弁閉鎖不全、心タンポナーデ
肺動脈圧、肺動脈楔入圧の変化	循環血液量の減少、心拍出量の減少	左心不全、肺うっ血
心拍出量、心係数の変化	循環血流量の減少、心筋収縮力の低下、末梢血管抵抗の増大	循環血流量の増大、心筋収縮力の増強、末梢血管抵抗の減少

〈文献〉
1. 宮下豊久, 小澤克良：循環器疾患の症候と病態. 永井良三編, 看護のための最新医学講座 3 循環器疾患 第2版, 中山書店, 東京, 2005：30.
2. 藤野彰子：ナーシングレクチャー 心疾患をもつ人への看護. 中央法規出版, 東京, 1997：18, 23.
3. 瀬戸信二編：JJNブックス 循環器疾患ナーシング. 医学書院, 東京, 1993：56.
4. 河村久美子：循環器. プチナース2003；12（8臨時増刊号）：18-37.
5. 川畑安正：心臓手術を受ける患者の看護. 氏家幸子監修, 成人看護学B 急性期にある患者の看護Ⅱ－周手術期看護－ 第3版, 廣川書店, 東京, 2005：440-441.
6. 塩見文俊, 能川ケイ編：看護のための症候学. 学研メディカル秀潤社, 東京, 2001：4-37, 48-55.
7. 道場信孝：循環器系のみかた. 日野原重明著者代表, ナースに必要な診断の知識と技術 第4版, 医学書院, 東京, 2006：83-108.
8. 尾林徹, 丹羽明博：心筋梗塞の基礎知識. プチナース2002；11（10）：52-55.
9. 百瀬千尋：心筋梗塞患者. 山口瑞穂子, 関口恵子監修, 疾患別看護過程の展開 第4版, 学研メディカル秀潤社, 東京, 2013：76-77.
10. 藤田恒夫：入門人体解剖学 改訂第5版, 南江堂, 東京, 2012：97-109.
11. 登坂恒夫：心臓と血液の循環. 佐々木誠一, 佐藤健次編, コメディカルの基礎生理学, 廣川書店, 東京, 1996：49-60.
12. 岡田了三：循環系の解剖と生理. 永井良三編, 看護のための最新医学講座 3 循環器疾患 第2版, 中山書店, 東京, 2005：12.
13. 大島茂：急性心筋梗塞. 永井良三編, 看護のための最新医学講座 3 循環器疾患 第2版, 中山書店, 東京, 2005：174-183.
14. 新藤恵一郎：知っておきたい病棟での初期対応 胸痛発作を起こしたら. 臨床リハ 2012；21（5）：482-485.
15. 日本循環器学会：ST上昇型急性心筋梗塞の診療に関するガイドライン（2013年改訂版）. http://www.j-circ.or.jp/guideline/pdf/JCS2013_kimura_h.pdf（2015年9月1日アクセス）
16. 横山美樹：はじめてのフィジカルアセスメント. メヂカルフレンド社, 東京, 2009：103.

| 資　料 | 覚えておきたい不整脈 |

◆心房期外収縮（PAC：premature atrial contraction）
● 基本調律より早期に変形したP波が生じ、その後正常QRS波（ときに変形あり）が続く。

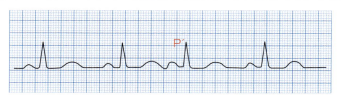

◆心房細動（AF：atrial fibrillation）
● 絶対的不整脈と呼ばれる。P波がなく、基線に不規則な振れ、心房細動波（f波）があり、QRS波はまったく不規則に現れる。

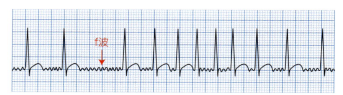

◆心室期外収縮（PVC：premature ventricular contraction）
● 健常人でも多くみられるが場合によっては危険な不整脈であり、急性心筋梗塞では心室頻拍や心室細動の引き金となる。先行P波がみられず、幅広く変形したQRS波に続くST部分・T波がQRS波と反対方向に振れる。

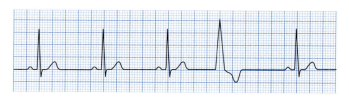

◆心室頻拍（VT：ventricular tachycardia）
● 心筋梗塞急性期には心原性ショックを起こし、心室細動や心停止に移行しやすく、緊急治療を要する。幅広く変形したQRS波（0.12秒以上）が、140〜200/分でほぼ整で連続して出現する。

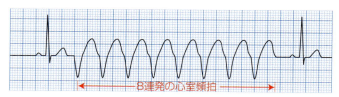

◆心室細動（VF：ventricular fibrillation）
●心臓からの血液駆出が生じず（有効心拍量が生じず、脈拍を触れない）、ただちにショック状態に陥るので、緊急治療を要する。無秩序な形状・振幅・周期の波形が約150〜500/分で出現し、QRS波・ST-T波は同定できない。

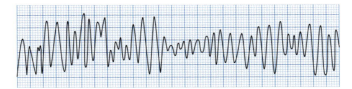

◆第Ⅱ度房室ブロック：ウェンケバッハ型（モービッツⅠ型）
●PQ（房室伝導）時間が1心拍ごとに延長し、ついにQRS波が脱落する。P波のみが出現し、その後、はじめの房室伝導時間に戻り、再び1心拍ごとの延長が始まる。

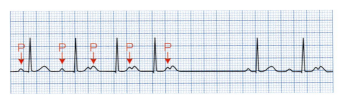

◆第Ⅱ度房室ブロック：モービッツⅡ型
●PQ時間が延長することなく、突然房室伝導が中断され、QRS波が脱落する。脱落するQRS波は1拍のことも数拍のこともある。

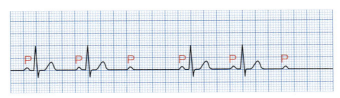

◆第Ⅲ度房室ブロック（完全房室ブロック）
●P波とQRS波はまったく関係なくそれぞれが独自の調律で出現し、R-R時間はP-P時間よりも長い。失神発作を伴うことが多く、急性心筋梗塞ではただちに体外式ペースメーカーを挿入する。

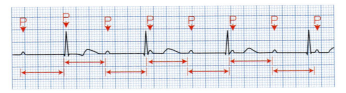

◆洞不全症候群（SSS：sick sinus syndrome）
●著明な洞徐脈（P波〔心拍数〕の頻度が50/分以下）や洞停止（突然何拍かの波形が欠落する）または洞房ブロックと、洞頻拍を伴う。

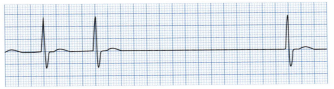

循環器系の関連図

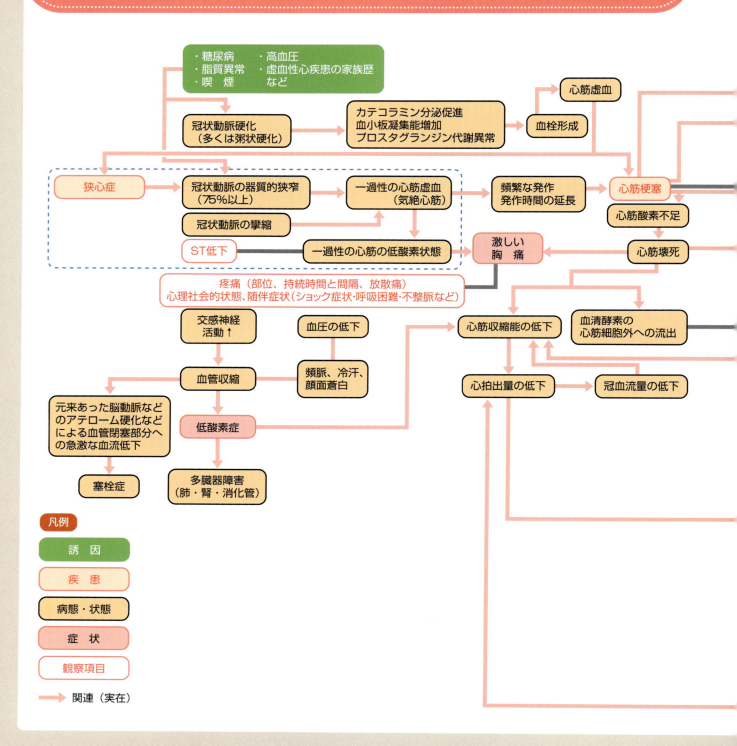

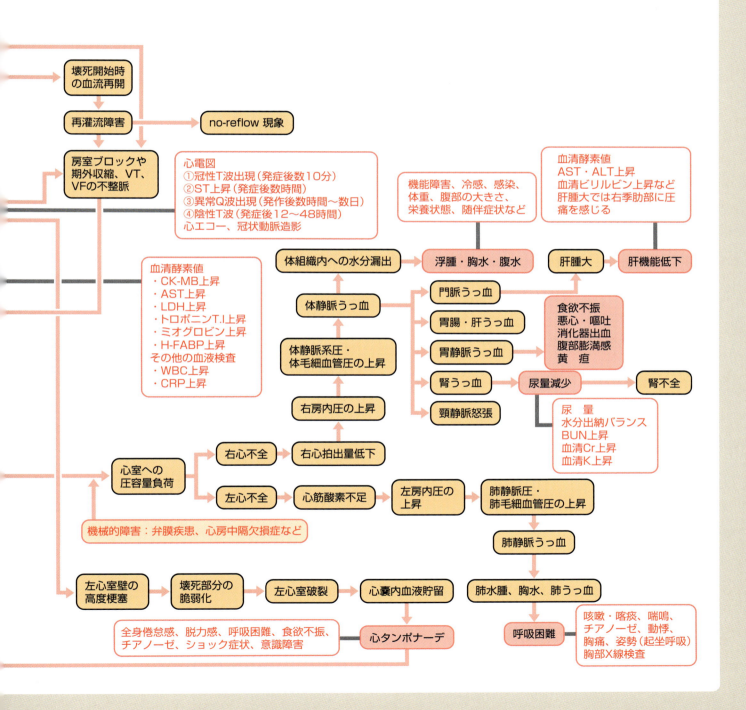

急性心筋梗塞の病態と観察ポイント

心筋梗塞の病態生理

- 心筋梗塞とは、さまざまな危険因子により冠状動脈が閉塞し、血流が途絶えた（虚血）結果、心筋組織が壊死に陥った状態をいう。
- 危険因子は、①糖尿病、②脂質異常症、③喫煙、④高血圧、⑤虚血性心疾患の家族歴、⑥慢性腎臓病（CKD：chronic kidney disease）、⑦肥満（メタボリックシンドローム）などである。
- 心筋梗塞の原因は、表11を参照。
- 心筋梗塞は、以下のような機序で起こる。
  ① 冠状動脈血管壁に粥腫（プラーク）が形成され（粥状硬化）、それになんらかの誘因で亀裂が入り、破綻する。
  ② 崩壊したプラークの周囲に血栓が形成され、冠状動脈が閉塞、血行が途絶する。途絶した下流域の心筋が壊死に陥る。
  ③ 壊死にいたる前に十分な血流が再開されれば心筋梗塞は起こらない。
  ④ プラーク破綻以外に、冠血管の攣縮、塞栓などによるものがある。
- 表12に示したように、心筋梗塞部位と心電図変化には密接な関係がある。
- 発症からの経過時間によって、発症から1か月以内を急性心筋梗塞、1か月以上経過して梗塞巣の線維化が完成した状態のものを陳旧性心筋梗塞という。

診断基準

- 診断基準は以下のとおりである。
  ① 持続する胸痛（糖尿病では無痛性のことがある）
  ② 心電図所見（図15）
  - **心筋壊死**：異常Q波が胸痛発症後数時間から数日に出現。梗塞部位を反映する。
  - **心筋障害**：胸痛発症後数時間にST上昇。
  - **心筋虚血**：左右対称性の冠性（陰性）T波が出現。
  - 経時的にはST上昇、異常Q波、冠性T波の順にみられる。

表11 心筋梗塞の原因

①冠状動脈硬化	⑤解離性大動脈瘤
②冠状動脈塞栓	⑥川崎病による冠状動脈瘤
③冠状動脈攣縮	⑦先天性冠状動脈異常
④大動脈炎症候群	⑧結節性大動脈周囲炎

表12 心筋梗塞部位と心電図変化のみられる誘導および責任冠状動脈

梗塞部位	I	II	III	aVR	aVL	aVF	V1	V2	V3	V4	V5	V6	梗塞責任冠状動脈
前壁									○	○			前下行枝
前壁中隔							○	○	○	○			前下行枝
前側壁									○	○	○	○	前下行枝
広範囲前壁	○				○		○	○	○	○	○	○	前下行枝
下壁		○	○			○							右冠状動脈
下後壁		○	○			○							右冠状動脈*
後壁							○	○					左回旋枝
側壁	○				○						○	○	左回旋枝

*左回旋枝のこともある。

図15 ST上昇型急性心筋梗塞の心電図の特徴と経時的変化

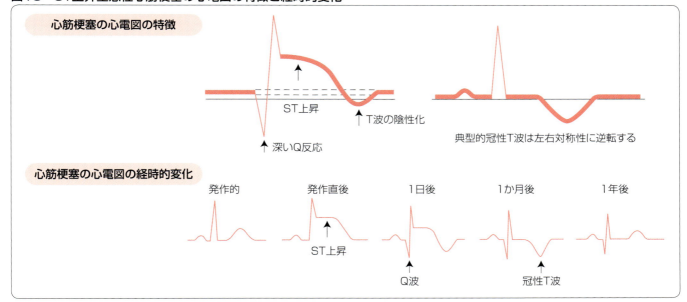

③**血液検査**：壊死心筋細胞から血清酵素が血中に遊離し、増加することによるCK、CK-MB（クレアチニンキナーゼMB分画）・トロポニン・ミオグロビン・H-FABP（心臓由来脂肪酸結合タンパク）・AST（GOT）・LDHなどの上昇、白血球数（WBC）増多、ESR（赤血球沈降速度）・CRP（C-反応性タンパク）上昇。

④**胸部X線撮影**：肺うっ血、肺水腫所見。

⑤**心エコー**：梗塞部位の壁運動異常、左心室・左心房の拡大、心室瘤、乳頭筋断裂の有無を確認する。

⑥**冠状動脈造影（心臓カテーテル検査）**：正確な梗塞部位とその程度がわかり、最終的な確定診断となる。

観察ポイント

アセスメントのポイント

●死に直結する可能性が高いため、胸痛発作時の状況、強さ、部位、持続時間などの頻回の観察、検査データとあわせた状態のアセスメントにより、早期の確定診断・適切な治療に努めることが必要である。

1．胸痛

●急性心筋梗塞では、「30〜70％の症例に梗塞前に胸痛が認められる」[3]。また、胸痛を伴わない無痛性心筋梗塞もある。

●胸部中央部、前胸部の突然の激痛、胸部絞扼感（死への不安を伴うような痛み）が生じる。心臓からの知覚神経が刺激され、左肩、左上腕、頸部、背部に放散痛が出現する。

●高齢者の場合、無症候性に発症することもあるため、注意が必要である。

2．心音

●急性心筋梗塞では、心音が微弱となり、Ⅰ音が減弱し、Ⅲ音（Ⅳ音）が聴取される。また、Ⅱ音の直後のⅢ音、Ⅰ音の直前のⅣ音が連続して聴取できるものをギャロップリズム（奔馬調律）という。

3．合併症

●急性期の3大合併症として、①重症不整脈（心室細動、心室頻拍など）、②心破裂、③急性心不全が挙げられる。

表13　心筋梗塞に伴う心不全、ショックの重症度分類（Killipの分類）

分類		症状・身体所見
Class I	心不全、ショックの徴候なし	自覚症状なし、肺野ラ音なくⅢ音を聴取しない
Class Ⅱ	軽度〜中等度心不全	両肺野の50%未満の領域でラ音聴取、軽〜中等度呼吸困難感
Class Ⅲ	重度心不全	肺水腫：両肺野の50%以上の領域でラ音聴取、呼吸困難感
Class Ⅳ	心臓ショック 心原性	収縮期血圧90mmHg未満 脳血流量減少または腎血流量減少（乏尿）（尿量＜20mL/時） チアノーゼ、意識障害、四肢冷感、皮膚湿潤 ＊循環血流量減少のあるものを除く

表14　ショックの分類

分類	原因	機序
循環血液量減少性ショック	外傷、出血、熱傷、急性腹膜炎、脱水症など	循環血流量の約1/3以上の急激な失血
心原性ショック	急性心筋梗塞、劇症性心筋炎、胸部外傷など	心臓ポンプ機能低下とそれに基づく循環不全
血液分布異常性ショック 　アナフィラキシー	Ⅰ型アレルギー反応抗原の侵入	肥満細胞から遊離される化学伝達物質の小血管透過性亢進。それによる平滑筋収縮の誘発
神経原性	疼痛、恐怖・不安、脊髄損傷など	交感神経機能の低下によって血管運動神経の緊張が消失
敗血症性ショック	エンドトキシン（グラム陰性菌の細胞膜からの遊離）	補体系、キニン系、凝固線溶系に作用し、血管透過性を亢進。播種性血管内凝固症候群（DIC）を引き起こす
血管閉塞性ショック	肺塞栓症、緊張性気胸、大動脈解離、腫瘍、心タンポナーデ	心室流入または前負荷による機械的障害

- 急性期では、あらゆる不整脈が出現する。心電図モニターによる厳重な管理が必要である。
- 広範囲な心筋梗塞の、特に高齢者では、心不全、心原性ショック（表13、14）が生じやすいため、循環動態の評価が重要となる。
- 右心不全により、体静脈のうっ血が起こる。門脈うっ血により、肝腫大となる。腎うっ血により、乏尿となる。
- 急性左心不全により、肺野のラ音が聴取され、呼吸困難をきたし、起坐呼吸の姿勢をとる。

4．精神状態

- 脳循環障害が起こると、無力感、せん妄、うつ状態を示す。死に対する強い不安、絶望感を感じ、ストレスから胃潰瘍を生じることもある。

5．心筋梗塞後症候群（ドレスラー症候群：Dressler's syndrome）

- 発作後数日から数週間後、場合によっては数か月後に発熱、胸痛を伴い、胸膜炎、心膜炎を起こす。自己免疫機序が関与している。ステロイドが有効である。

6．その他

- **発熱**：2病日から2〜3日、または10日くらいまで37℃台に発熱する。
- **脳症状**：高齢者では、眩暈（めまい）や脳卒中様発作を起こすことがある。

＊本稿の文献は、p.17を参照。

呼吸器系

呼吸器系の構造と機能

呼吸器の機能

- 呼吸には、外呼吸と内呼吸がある。
- 呼吸器は、外界から酸素（O_2）を体内に取り入れ、物質代謝の結果として生じた二酸化炭素（CO_2）を外界に放出している。これを外呼吸という。
- 全身を流れる動脈血は、血液中の酸素を組織に与え、代わりに二酸化炭素を血液中に取り入れてくる。このように血液と組織の間で行われるガス交換を、内呼吸（組織呼吸）という。
- 外呼吸に関係している器官は、気道（鼻腔、咽頭・喉頭・気管・気管支）、肺、胸郭で、呼吸器系という。
- 肺と気道は異物の除去、吸入防止などの浄化作用をもつ。

各呼吸器の構造と機能

1．胸郭（図1）

- 胸郭は、肺・心臓を囲む枠のことで、胸骨、肋骨、胸椎（脊椎）で形成され、腹部とは横隔膜で分けられている。

2．気道（図2）

- 鼻腔から終末気管支までの内腔を気道といい、肺へ吸収される空気の通り道である。気道は、上気道（鼻腔から喉頭）、下気道（気管から終末細気管支）に分かれている。

1) 上気道
- 上気道は吸気を温めたり加湿したりするほか、くしゃみや咳嗽（咳）などにより異物を除去する、発声するなどの役割をもっている。
- 鼻腔は、吸気の加湿、保温、粉塵除去を行う。
- 咽頭は上・中・下咽頭に分けられる。上咽頭は鼻腔から続く空気の導管、中咽頭は上咽頭から空気が喉頭へ出入りする空気の導管、下咽頭は食道へと続く食物の通り道であり、咽頭は空気と食物の交差する地点である。
- 喉頭には、喉頭蓋、声門があり、輪状軟骨の下からは気管になる。喉頭蓋は、嚥下時に声門に蓋をして誤嚥を防ぎ、感染から保護している。

図1 胸郭の構造

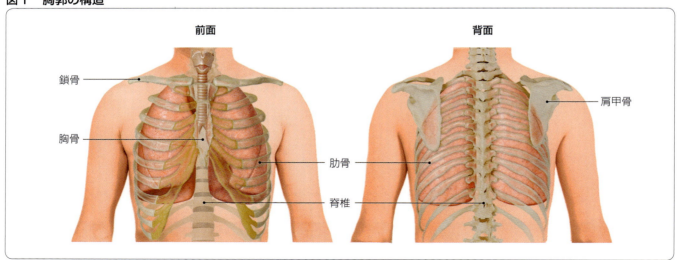

図2　上気道（炎）と下気道（炎）

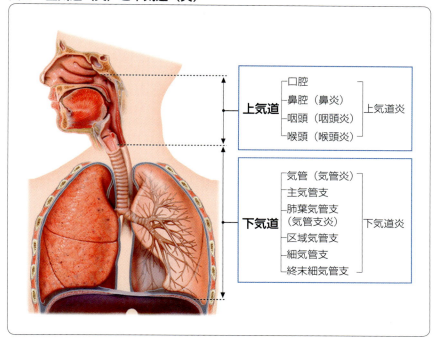

上気道 ┬ 口腔
　　　 ├ 鼻腔（鼻炎）　　　　┐
　　　 ├ 咽頭（咽頭炎）　　　├ 上気道炎
　　　 └ 喉頭（喉頭炎）　　　┘

下気道 ┬ 気管（気管炎）
　　　 ├ 主気管支
　　　 ├ 肺葉気管支（気管支炎）　┐
　　　 ├ 区域気管支　　　　　　　├ 下気道炎
　　　 ├ 細気管支
　　　 └ 終末細気管支　　　　　　┘

2）下気道（気管・気管支）

- 下気道も、咳嗽やけいれん、線毛運動などにより異物を除去し、感染防止の役割をしている。
- 気管は円形の管で、食道の前を下行して胸腔に入り、心臓の後方を下り、第5胸椎のあたりで左右の気管支に分かれる。
- 右の気管支は左より太く短く、より垂直に近い走行になっている。そのため、気管に入った異物の多くが右の気管支に入る。
- 気管支は、肺門に入ると分岐し、さらに樹枝状に分かれてしだいに細くなる（主気管支→肺葉気管支→区域気管支→細気管支→終末細気管支→呼吸細気管支→肺胞管→肺胞嚢の集合体）（図3、4）。
- 気管の骨組みは、分節状の気管軟骨約20個で作られている。上から見るとU字型で、後方の開いた部分は平滑筋と粘膜でできている。枝分かれするにつれ、軟骨輪の形は不規則になり、やがて消失する。
- 筋層は、すべて平滑筋で、気管では輪状であるが、終末細気管支・呼吸細気管支ではらせん状でまばらである。これらの働きにより、内径の調節をしている。
- 気管支粘膜は、線毛上皮で覆われており、異物や粘液を上方へ導く線毛運動が行われている。
- 線毛上皮細胞に混じって粘液細胞が存在し、その分泌液が喀痰（痰）の主成分となっている。

図3　気管支分枝

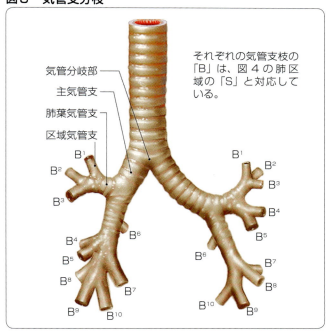

それぞれの気管支枝の「B」は、図4の肺区域の「S」と対応している。

3. 肺

- 肺は、左右1対の淡紅色をした大きな器官（右肺より左肺のほうが容積が小さい）で、縦隔（心臓・食道などが含まれている胸郭の中央部分）によって左右に仕切られ、胸腔を満たしている。
- 両肺の内側（縦隔面）は、心臓に面しているためにそぎ取られたような形をしていて、その中央に、気管支、血管、リンパ管が出入りする肺門がある。
- 左の肺は、下半分が右より小さい。これは心臓が左へ偏っているためである。
- 右の肺は3つ、左の肺は2つの肺葉に分かれている。次いで、各肺葉気管支が2～4本の枝に分かれ、その枝は右肺10、左肺10（または左はS7はなしのため9）の肺区域に広がっている。その枝が隣りの区域のものと入り組むことはなく、独自の血管・気管支がある。そのため、病変は区域を単位として発症する（図5）。
- 肺の表面は臓側胸膜、胸腔の内面は壁側胸膜で覆われており、肺は2重の胸膜でできた胸膜腔に囲まれている。
- 胸膜腔は、漿液に満たされていて、陰圧に保たれている。
- 呼吸細気管支につながっている肺胞は、ブドウの房のような一群の小室になっていて、肺胞壁を通る毛細血管中の血液と肺胞内の空気の間でガス交換が行われる。
- 肺動脈は、右心室から肺にCO_2の多い血液（静脈血）を送る。肺静脈は、肺から左心房にO_2の多い血液（動脈血）を送る。肺動脈・静脈間にある毛細血管網が肺胞壁に広がり、ガス交換を行う（図4）。
- 気管支や細気管支の栄養動脈は、気管支動脈である。

4. 呼吸のしくみ

1）呼吸筋と呼吸運動

- 呼吸運動とは、肺を拡張・収縮させて肺のなかの空気を

図4 肺胞と血管

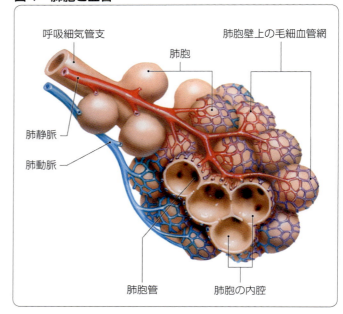

図5 肺の区域

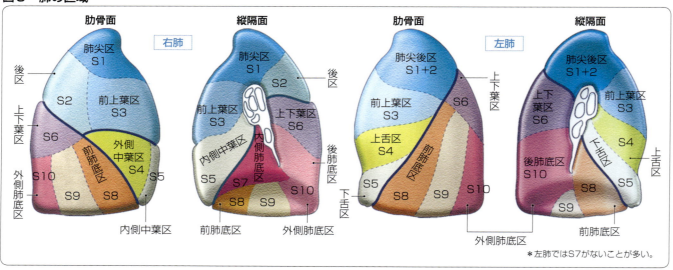

＊左肺ではS7がないことが多い。

表1　呼吸筋の特徴

主呼吸筋	
横隔膜（吸息）	背側のほうが移動量が大きい。主な働きをする呼吸筋である
外肋間筋（吸息）	吸気で収縮、胸郭を上方へ持ち上げる
内肋間筋（呼息）	吸気には作用せず、努力呼出で収縮する
補助呼吸筋	**努力呼吸や強制呼吸の際に作動する**
吸気補助呼吸筋	胸鎖乳突筋、斜角筋、僧帽筋がある。胸鎖乳突筋は胸骨を挙上し、胸郭前後径を拡大する
	努力呼吸では収縮がみえる
呼気補助呼吸筋	腹直筋、腹斜筋は努力呼出や、咳嗽、くしゃみで収縮する

米丸亮, 櫻井利江編：ナースのためのCDによる呼吸音聴診トレーニング. 南江堂, 東京, 2001：9. より許諾を得て抜粋し転載。

入れ換える（換気する）ことをいう。
- 呼吸運動は、主に横隔膜や肋間筋など呼吸筋の収縮・弛緩による胸骨・肋骨の挙上・下降によって、胸腔が前後・左右に拡大・収縮することにより行われる。
- 呼気の場合、安静時呼吸では呼吸筋は収縮せず、受動的に空気が気道へ押し出される。努力呼吸では補助呼吸筋の収縮によって横隔膜が挙上することで、空気が押し出される。
- 呼吸筋の特徴は、表1[1]を参照。

2）呼吸中枢と受容体
- 呼吸中枢は、主に脳幹の橋、延髄に存在し、呼吸の調整を行い、呼吸運動を支配している。
- 橋の呼吸中枢には、持続性吸息中枢、呼息中枢、あえぎ呼吸中枢があり、主に呼吸数を調節している。
- 延髄の呼吸中枢には、吸息中枢、呼息中枢があり、2つの中枢が交互に刺激されて正常な呼吸が行われる。
- 中枢性化学受容体は、延髄の表面近くに存在し、CO_2分圧とpHの変化に反応する。血液および髄液のCO_2分圧の上昇とpHの低下は肺の換気量を増加させ、CO_2分圧の低下とpHの上昇は換気量を低下させる。O_2分圧には反応しない。
- 総頸動脈が分岐する部位に存在する頸動脈小体と、大動脈弓に存在する大動脈体は、末梢性化学受容体である。動脈血酸素分圧の低下によって刺激されると、その情報を呼吸中枢に伝え、呼吸運動を促進する。
- 肺の伸展受容体は、気管支の平滑筋層内に存在し、吸息によって肺胞が伸展すると、刺激を受けて興奮する。興奮は迷走神経を通って呼吸中枢に伝えられ、吸息を抑制し、呼息に移行する。この反射をヘーリング・ブロイエル反射（肺迷走神経反射）という。
- 気道粘膜の反射により異物やガスなどによって鼻粘膜が刺激されると、三叉神経を通って脳幹部の呼吸中枢に伝えられ反射的に吸息が止まり、くしゃみを発生させる（くしゃみ反射）。また、異物や粘液によって咽頭や気管が刺激されると、上咽頭迷走神経を通って延髄の咳中枢に伝えられ、咳嗽を生じる（咳反射）。

観察・アセスメントのポイント

全身状態

アセスメントのポイント
- 咳嗽や呼吸状態の悪化は、体力を消耗すると同時に痩せ（るいそう）をきたす可能性がある。
- 栄養状態は、薬物投与や食事形態の方向性の決定への参考になるため、全身を見落としがないよう観察する必要がある。
- バイタルサインが正常から逸脱している場合は、患者の呼吸状態に変化がある可能性がある。

1．全身所見

- 体型、筋肉の状態を観察し、栄養状態や健康状態をアセスメントする。
- チアノーゼは、必要な酸素の供給が不足している場合に起こる。
- 患者の姿勢・動き・表情などを観察する。
- 肺気腫など、呼吸困難があると、呼吸筋の負担が大きくなり、エネルギー消費により、痩せが多くみられる。

2．バイタルサイン（体温・血圧・心拍〈脈拍〉・意識）

- 体温の上昇は、感染を示すことがある。
- 副交感神経につながる迷走神経は、延髄・橋から出ている。同じ部位に呼吸中枢があり、両神経間は関連しあう。そのため、呼吸障害に関連して徐脈がみられることがある。
- 組織への酸素供給が不足すると、カテコラミンの放出から呼吸状態の変化として頻呼吸や呼吸困難、頻脈（心拍数増加）や血圧上昇などの症状が起こる。
- 心不全、ショック、発熱（感染症）など、重篤な状態につながる病態では、組織への酸素供給が不足する。
- パルスオキシメータでは簡易的に経皮的動脈血酸素飽和度（SpO_2）を測定できる。
- 意識レベルの低下は、脳への酸素供給不足のサインである可能性もあり、呼吸、意識の状態、血圧、脈拍、体温などのバイタルサインを関連づけてアセスメントする必要がある。

呼吸状態（表2）

アセスメントのポイント
- 呼吸は、疾病やその他の原因により数・リズム・深さなどが変化するため、正常の呼吸を把握し、異常を詳しく観察することが必要である。
- 呼吸は、意思によってある程度調節することができ、また「観察されている」という緊張感から患者の呼吸数が増加することもあるので、患者に気づかれないように観察することが重要である。
- 胸部の形状、呼吸運動時の胸部の動きを観察することは、呼吸困難の程度の把握につながる。

1．呼吸状態の把握

1）呼吸回数
- 正常：呼吸数は16〜20回/分（成人）。リズムは規則正しい。
- 頻呼吸：呼吸数は24回/分以上。精神的興奮時や神経症に起こりやすい。ショックでは25〜30回/分以上になるため注意が必要である。
- 徐呼吸：呼吸数は12回/分以下。頭蓋内圧亢進時や鎮静薬・麻酔薬使用時に起こる。

2）呼吸の深さ、型、リズム
- 呼吸のコントロールに問題がある場合に深さ、型（肋骨型、横隔膜型）、リズム、回数が不規則になる（表2）。

3）姿勢・胸部・腹部の動き
- 重度の気胸や胸水貯留、一側性の呼吸器疾患がある場合、

表2 呼吸状態の把握

異常のタイプ	スパイログラムによる呼吸パターン		呼吸の観察による把握	原因となる予測される障害・状態
呼吸数の異常	頻呼吸		1分間に24回以上の呼吸数	二酸化炭素の蓄積、肺炎、心不全、髄膜炎
	徐呼吸		1分間に12回以下の呼吸数	麻酔薬・睡眠薬の使用など、肺ポンプの制御機構の抑制、脳圧亢進、モルヒネ中毒
呼吸の深さの異常	過呼吸		安静呼吸時の1回換気量の増加の持続	運動時や激しい感情の変化、高二酸化炭素血症など
	減呼吸		安静呼吸時の1回換気量の低下の持続	呼吸筋の筋力の低下、胸郭の可動性の障害
呼吸の深さと数の異常	多呼吸		呼吸数と深さがともに増加する	二酸化炭素の蓄積、胸水の貯留
	少呼吸		呼吸数が浅く、ゆっくりとした呼吸	不可逆的な呼吸停止の直前
	浅促呼吸		速い吸息と、ゆっくりとした呼息	肺水腫、肺気腫、胸郭の可動性の低下
	クスマウルの大呼吸		規則的なゆっくりとした大きな呼吸	高二酸化炭素血症、重症糖尿病、昏睡の危険大
周期性の呼吸パターンの異常	チェーン・ストークス呼吸		浅い呼吸から深い呼吸、深い呼吸から浅い呼吸へ移行する	高二酸化炭素血症、中枢神経疾患、重症心不全、尿毒症、モルヒネ中毒、急性アルコール中毒、睡眠薬中毒
	ビオー呼吸		一定の間隔をおいて長い休止期がある	延髄・橋およびその近辺の炎症
非周期性の呼吸パターンの異常	あえぎ呼吸		速い呼息の後に、長い休止期がある	不可逆的な呼吸停止の直前
	群発呼吸		吸息、呼息、休止期の時間が不安定になる	橋の下部から延髄上部にかけての呼吸中枢の破壊
	持続性吸息呼吸		あえぐような長い吸息と非常に短い呼息	橋の下部から延髄上部にかけての呼吸中枢の障害
	失調性呼吸		呼吸数も深さもまったく不規則になる	延髄下部の呼吸中枢の破壊

奥宮暁子：ナーシングレクチャー 呼吸器系疾患をもつ人への看護．中央法規出版，東京，1997：17．より転載．

患側を上または下にした姿勢をとることがある。
- 重度の呼吸困難が生じると吸気での胸部の広がりに変化が生じる。左右対称性、鎖骨上窩・肋間の陥没呼吸の有無、胸鎖乳突筋の緊張に注意する。その他、奇異性呼吸（図6）を認める。
- 心不全、重症慢性閉塞性肺疾患（COPD：chronic obstructive pulmonary disease）、気管支喘息発作など呼吸困難がある場合、横隔膜や呼吸筋を運動させやすくする起坐呼吸がみられる（p.7、4項を参照）。

4）呼吸リズム
- 正常呼吸では、吸気と呼気の時間が1：1.5～1：2.0の周期を一定に保っている。

5）呼吸音（表3）
- 呼吸音には、正常呼吸音、異常呼吸音、副雑音がある。
- 異常呼吸音は呼息の変化が主であり、呼吸音の減弱・消失、呼気・吸気の延長などがある。
- 副雑音は、正常あるいは異常呼吸音に付加して聴取される音のことである。
- 呼吸の減弱・消失は、COPDや無気肺などに伴う換気の低下や、胸水や気胸などによる肺から胸壁へ伝達障害を示している。

2．呼吸器系の打診

- 肺は空気を含んでいるため、通常はトントンと澄んだ音がする（清音）。
- 異常所見としては、濁音（鈍い音）、過共鳴音（長く響く音）、鼓音（過共鳴音）がある。濁音は無気肺や肺炎など、空気が減少したり消失したりする場合に聴かれる。逆に鼓音は、肺の過膨張や肺気腫、気胸のように空気が増えた場合に聴かれる。高音で軽く、太鼓を叩いたような音で、気胸やCOPDなどの病態でガスの貯留した部分などで聴かれる。

3．呼吸器系の触診

- 触診では、気管の位置は中心か、胸郭に緊張や腫瘤がないか、胸郭の動きが小さくなっていないかなどを観察する。
- 胸部の伸展性：背部より左右第10肋間あたりに両母指を

図6　呼吸パターンと胸郭運動

正常な安静呼吸での胸部・腹部の動き
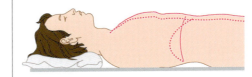
吸息 ———
呼息 -------

腹部の動きに制限のある呼吸
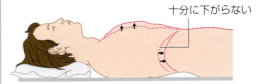
十分に下がらない

横隔膜の動きが制限され、補助呼吸筋が用いられて浅表性の呼吸になる。

 予測される原因：腹部腫瘍、横隔膜ヘルニア、腹水の貯留など

奇異性呼吸（シーソー呼吸）
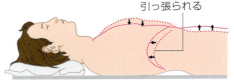
引っ張られる

胸部と腹部が逆位相に動く呼吸パターン。吸気時に（横隔膜や肋骨筋、補助呼吸筋を使って胸郭運動が行われたときに）横隔膜の収縮に対して肋骨筋の収縮が遅れるため、腹部が膨らみ、胸部が陥没したり、左右非対称、胸部の一部がほかと逆の動きをするといった動きが生じる。

 予測される原因：呼吸筋疲労・呼吸筋麻痺、片肺の無気肺・気胸・胸水、完全気道閉塞、多発肋骨骨折、胸郭動揺（フレイルチェスト）

あて、胸部を軽くつかむように手をおく。呼吸にあわせ動きの範囲（正常：4～6cm）や左右対称性をみる。
- 声音振盪：背部から肺野に両手をあて、患者にできる限り低い声で言葉を発してもらい、伝わってくる振動の左右差の有無を観察する。減弱、消失は分泌物の貯留や無気肺・気胸、亢進は肺炎の疑いがある。

表3　呼吸音の種類

正常呼吸音	音の性状	聴取される部分
気管支呼吸音	・スースー、またはザーザーという音。吸気より呼気が長く聴取	頸部気管上、肩甲間部
肺胞呼吸音	・肺胞に空気が流入し、肺胞が拡張することにより起こる音 ・吸気が長く聴取される。呼気時にはほとんど聴取されない	肺野全体

副雑音

副雑音	音の性状	原因疾患
断続性ラ音	短く、断続的に聴取される	
捻髪音 （ファイン クラックル fine crackles）	吸気の後半に聴取され、チリチリ、パチパチという高調性の断続音。閉塞していた末梢気道の再開通に伴い起こり、肺底部や下肺野で聴取されることが多い	間質性肺炎、肺線維症、肺結核の初期など
水泡音 （コース クラックル coarse crackles）	比較的低調な音で、喀痰により発生する。ブツブツ、ズルズルなどと、呼気・吸気で聴取	肺炎、気管支炎、肺水腫など
連続性ラ音	一定時間連続して聴取される	
高音性連続性ラ音 （笛声音、ウィーズ wheeze）	高調なピーピーという笛のような音で、末梢気道の狭窄による	気管支喘息など、炎症・腫瘍などによる気管支内の狭窄、COPDなど
低音性連続性ラ音 （いびき様音、ロンカイ rhonchi）	低調な音で、ズーズーといういびき様で、咽頭から気管支までの比較的太い気道の狭窄により起こる	炎症、腫瘍、分泌物の貯留 COPD、肺水腫など
スクウォーク （squawk）	吸気時に短く聴取され、末梢気道が再開放されるときに、気道壁が共振する音	
ストライダー （stridor）	吸気時に頸部で強く聴かれる楽音様の音。肺胞由来の音ではない。聴診器を用いず聴取される	上気道狭窄（急性喉頭炎、声帯機能不全など）
その他	胸膜摩擦音、肺血管性雑音、ハンマン徴候	

表4　ヒュー・ジョーンズの分類

Ⅰ度	同年齢の健常者とほとんど同様の労作ができ、歩行、階段昇降も健常者なみにできる
Ⅱ度	同年齢の健常者とほとんど同様の労作ができるが、坂、階段昇降は健常者なみにはできない
Ⅲ度	平地でさえ健常者なみには歩けないが、自分のペースでなら1マイル（1.6km）以上歩ける
Ⅳ度	休みながらでなければ50ヤード（約50m）も歩けない
Ⅴ度	会話、衣服の着脱にも息切れを自覚する。息切れのため外出できない

4. 呼吸困難の把握

- 呼吸困難は呼吸に努力が必要で、苦痛などの自覚症状である。呼吸困難の程度の把握には一般にヒュー・ジョーンズの分類（表4）がよく用いられる。
- 患者が息苦しいと訴えてきた場合、呼吸困難の程度や、患者がどのように自覚しているか、呼吸困難に伴う症状がないかを観察する。
- 肺に関連する呼吸困難は、拘束性、または、閉塞性の障害に起因する。
- COPDの場合、呼気時に気道が閉塞するため、口をすぼめることにより内圧を高くして閉塞を防ぐ（口すぼめ呼吸）。

チアノーゼ

アセスメントのポイント
- 急性に発生したチアノーゼは低酸素血症、ショックなど生命危機状態を示している。

- 皮膚や粘膜が青紫色になることをチアノーゼという。
- チアノーゼの原因は、血中の酸素含量が低下し、ヘモグロビン（Hb）が酸素を失った（還元ヘモグロビンとなる）ために血液が暗色となることである。
- チアノーゼは、還元ヘモグロビンが5 g/dL以上になった場合に出現する。
- 自然光の下で毛細血管が薄い皮膚や粘膜で覆われている部分（口唇、手指の爪、顔色、耳、四肢）を観察する。
- 貧血患者ではヘモグロビン量が少ないため、チアノーゼを呈さないことがある。

咳嗽（咳）

アセスメントのポイント
- 咳嗽は、刺激によって反射的に起こる防御反応であるが、呼吸器疾患に伴う重要な症状でもある。強い刺激がないのに咳嗽が起こるときは、病的な現象により気道の圧迫や気道粘膜の過敏性が高まっている可能性がある。そのため、咳嗽の性質・回数・増強する時間帯などを詳細にアセスメントする必要がある。

1．咳嗽の原因

- **気道粘膜の過敏性**：気道粘膜に炎症（浮腫、充血、びらんなど）がある場合、気道粘膜が過敏になり生じる。
- **気道粘膜への刺激**：気道分泌物過剰、滲出液過剰、異物やガスの吸入、冷たい空気の吸入などにより刺激されて生じる。
- **気道の圧迫による刺激**：気道内に腫瘍がある場合など、機械的圧迫により刺激されて生じる。
- **気道以外の器官からの刺激**：耳疾患、食道疾患、腹部疾患により迷走神経が刺激されて生じる。

2．乾性咳嗽と湿性咳嗽（表5）
- 咳嗽は痰を伴うかどうかで乾性と湿性に分けられる。

痰

- 痰は気管、気管支粘膜からの分泌物、肺実質からの滲出液などからなり、これに外部から侵入した異物や鼻腔・口腔・咽頭などからの分泌物が混ざったものである。
- 痰は、上皮細胞の線毛運動によって気道の入り口に送られ、排出される。
- **痰の量**：疾患の種類や程度によって変化する。
- **痰の内容・成分**：肉眼的にみて、漿液性・粘液性・膿性・血性に区別できる（表6）。
- **痰の色**：成分によって、無色、白色、黄白色、黄色、黄緑色、さび色、黒色などを呈する。
- **血性痰**：血液が多くを占めるものは血痰、血液が線状あるいは点状に混ざっている場合は血線あるいは血点という。
- **臭気**：細菌感染を起こすと、悪臭のある膿性痰になる。
  - 嫌気性菌による肺炎では、腐敗臭がする
  - 肺カンジダ症では、甘酸っぱいにおいがする
- 早朝は、夜間に貯留した喀痰が喀出されるために、多量に排出される。また、体位変換によっても排出される。

喀血

- 喀血とは、気道または肺から血液を喀出することをいう。
- 喀血は、吐血との鑑別が必要である。喀血の場合は、泡沫状で鮮紅色の血液を喀出し、アルカリ性を呈する。

胸痛

- 肺や中・小気管支には知覚神経がない。それにもかかわらず胸痛を感じるという場合は重大な疾患がかかわっている危険性が高く、原因がどこの部位にあるのかアセスメントする必要がある。

表5　乾性咳嗽と湿性咳嗽

乾性咳嗽	痰を伴わないから咳	気道粘膜への刺激が要因となることが多い。喫煙など、外部からの刺激、気道異物、気胸、胸膜炎、間質性肺炎、感染後の遷延性咳嗽など。また、咽頭、喉頭、気管などの上気道疾患の初期にもみられる
湿性咳嗽	痰を伴う湿った咳	炎症、アレルギーなどが要因となることが多い。呼吸器感染症、心不全、肺膿瘍、気管支拡張症、肺炎、気管支喘息など

表6　喀痰の種類、性状

喀痰の種類	性状	主要疾患
漿液性痰	希薄、流動性	肺水腫、肺うっ血（淡紅色泡沫状）、肺結核
粘液性痰	灰白色、粘稠性	咽頭炎、喉頭炎、肺結核
膿性痰	黄緑色、膿性	気管支炎、肺炎、肺結核、肺化膿症
血性痰	血性	喉頭がん、気管支異物、肺結核症、気管支拡張症、インフルエンザ、細菌性肺炎、肺化膿症、肺真菌症、肺腫瘍、大動脈瘤など、多数の疾患でみられる

- 呼吸器による胸痛は、以下の3つに大別される。
  ①皮膚、筋肉、神経および骨など、胸壁によるもの
  ②胸腔内臓器、胸膜および横隔膜などによるもの
  ③胸部以外の腹部臓器によるもの
- 肺や臓側胸膜には知覚神経はないが、壁側胸膜には肋間神経から知覚神経が分布するため、胸膜炎などで胸膜が刺激されると痛みを感じる。
- 腹部臓器の疾患の放散痛や関連痛として、下部胸痛を起こすことがある。胸部疾患と間違われることがあるので注意する。

皮膚と爪

> **アセスメントのポイント**
> - 全身の酸素供給状態をアセスメントする1つのめやすとして、チアノーゼの有無のほか、末梢浮腫の有無やばち状指の有無を観察する必要がある。

- 慢性的に低酸素に陥っている場合は、指が太鼓のばち状（ばち状指、p.11、図7を参照）になっているかを確認する。
- 低酸素血症により肺血管収縮が起こり、右心不全と末梢浮腫が生じる。

検査

1. 肺機能検査

1）目的
- 肺機能検査は、肺への空気の出入りに関する機能を調べるもので、呼吸器疾患の程度や治療効果の判定のため、また手術に適応する呼吸機能であるかどうかを判断するためにも行われる。

2）検査の方法
- スパイロメータによる呼吸曲線（スパイログラム）で測定する。マウスピースを口にあて、息をしてもらい、1回換気量（TV）や肺活量（VC）などを調べる。
- スパイロメータで測定したスパイログラムから、肺気量分画（図7）を調べることができ、①肺活量、②1回換気量、③予備吸気量（IRV）、④予備呼気量（ERV）、⑤最大吸気量（IC）を測定することができる。
- 肺活量は、最大吸気位から最大呼気位までの量をいい、肺が1回にできる最大換気量である。肺活量は、年齢差などが出やすいので、標準化した正常値との比をとった％肺活量（％VC）が利用される。80％未満は、拘束性換気障害と診断される。
- フローボリューム曲線は、呼気速度（縦軸）と呼出気量（横軸）の変化によって描かれる。曲線のパターンにより、障害の種類を知ることができる。
- 1秒率（$FEV_1\%$）は、最大吸気位からできるだけ早く

図7 肺気量分画

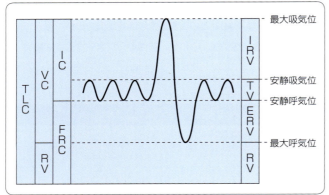

TLC：全肺気量、VC：肺活量、RV：残気量、IC：最大吸気量、FRC：機能的残気量、IRV：予備吸気量、TV：1回換気量、ERV：予備呼気量

呼出した際の最初の1秒間の呼出量（1秒量：FEV_1）が、呼出量の何パーセントにあたるかを示すものである。1秒率が70％以下のときには、閉塞性換気障害と診断される。

2．血液ガス分析

- 血液ガス分析によって、血液中のPaO_2（酸素分圧）、$PaCO_2$（二酸化炭素分圧）、pH、HCO_3^-（重炭酸イオン）、SaO_2（酸素飽和度）が測定できる。
- 通常は、動脈血で測定される。
- 低酸素血症、高二酸化炭素血症の有無、酸塩基平衡の異常（アシデミア、またはアルカレミア）がわかる。

3．内視鏡検査（気管支鏡、気管支ファイバースコープ）

- ファイバースコープを使って、肉眼的に気管・気管支壁の病変や異常などを調べることができる。また、組織の細胞など検体採取も行うことが可能である。

4．胸部X線

- 基本の検査であり、簡易的に呼吸疾患やその程度が観察できる。胸郭の大きさ、左右の差、横隔膜位置、血管の走行・陰影、肺野の透過性、肺野の異常陰影などを確認する。
- 肺気腫など透過性が亢進すると黒く映り、無気肺や肺炎など透過性が低下すれば、肺野は白く映る。
- より精査や鑑別が必要であれば、胸部CTを施行する。

5．喀痰検査

- 喀痰細胞診と喀痰細菌検査がある。喀痰細胞診は、主に肺がんの診断に用いる。細菌検査は、肺炎などの起炎菌を特定する。

〈文献〉
1. 米丸亮，櫻井利江編：ナースのためのCDによる呼吸器音聴診トレーニング．南江堂，東京，2001．
2. 日本アレルギー学会喘息ガイドライン専門部会監修：喘息予防・管理ガイドライン2015．協和企画，東京，2015．
3. 山口瑞穂子，関口恵子監修：経過が見える疾患別病態関連マップ．学研メディカル秀潤社，東京，2013．
4. 藤田恒夫：入門人体解剖学 改訂第5刷．南江堂，東京，2012．
5. 阿部俊子監修，山本則子編：エビデンスに基づく疾患別看護ケア関連図 改訂版．中央法規出版，東京，2014．
6. 道又元裕編著：人工呼吸ケア「なぜ・何」大百科．照林社，東京，2005．
7. 森山美知子，西村裕子，高濱明香，他編：エビデンスに基づく呼吸器看護ケア関連図．中央法規出版，東京，2012．
8. 阿部俊子監修，小板橋喜久代，山本則子編：エビデンスに基づく症状別看護ケア関連図 改訂版．中央法規出版，東京，2013．

気管支喘息の病態と観察ポイント

気管支喘息の病態生理

- 気管支喘息は、慢性的な気管支の炎症により、気流制限を引き起こし、発作性の咳、喘鳴、呼吸困難、痰などの症状が繰り返される疾患である。気道狭窄は、自然にあるいは治療により可逆性を示す。
- 気道への刺激が与えられると、肥満細胞から気管収縮物質が放出される。気管支平滑筋の収縮・肥厚による気道収縮、血管の透過性亢進による浮腫や腫脹、粘液腺肥大による粘液分泌亢進・貯留などにより気道の狭窄が起こり、喘息発作が生じる。平滑筋は気管から気管支までにしか存在しないため、主気管支などの太い気道に起こる。
- 持続する気道炎症により、気道構造の変化(気道リモデリング)を引き起こし、不可逆的に気道壁の肥厚など気道過敏性を亢進させる。
- 小児発症喘息は、アレルギー疾患を合併しており、多くは軽症である。成人発症喘息は非アトピー型、重症でアスピリン喘息の患者が多いという特徴がある。
- 非ステロイド抗炎症薬(NSAIDs)は、シクロオキシナーゼ-1(COX-1)活性を阻害する結果、代償的にロイコトリエンが多く生成されることがある。ロイコトリエンは強い気管支平滑筋収縮などを引き起こし、喘息を誘発させる(アスピリン喘息)。
- 高齢者におけるCOPDとの合併例では喘息死のリスクが高まる(高齢者は喘息死の90%)[2]。

観察ポイント

- **発作性呼吸困難**:発作を観察し、アセスメントすることで、重症度を判断し、すみやかで的確な処置を行う。
- **努力性呼吸の有無**:補助呼吸筋、特に胸鎖乳突筋の緊張を観察する。
- **呼気の延長**:気道閉塞により気道内圧が高まるため、呼気がしづらくなり、延長する。
- **咳嗽**:ほとんどみられないこともあれば、けいれん発作性で苦悶状態になることもある。夜間や早朝に多い。
- **痰の増加**:気道分泌亢進のため、痰が増加する。初期には透明な痰がみられ、その後、粘稠な痰を喀出する。
- **副雑音**:気道狭窄のため連続性ラ音(ウィーズ)が聴かれる。痰の貯留が多い場合は断続性ラ音(コースクラックル)が聴かれることもある。喘息の重要な特徴は喘鳴(ウィーズ)である。気道閉塞のため、呼気時に口元でヒューヒュー、ゼーゼーという音が聴取され、重症の場合は声帯機能不全を呈し、吸気(ストライダー)でも聴かれる。進行すると、喘鳴は消失・減弱する(サイレント・チェスト)。
- **チアノーゼ**:肺胞低換気による低酸素の状態であり、重篤な症状である。

気管支喘息で実施される検査

- **血液学的検査**:好酸球の増加がみられることがある。アレルギー評価で血清IgEを測定する。
- **血液ガス分析**:気道が閉塞すると換気がうまくいかなくなり、肺内の部分的な低換気を起こす。血流量は保たれているので、ガス交換を経ない血液が心臓に戻り、PaO_2は低下する。PaO_2が低下すると、呼吸中枢が刺激されて過換気となり、$PaCO_2$も低下して呼吸性アルカローシスに陥る。重篤な場合、肺胞低換気が起こり、PaO_2の著明な低下とともに、$PaCO_2$の上昇が起こり、呼吸性アシドーシスに陥る。
- **肺機能検査**:1秒率やピークフロー値(PEF)は気道閉塞の重症度を判定する重要な検査である(p.35を参照)。
- **気道過敏性試験**:気管支収縮を促す物質を徐々に増やしながら吸入させ、呼気流量速度を測定する。喘息患者では濃度の低いうちに呼気流量速度が減少する。
- **喀痰検査**:培養、細胞分画(好酸球の有無)をみる。

呼吸器系の関連図

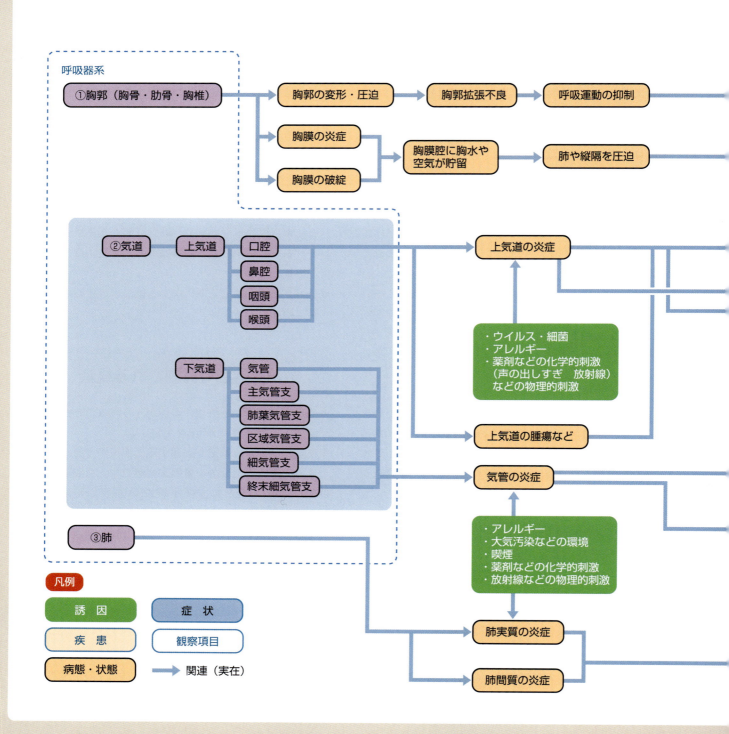

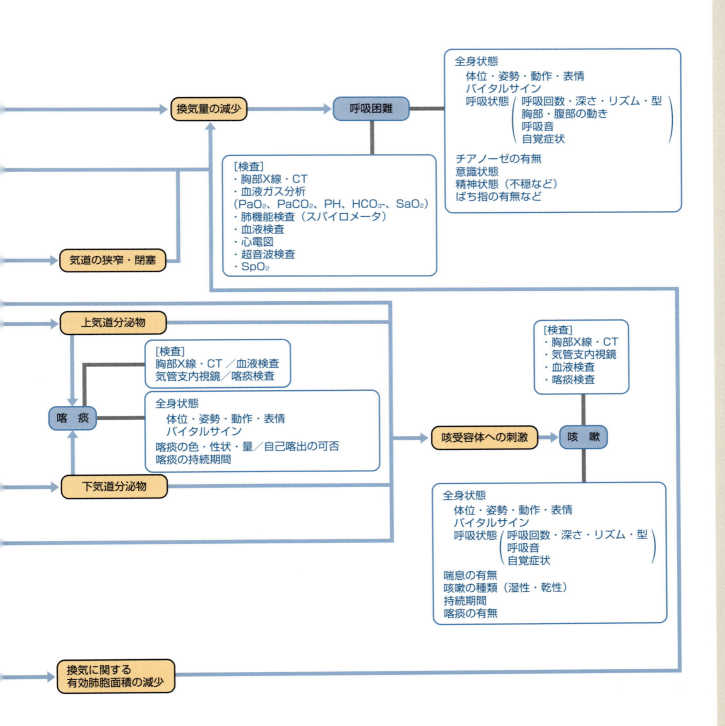

気管支喘息の病態関連図

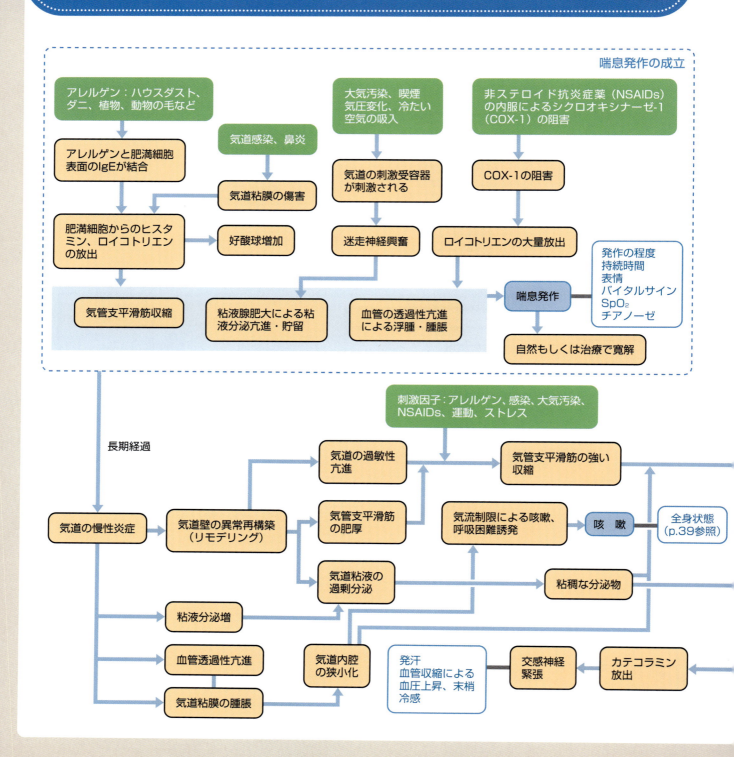

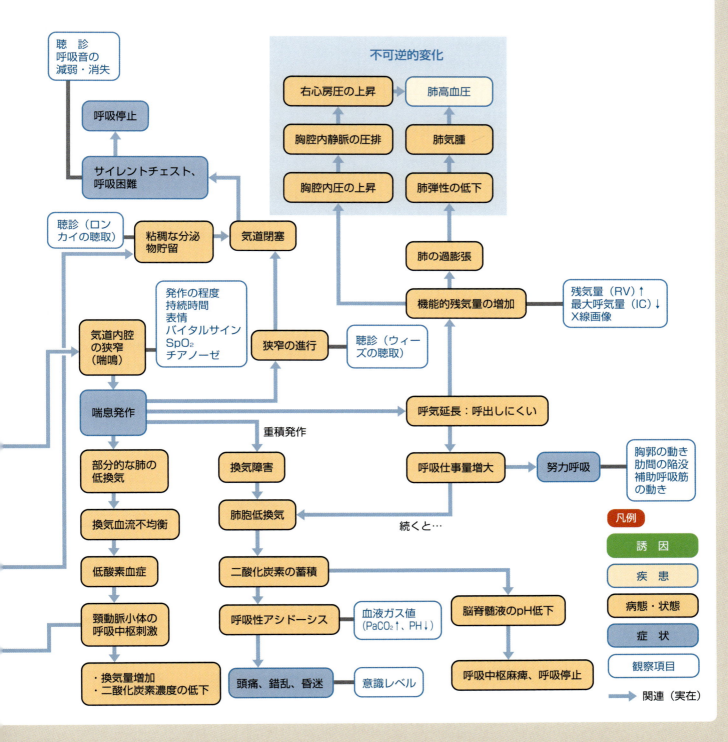

資料 知っておきたい略語一覧①

略語	原語	日本語
ACTH	adrenocorticotropic hormone	副腎皮質刺激ホルモン
ADH	antidiuretic hormone	抗利尿ホルモン
ADL	activities of daily living	日常生活動作
Alb	albumin	（血清）アルブミン
ALP	alkaline phosphatase	アルカリホスファターゼ
ALT	alanine aminotransferase	アラニンアミノトランスフェラーゼ
ANP	atrial natriuretic peptide	心房性ナトリウム利尿ペプチド
APTT	activated partial thromboplastin time	活性化部分トロンボプラスチン時間
AST	aspartate aminotransferase	アスパラギン酸アミノトランスフェラーゼ
ATP	adenosine triphosphate	アデノシン3リン酸
BE	base excess	塩基過剰
BP	blood pressure	血圧
BS	blood sugar	血糖
BSP（test）	bromsulphalein（test）	ブロムサルファレイン（排泄試験）
BSR	blood sedimentation rate	赤血球沈降速度（赤沈）＝ESR
BUN	blood urea nitrogen	血清尿素窒素
C	cervical nerve	頸神経
Ca	calcium	カルシウム
CCr	creatinine clearance	クレアチニンクリアランス
ChE	cholinesterase	コリンエステラーゼ
CI	cardiac index	心係数
CK	creatine kinase	クレアチンキナーゼ
Cl	chloride	クロール
CO	cardiac output	心拍出量
CO_2	carbon dioxide	二酸化炭素
Cr	creatinine	（血清）クレアチニン
CRP	C-reactive protein	C-反応性タンパク
CT	computed tomography	コンピュータ断層撮影
CVP	central venous pressure	中心静脈圧
EBV	Epstein-Barr virus	エプスタイン-バーウイルス
EMR	endoscopic mucosal resection	内視鏡的粘膜切除術
ERV	expiratory reserve volume	予備呼気量

略語	原語	日本語
ESR	erythrocyte sedimentation rate	赤血球沈降速度＝BSR
FEV_1	forced expiratory volume in one second	1秒量
$FEV_1\%$	forced expiratory volume in one second as percent of forced vital capacity	1秒率
FSH	follicle stimulating hormone	卵胞刺激ホルモン
GFR	glomerular filtration rate	糸球体濾過値
γ-GTP	γ-glutamyl transpeptidase	γ-グルタミル・トランスペプチダーゼ
GH	growth hormone	成長ホルモン
GOT	glutamic oxaloacetic transaminase	グルタミン酸オキザロ酢酸トランスアミナーゼ
GPT	glutamic pyruvic transaminase	グルタミン酸ピルビン酸トランスアミナーゼ
Hb	hemoglobin	ヘモグロビン
HCl	hydrochloric acid	塩酸
HCO_3^-	bicarbonate ion	重炭酸イオン
H-FABP	heart-type fatty acid binding protein	心臓由来脂肪酸結合タンパク
HIV	human immunodeficiency virus	ヒト免疫不全ウイルス
HLA	human leukocyte antigen	ヒト白血球抗原
HR	heart rate	脈拍
Ht	hematocrit	ヘマトクリット
IC	inspiratory capacity	最大吸気量
ICG	indocyanine green	インドシアニングリーン
IgA（E・M・G）	immunoglobulin A（E・G・M）	免疫グロブリンA（E・G・M）
IRV	inspiratory reserve volume	予備吸気量
IVH	intravenous hyperalimentation	経中心静脈高カロリー輸液
K	kalium	カリウム
L	lumbar nerve	腰神経
LAP	leucine aminopeptidase	ロイシン・アミノペプチターゼ

（略語一覧②はp.140参照）

脳・神経系

脳・神経系の構造と機能

脳の構造と機能（図1）

脳は大脳、間脳、脳幹、小脳の4つの領域に分けられる。

1. 大脳半球＊（終脳）

- 大脳は終脳とも呼ばれる。
- 大脳半球の表面（大脳皮質）は、脳溝と脳回によって前頭葉、頭頂葉、側頭葉、後頭葉に区分される。
  - 前頭葉：判断、思考、計画、創造、注意など高次脳機能や運動に関わる。ブローカ言語野がある。
  - 頭頂葉：体性感覚、感覚の統合や認知にかかわる。
  - 側頭葉：主として聴覚、一部視覚や言語（ウェルニッケ言語野）にかかわる。
  - 後頭葉：視覚にかかわる。

1）一次領野（図2）
- 一次領野は、主に運動野と体性感覚野からなり、処理した情報に応じた運動を各器官に命令する。

2）連合野（図3）
- 連合野は、主に前頭連合野、後頭連合野に分かれ、運動野と感覚野の情報の統合などを行う。
- 連合野は、知能、思考、認知、判断、創造、記憶などの高次な働きを司り、情報を統合、判断、記憶し、言語などの高等な命令をする。

3）大脳辺縁系
- 本能や情動を司り、記憶や自律神経に関与している。帯状回、扁桃体、海馬、海馬傍回、側座核より構成される前脳組織の集合体である。

4）大脳基底核
- 大脳皮質と視床・間脳を結ぶ神経核である。大脳皮質から出された運動の指令を受けて出力する。線条体、淡蒼球、視床下核、および中脳にある黒質より構成される。

図1　脳の解剖学的構造

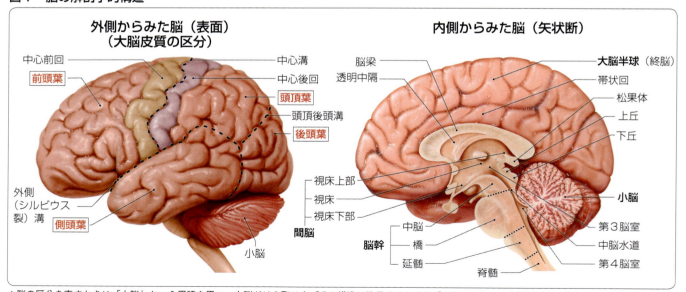

＊脳の区分を表すときは「大脳」という用語を用い、大脳だけを取り上げその構造に注目するときは「大脳半球」という用語が用いられる。

図2　一次領野・連合野の働き

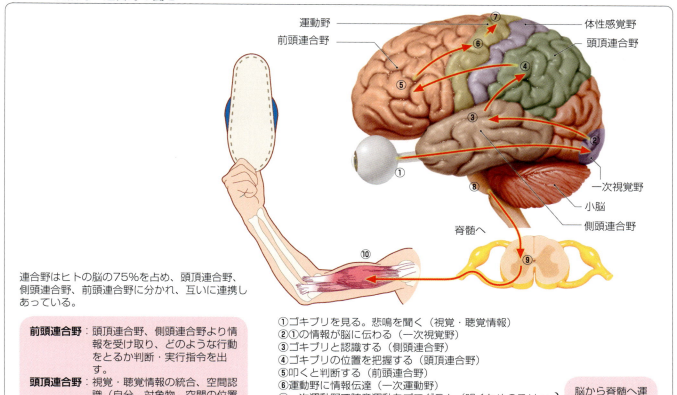

連合野はヒトの脳の75％を占め、頭頂連合野、側頭連合野、前頭連合野に分かれ、互いに連携しあっている。

前頭連合野	頭頂連合野、側頭連合野より情報を受け取り、どのような行動をとるか判断・実行指令を出す。
頭頂連合野	視覚・聴覚情報の統合、空間認識（自分、対象物、空間の位置関係の把握）、体性感覚情報処理、運動知覚を司る。
側頭連合野	聴覚、記憶、形態認知（入力された情報と記憶を掛け合わせて対象物を認識する）。

①ゴキブリを見る。悲鳴を聞く（視覚・聴覚情報）
②①の情報が脳に伝わる（一次視覚野）
③ゴキブリと認識する（側頭連合野）
④ゴキブリの位置を把握する（頭頂連合野）
⑤叩くと判断する（前頭連合野）
⑥運動野に情報伝達（一次運動野）
⑦一次運動野で随意運動をプログラム（叩くためのスリッパを取る）
⑧延髄に随意運動プログラムを伝達
⑨随意運動の指令が脊椎を通り、末梢神経に伝達され骨格筋に届く
⑩腕がスリッパをつかむ

脳から脊髄へ運動プログラムの伝達…錐体路

2．間脳

- 間脳は、視床上部、視床、視床下部よりなる。
- 視床は、嗅覚以外すべての感覚を大脳皮質に伝達する中継核である。
- 視床下部は、摂食調節、体温調節、体液調節中枢があり、ホメオスタシス維持に重要な役割をもつ。その他、代謝、睡眠、覚醒、情動などの調節も司る。
- 視床下部から放出されたホルモンは下垂体前葉へ到達し、下垂体ホルモンが分泌される。

3．脳幹

- 脳幹は、中脳、橋、延髄をまとめた呼び方であり、生命

図3　連合野の分布

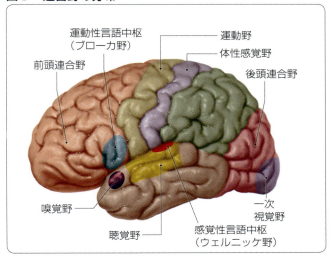

表1　12脳神経の働き

	運動	知覚	副交感（自律）	働き
①嗅神経		●		嗅覚情報を大脳半球に伝達する
②視神経		●		視覚情報を外側膝状体に伝達する
③動眼神経	●		●	眼球、眼瞼の運動を司る。瞳孔・毛様体筋の収縮に関与する
④滑車神経	●			眼球を外下方に動かす
⑤三叉神経	●	●		顔面の知覚情報を大脳に伝え、咀嚼運動を司る
⑥外転神経	●			眼球を外側に動かす
⑦顔面神経	●	●	●	表情を作り、味覚情報を中枢に伝える。涙腺、鼻腺、唾液腺の分泌に関与する
⑧内耳神経（聴神経）		●		聴覚・平衡感覚の情報を中枢に伝える
⑨舌咽神経	●	●	●	味覚情報を伝達し、舌、咽頭の知覚を司る。耳下腺分泌（唾液）に関与する
⑩迷走神経	●	●	●	外耳道、咽頭、喉頭の運動の知覚を司る。頸部・胸部（気管）、腹部（消化管）に分布する副交感神経機能に関与する。迷走神経の一部が反回神経となる
⑪副神経	●			胸鎖乳突筋、僧帽筋の運動を司る
⑫舌下神経	●			舌の運動を司る

維持に重要な呼吸、循環などの自律神経の中枢である。
- 脳幹は、知覚情報を大脳へつなげる中継、あるいは末梢器官への運動命令の中継の働きをもつ。
- 脳幹内部の脳幹網様体は意識水準を調節し、生命維持、運動、姿勢の調節機能をもつ。

1）中脳
- 中脳は、視覚、聴覚の反射に関与して視覚、聴覚の情報の伝達を行う。また、中脳は姿勢反射の中枢である。

2）橋・延髄
- 知覚性（上行性）や運動性（下行性）の伝達路が、走行している。
- 呼吸、循環、咀嚼、嚥下、嘔吐、発声など、生命活動の基本的な働きを制御する。
- 肺・血管から送られてきた呼吸・循環を示す情報を分析し、呼吸数・心拍数を調整する指令を肺や心臓に送る。

4．小脳
- 小脳は、筋、腱、関節、内耳から受けた情報を分析し、大脳や全身の筋肉に伝達する。
- 四肢・体幹バランスの調節、平衡、眼球運動の調節にかかわる。

神経系の構造と機能

1．神経系の解剖学的分類

- 神経系は、解剖学的には情報を伝達して処理する中枢神経（脳・脊髄）と、外部や脳からの情報を受ける末梢神経（脳神経と脊髄神経）に分類される。

1）中枢神経
- 中枢神経は、各器官から伝達された情報を分析し、その刺激に対する反応を決定する。伝達された情報は、学習によって後天的に獲得した知識と先天的に備わっているものにより分析される。

2）末梢神経
①脳神経（表1、図4）
- 脳幹から12対の脳神経が出ており、異なる役割を担う。

②脊髄神経（図5）
- 脊柱の区分（頸椎、胸椎、腰椎、仙骨、尾骨）に従って計31対からなる（p.169、4項を参照）。皮膚で受けた刺激や筋肉を動かす指令は、脊髄神経により伝達される。
- 胸神経を除く神経は、隣接する数本の神経が連絡し合って網状の神経叢を形成しているので、1本の神経が分断されても筋肉の運動や感覚に支障をきたさない。

図4　脳神経とその支配領域

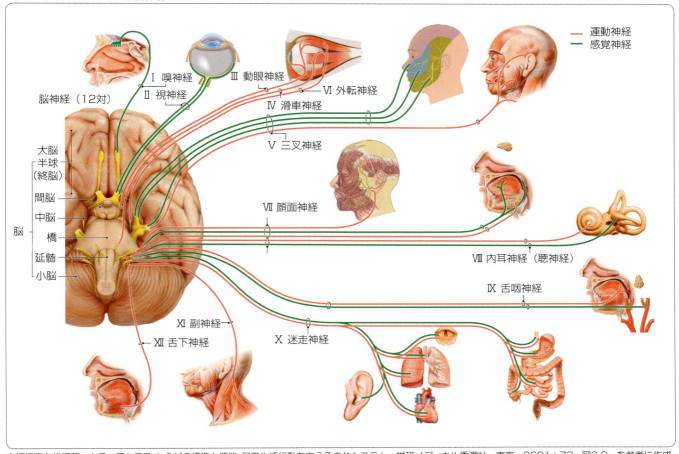

小板橋喜久代編著：カラーアトラス からだの構造と機能 日常生活行動を支える身体システム．学研メディカル秀潤社，東京，2001：73，図3-9．を参考に作成．

2. 末梢神経系の機能的分類

- 末梢神経系は、機能的には体性神経（運動神経、感覚神経）と、自律神経（交感神経・副交感神経）に分類される。

1) 体性神経

- 体性神経は、外部の環境を常に的確に知り、よりふさわしい状況に体の働きを保つ役割を担う。知覚感知や運動に関与する。

2) 自律神経

- 自律神経は、消化・吸収・循環・代謝などの無意識的な調整を行い、体内の恒常性を維持する。多くの臓器が交感神経と副交感神経の二重支配を受け、作用の拮抗で調整されている。
- 交感神経は、異化作用を司る機能で、突発的な事故や外敵などの緊張時にエネルギーを消費するように働く。
- 副交感神経は消耗した体力の回復を図り、エネルギーを確保する同化作用を司る神経である。

図5 脊髄神経、自律神経の構造

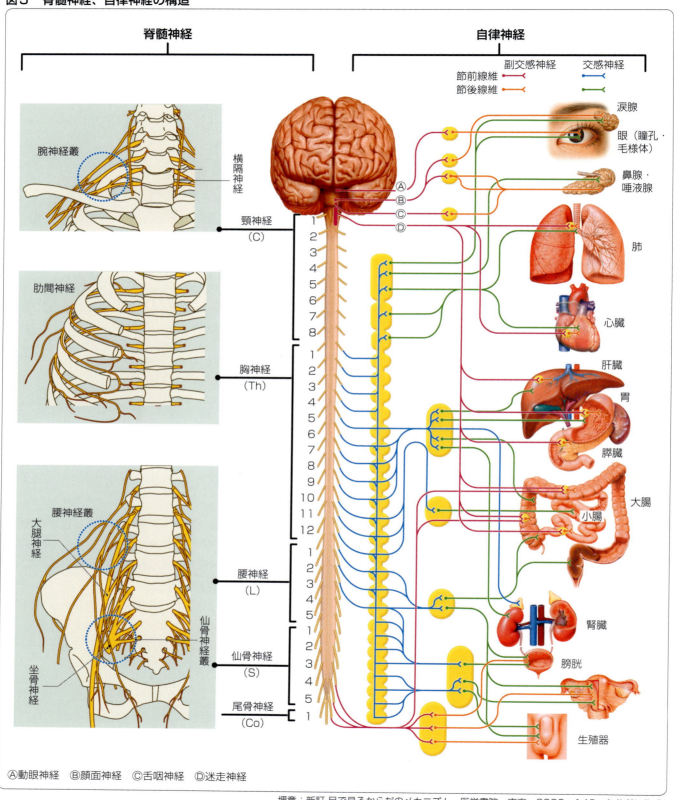

Ⓐ動眼神経　Ⓑ顔面神経　Ⓒ舌咽神経　Ⓓ迷走神経

堺章:新訂 目で見るからだのメカニズム. 医学書院, 東京, 2000:142. を参考に作成.
＊デルマトーム(脊髄神経が皮膚のどの部分を支配しているか示したもの＝皮膚支配領域)はp.168参照.

観察・アセスメントのポイント

- 脳神経は、運動機能、体性感覚を司る器官であるとともに、生命維持活動に必要不可欠な自律神経の最高中枢である。
- 脳神経疾患は、意識レベルの低下から運動障害までさまざまな症状を呈する。
- 障害されている部位・機能を把握し、短時間で最大の情報を得られるように、系統的に観察する。

意識レベル・精神状態

- 急激な意識レベルの低下や精神状態の悪化は、頭蓋内圧亢進による生命の危機を意味する状態である可能性があり、早急の対応が必要である。

1. 意識障害（覚醒度）を観察する場合

- 意識レベルの量的変化を観察する場合は、ジャパン・コーマ・スケール（JCS：Japan Coma Scale、3-3-9度方式、表2）、グラスゴー・コーマ・スケール（GCS：Glasgow Coma Scale、表3）が使用されることが多い。
- 意識レベルの低下を表す分類として、刺激がないとうとうとする「傾眠」、高度の意識障害で刺激しても覚醒しない「昏睡」などがある。
- 意識障害（覚醒度障害）を認めた場合は、瞳孔反応と麻痺の有無をあわせて確認する。

2. 意識（認識機能）を観察する場合：意識変容

- 認識機能の低下も意識障害の側面である。
- 認識機能の異常（意識変容）を表4に挙げる。

3. 意識障害への対応

- 意識障害時は舌根沈下や分泌物などによる気道の閉塞を起こす危険性があり、気道確保などの処置が必要になる場合がある。

高次脳機能障害

アセスメントのポイント

- 高次脳機能を司る領域が障害されると、記憶障害、注意障害、遂行機能障害、失語、失行、失認が出現し、日常生活中の危険が増す。各徴候を詳細に観察し、障害や症状の程度を把握する必要がある。
- 脳血管障害が原因で生じることが多い。

1. 記憶障害

- 記憶障害は、広範な高次脳機能障害の一部である可能性がある。
- 記憶障害は、意識障害、脳血管障害、脳炎などの徴候の可能性がある。
- 障害の内容や程度は疾患や病態により多様であるので、いつごろ、どのような内容の記憶が障害されているのかを把握することが大切である。
- 記銘、保持、想起（再生する）といった長期記憶が障害される。
- 大脳辺縁系の障害により生じる。

2. 注意障害

- 注意障害では、周囲からの刺激に対して意識を向けることが難しくなるため、注意が散漫となり食事や運動などの活動が困難になる。
- 周囲への注意力が低下するため、物にぶつかったり、つまずいたりする危険がある。
- 注意障害の程度と日常生活での活動範囲をあわせてアセスメントする。身体機能の低下や麻痺などがある場合に

表2　ジャパン・コーマ・スケール（3-3-9度方式）

Ⅰ	刺激しないでも覚醒している状態（1桁の点数で表現）
1	だいたい意識清明だが、今ひとつはっきりしない
2	見当識障害がある
3	自分の名前、生年月日が言えない
Ⅱ	刺激すると覚醒する状態（2桁の点数で表現）
10	普通の呼びかけで容易に開眼する
20	大きな声または体を揺さぶることにより開眼する
30	簡単な命令に応じる（例えば、離・握手）。痛み刺激を加えつつ呼びかけをくり返すと、かろうじて開眼する
Ⅲ	刺激をしても覚醒しない状態（3桁の点数で表現）
100	痛み刺激に対し、払いのけるような動作をする
200	痛み刺激で少し手足を動かしたり、顔をしかめる
300	痛み刺激にまったく反応しない

注）付．R：restlessness（不穏）、I：incontinence（失禁）、A：akinetic mutism, apallic state（自発性の欠如）　意識清明のときは"0"と表記。
表記例：100-I

表3　グラスゴー・コーマ・スケール

観察項目	反応	スコア
開眼機能（E）(eye opening)	自発的に開眼する	4
	呼びかけにより開眼する	3
	疼痛刺激により開眼する	2
	まったく開眼しない	1
言語機能（V）(best verbal response)	正当な応答	5
	混乱した会話	4
	不適当な言語	3
	理解不明の声	2
	発語しない	1
最良運動機能（M）(best motor response)	命令に従う	6
	疼痛刺激を払いのける	5
	疼痛刺激に対する四肢屈曲、逃避反応	4
	疼痛刺激に対する四肢屈曲、異常反応	3
	疼痛刺激に対する四肢伸展運動	2
	まったく動かない	1

（注）3つの項目のスコアの合計を求め、重症度の評価尺度とする。
　　最も重症…3点　最も軽症…15点

は転倒、転落を起こさない環境整備が必要である。

3. 遂行機能障害

- 遂行機能障害では、目標設定や計画立案、計画の実行など、論理的に考え行動することが障害される。
- 自分の行動を評価／分析できないため、指示がなければ動けない、優先順位がつけられなくなり、食事やリハビリテーションをつづけることができなくなる。
- 遂行機能障害には失語、失行、失認も関与するため、これらの障害の程度と、患者の社会活動の範囲をアセスメントして、目標設定を行い、リハビリテーションを進める。

4. 失語・失行・失認

アセスメントのポイント
- 言語理解や行動の障害は、コミュニケーションの困難さやストレスにつながることが多い。
- 障害の影響が生活や治療の支障、二次的な事故に発展しないように援助する必要がある。

表4　意識変容の分類

せん妄	意識レベルが軽度低下した状態に、精神的興奮が加わり、幻覚・妄想が現れる
もうろう状態	外界と無関係に行動し、記憶がほとんど残らない
錯乱	正しい判断ができず周囲に無関心。記憶もあいまいであり、時間の失見当がある

1）失語

- 失語とは、大脳にある言語中枢の病変により、言語の理解・表出能力に障害を生じた状態で、口や耳の機能に異常はない（構音障害や失声は含まない）。
- 言語中枢は、ブローカ運動性言語中枢、ウェルニッケ感覚性言語中枢に分かれる。前者が障害されると、他者の話す言葉を理解できるが自分からは流暢に話せなくなる（運動性失語症：ブローカー失語）。後者が障害されると、流暢に話すことはできるが言葉の意味を理解することができなくなる（感覚性失語症：ウェルニッケ失語）。

2）失行（表5）

- 失行とは、麻痺や運動失調もなく、指示された内容の理解もできるのに、正しく動作ができない状態である。
- 指示の意味を理解できるのに動作ができないことに患者

表5　失行の分類

運動失行	運動の巧緻性・滑らかさの障害。肢節運動失行（手指動作の障害。ボタンかけなどができない）、顔面失行（運動失語に伴う顔面動作の障害。開口、目を閉じることなどができない）、歩行失行（歩行困難）、開眼失行（目を開けることが困難）、先天性眼球運動失行（随意的側方視が困難）が含まれる
観念運動失行	道具があればできるが、喫煙、歯磨きなどの、命令動作のジェスチャーができない
観念失行	はさみで紙を切るなど、慣れているはずの道具を使う一連動作ができない
構成障害（構成失行）	手でキツネの形を作る、家の絵を描くなど、図形の三次元的模倣ができない
着衣失行	麻痺・運動失調がみられないのに衣服の着脱ができない

水野美邦：診断学．水野美邦，栗原照幸編，標準神経病学 第2版，医学書院，東京，2012：488-491．より参考にして作成．

表6　構音障害と嚥下障害

構音障害	構音とは咽頭で発生した声に語音としての特性を与えることで、三叉・顔面・舌咽・迷走・舌下神経が関与する。咽頭反射（嘔吐）は減弱する
嚥下障害	嚥下は、口腔、咽頭、食道の器官が一体となって機能する動きで、脳神経では舌咽・迷走・舌下神経が関与する。脳神経疾患では、嚥下にかかわる各器官に機能的な障害を起こすことが多い。食事介助や、有効な摂食訓練を行うには嚥下障害の部分と程度を把握しなければならない。球麻痺では固形物の嚥下が障害されやすい

は当惑し、不安を覚える。

3）失認
- 失認とは、感覚器の障害はみられず、判断する能力も保たれているのに、事物の一部を認知できない状態である。
- 身体部位失認、左右失認、手指失認、半側の空間無視や病態の失認、自分の住んでいる土地を地図上で示すことができないなどの地誌的記憶の障害などが含まれる。

脳神経機能

1．顔面の感覚・運動（表情）：三叉神経、顔面神経

- 三叉神経は、顔面の感覚、咀嚼に関係し、日常生活に大きな影響を及ぼす。
- 顔面神経は、顔の表情や味覚に影響する。
- 三叉神経と顔面神経の機能を調べるためには、歯を食いしばらせて、両側の咬筋、側頭筋を触診し、萎縮の有無と収縮力を観察する。顔面神経機能は表情から観察する。
- 対称性に注目して顔貌を観察する。麻痺がみられる場合は、麻痺側の眼が大きく鼻唇溝が浅く口角が下がっているのが特徴である。また一方の口角で流涎がみられる場合も、麻痺症状が出現している可能性がある。
- 顔面神経が障害されると、顔面神経麻痺となり、閉眼困難などの症状が生じる。

2．平衡感覚（内耳神経）

- 内耳神経が障害されると眩暈（めまい）やふらつきが出現するため、平衡感覚や歩行に影響を及ぼし、転倒の危険性がある。
- 平衡機能障害のある患者は両足を揃えたり、片足で立つなど、支持面積が狭くなると動揺が大きくなる。

3．舌咽神経、迷走神経、舌下神経

> **アセスメントのポイント**
> - 舌咽・迷走・舌下神経は、口蓋、咽頭、喉頭の動きと知覚を司るため、障害されると嚥下機能に影響を及ぼす。嚥下が障害されると誤嚥を招き、誤嚥性肺炎などの合併症や、経口での食事摂取が困難となる危険性がある。
> - 合併症予防および嚥下訓練に関する看護計画を立案するためにも、障害について正確に把握する必要がある。

- 咽頭後壁、扁桃、舌根に舌圧子で刺激し、反射的な咽頭筋の収縮を確認する。
- 延髄に障害を受けると舌咽・迷走・舌下神経などが障害され、構音障害（発音の障害）や嚥下障害（咀嚼、飲み込みといった嚥下機能が障害され、食物や唾液をうまく

表7　麻痺の種類

単麻痺	四肢のうち一肢のみの麻痺
片麻痺	右または左の上下肢の麻痺
両麻痺	身体の対になった部分が同時に麻痺したもの
対麻痺	両下肢の麻痺
四肢麻痺	四肢すべての麻痺
交叉性片麻痺	一側の上肢と対側の下肢の麻痺の組み合わせ。延髄錐体交叉部の障害

表8　MMT（徒手筋力テスト）

5	正常	強い抵抗を加えても完全に運動しうる
4	優	若干の抵抗に打ち勝って運動できるが完全ではない
3	良	重力に抗して完全に運動できる
2	可	重力を除いて水平面内で運動すれば完全に運動できる
1	不可	筋収縮は起こるが運動は生じない
0	ゼロ	筋収縮がまったく起こらない

食道に送り込むことができない）を引き起こす（p.51、表6）。これを球麻痺という。
●舌咽神経と反回神経（胸腔内で迷走神経から分岐。右は鎖骨下動脈、左は大動脈弓まで下降したのちに、食道と気管の間を上りながら喉頭に達し、声帯の運動を支配する）の経路のいずれかで炎症や圧迫により神経が刺激されると、声帯の動きが障害され、鼻声（軟口蓋麻痺）、嗄声（声帯麻痺）の原因となる。

●運動麻痺は、運動神経系のどこかが障害されて筋肉の随意運動ができなくなることをいう。麻痺によって表7のように分類される（p.174、3項を参照）。
●麻痺の程度は、患者の訴え・日常生活動作・筋力などで評価する。筋力を測る一般的な評価方法は、MMT（manual muscle test：徒手筋力テスト）である（表8）。軽度の麻痺は、日常生活での観察が重要である。脳卒中運動機能障害重症度スケール（JSS-M）などのほか、NIHSSの運動麻痺に関する項目も活用できる。

運動機能・麻痺

アセスメントのポイント

●運動麻痺は、長期臥床や運動の減少を招き、褥瘡、関節拘縮、廃用症候群を起こす要因となる。合併症予防のために、麻痺の部位と程度を観察し、適時・適切な移乗介助、関節拘縮の予防、体位変換、日常生活動作の援助を行う必要がある。
●近年では廃用症候群や寝たきりの予防のため、早期からのリハビリテーションが開始される。有効なリハビリテーションを実施するために麻痺の程度や部位を正確に把握する必要がある。

感覚（体性感覚）

アセスメントのポイント

●触覚が障害されると、物をつかんだり持ったりすることがうまくできない、痛みを感じないために危険を認知できないといった障害が生じる。
●感覚過敏、錯感覚、異常感覚は日常動作・リハビリテーションの妨げにもなりうる。

●リハビリテーションや日常生活に影響する感覚障害がないかどうかを観察する。
●感覚の伝導路のどこで障害されるかにより障害部位が異

表9 感覚の分類と検査方法

分類		検査方法
表在感覚（皮膚）	触覚	・毛筆、綿棒、アルコール綿などを用いて皮膚を軽く触れる ・触れた感覚を、四肢の左右、遠位と近位、外側と内側で比較しながら観察する ・正常部から障害部へ向かって検査する
	温度覚	・温水（40〜45℃）と冷水（10℃前後）を入れた試験管を皮膚に当てる ・3秒程度接触させたあとに、温かい／冷たいか質問する
	痛覚	・針、ピンなどを用いて皮膚に軽く刺激を与え、知覚の程度や部位を四肢の左右、遠位と近位、外側と内側で比較しながら観察する ・痛覚鈍麻は障害部から正常部に向かって、痛覚過敏は正常部から障害部に向かって検査する
深部感覚（筋、腱、関節）	振動覚	・四肢の骨突起部や鎖骨等に音叉を当て、振動を感じるかどうか検査する
	位置覚	・患側の四肢をいろいろな形に動かし、患者に観察させる ・同じ動きを健側で再現するよう指示し、できるかどうかを観察する ・開眼時と閉眼時で検査する
	運動覚	・開眼している状態で手指、手掌、足趾の背屈を上、掌屈を下と覚えてもらい、閉眼している状態でそれらを背屈、掌屈して正答できるかどうか検査する

なる。
- 感覚障害が出現、悪化した場合は、医師に報告する。
- 体性感覚には、表在感覚と深部感覚がある（表9）。
- 感覚神経は感覚受容器からの刺激を中枢に伝達する神経で、皮膚表面は脊髄神経根の各感覚神経線維が支配する特定領域に分かれているため、脊髄の損傷箇所により障害される部位は異なる。よって、感覚障害について正確に把握する必要がある。

血圧（起立性低血圧）

アセスメントのポイント
- 急激な血圧低下により脳血流量が減少すると、眩暈・ふらつきが生じ、転倒・転落する危険性がある。
- 血圧の日内変動や体動による変動を把握し、患者指導および看護計画を立案する必要がある。
- 自律神経の障害によって血圧の調整がうまくできない場合があり、座位などの低い姿勢から急に起立すると、重力の作用で下肢や腹腔内に血液が貯留し全身血圧が低下する。
- 四肢麻痺、対麻痺患者でも、自律神経反射が十分でないため低血圧になりやすい。
- リハビリテーション・歩行開始時には、看護者が付き添い、眩暈やふらつきがないかを観察する。

排泄障害

アセスメントのポイント
- 排泄障害は、脊髄の障害、自律神経の障害、排泄動作の障害などが原因で起こる。脳神経疾患では、脳血管障害、脳腫瘍、頭部外傷、脊髄腫瘍などでみられる。
- 排泄障害があると、清潔が保ちにくいため尿路系の感染や褥瘡を合併しやすいだけでなく、患者の退院や自宅での静養を困難にし、介護者の負担になりうる。
- 脳血管障害の場合、便秘などで排便時に強度の努責がかかると再発の危険性があり、排便コントロールは再発予防のためにも非常に重要となる。

1. 排尿状態
- 尿意の有無、排尿困難、失禁、尿の性状・回数・量・比重を観察する。
- 神経障害により生じる排尿障害を神経因性膀胱という。過活動膀胱（蓄尿障害、仙髄より上部）、低活動膀胱（排尿できない、仙髄以下、末梢神経）がある。
- 排尿時痛は、尿路感染の徴候であるため注意する。

2. 排便状態の観察
- 便意の有無、便失禁、便秘、便の性状・回数・量、腸の蠕動運動を観察する。

3. 清潔

- 陰部、肛門部の皮膚状態、発赤・びらんの有無を観察する。
- 長期臥床でおむつ使用の場合は、おむつが刺激となって皮膚異常をきたしやすく、股関節部に褥瘡ができる場合もある。
- 不衛生な状態は、尿路系の感染を引き起こす可能性がある。感染徴候（血液検査データやバイタルサイン）に注意する。

血液検査データ、電解質バランス

- 酸素と糖の供給、電解質濃度は、神経細胞の活動に重要であり、それらに異常が起こると意識障害が生じる。
- 血液・電解質バランスの観察によって、患者の全身状態の悪化、栄養状態の悪化、呼吸器・泌尿器系の感染の早期発見も可能である。

検査

1. 脳波検査

1) 目的
- 脳波検査では、脳の機能、腫瘍の部位と悪性度、頭部外傷の予後を診断する。

2) 検査方法
- 頭皮に電極をつけ、電気を通して脳細胞の電気活動を記録する（患者は安静、閉眼不要状態が可能であることが条件）。

2. 頭部血管造影検査

1) 目的
- 頭部血管造影検査は、脳血管性病変の検査には必須である。脳動脈瘤、脳血管狭窄・閉塞、脳腫瘍などを診断する。また脳手術前の術野の確認にも使用される。

2) 検査方法・検査時の注意
- 大腿動脈などからカテーテルを挿入し、椎骨動脈まで進める。撮影する血管まで到達したらヨード性造影剤を注入し、脳血管を撮影する。
- ヨード剤を使用するため、ヨード過敏症（ヨード剤使用時の悪心、発疹）の有無を確認し、薬剤によるショックを予防する。
- 検査により悪心が発生した場合に、嘔吐物の誤嚥を避けるため、検査当日は禁食とする。また、排尿をすませる。
- 造影剤の注入が、動脈瘤の破裂を誘発することがある。バイタルサインの変動に注意する。
- 検査後は、カテーテル刺入部からの出血を防ぐためベッド上安静である。安静時間は医師の指示に従う。

3. 髄液検査

1) 目的
- 髄液検査は、髄膜炎や多発性神経炎などの炎症疾患、クモ膜下出血などが疑われる場合に行う。髄液を採取し、性状を調べる。

2) 検査方法・検査時の注意・禁忌
- 腰椎穿刺法（ルンバール）、後頭下穿刺法などがある。後頭下穿刺法は、脊柱管内に通過障害がある場合に行われる。
- 穿刺時に髄液が漏れて減少し、低髄液圧症候群を起こす場合がある。頭痛、嘔吐などの症状の出現に注意する。
- 低髄液圧症候群予防のために、検査後2時間から半日の安静臥床をとる。
- 髄膜炎などの感染症予防のために、清潔操作を守る。
- 頭蓋内圧亢進が強いときは穿刺により脳ヘルニアを起こす危険性があるため行ってはいけない。穿刺部位に感染、出血性病変、出血傾向がみられる場合も同様である。

4. 筋電図検査

1) 目的
- 筋電図検査は、筋収縮時の電気活動を観察する。原発性筋病変や末梢神経病変などの診断に有用である。

2) 検査方法
- 検査する筋肉に電極を刺し、筋肉の安静時・収縮時の活

動電位を測る。電極を刺すために痛みを伴う。

5. CT検査

1）目的
- CT検査は、実際には触診や視診ができない脳内部などの断層面を、X線を使って撮影、観察することを目的とし、脳神経系の疾患に有用な検査である。

2）検査方法
- 検査台に臥床しているだけでよいので侵襲が少ない。
- わずかな体動でも画像に誤差が生じるので、はじめから安楽な体位をとることに気をつける。小児や意識障害患者には注意が必要である。

6. MRI検査

1）目的
- 生体へ電波（ラジオ波）を照射、磁気共鳴現象を利用して、脳の断面を観察する。脳血管を撮影する検査はMRAという。無症状、未発症の脳疾患の危険因子の発見にも有用である。
- 長所は、①磁気を利用するため、CT検査とは違いX線被曝がない、②骨に囲まれた狭い部分の描写に優れている、③画像が鮮明である、などである。

2）検査方法・検査時の注意・禁忌
- 検査台に臥床しているだけでよいので侵襲が少ない。
- 磁気を使用するために、ペースメーカー患者・金属を体内に埋め込んでいる患者には禁忌である。そのほか注意事項が多く、事前の確認が大切である。

資料　検査の基準値一覧①：尿検査

項目	略語・英語名	基準値
尿タンパク	UP：urinary protein	定性：陰性（−）　定量：30mg/dL以下、80mg/日以下
尿潜血反応	urine occult blood	陰性（−）
尿比重 尿浸透圧	urinary specific gravity urine osmotic pressure	尿比重：1.002〜1.030 尿浸透圧：50〜1300mOsm/L
尿沈渣	urinary sediment	赤血球：1個/4〜7視野以下　　上皮細胞：1個/10視野以下 白血球：1〜2個/4〜7視野以下　円柱：1個/20視野以下 （すべて顕微鏡で400倍に拡大した場合）
尿中ケトン（アセトン）体	urine ketone（acetone）body	陰性（−）
尿胆汁色素 　ビリルビン 　ウロビリノゲン	 bilirubin urobilinogen	 ビリルビン：陽性（−） ウロビリノゲン：弱陽性（±）
尿糖	urine sugar	定性：陰性（−）　定量：30mg/dL未満、80mg/日未満

（検査の基準値一覧はp.122、181、201もあわせて参照）

脳・神経系の関連図

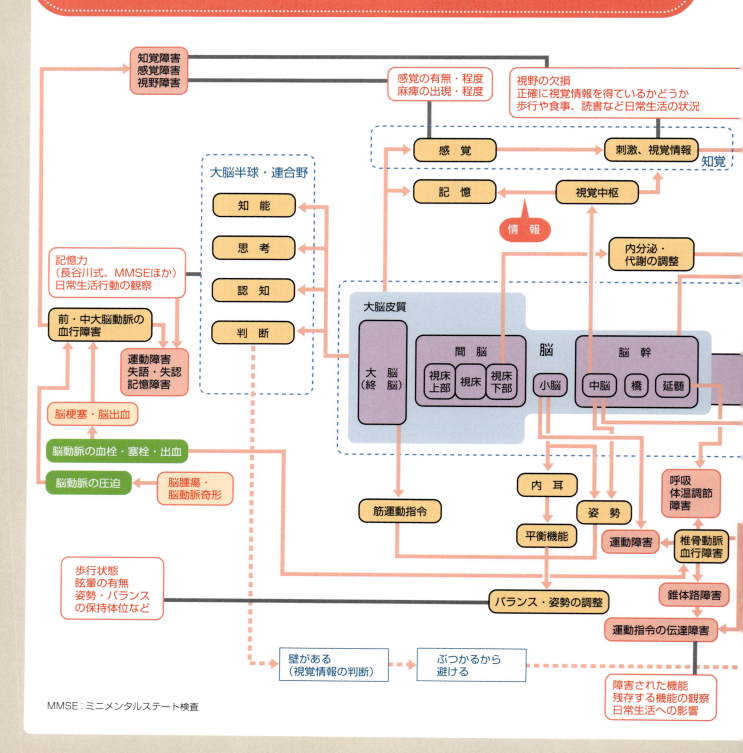

MMSE：ミニメンタルステート検査

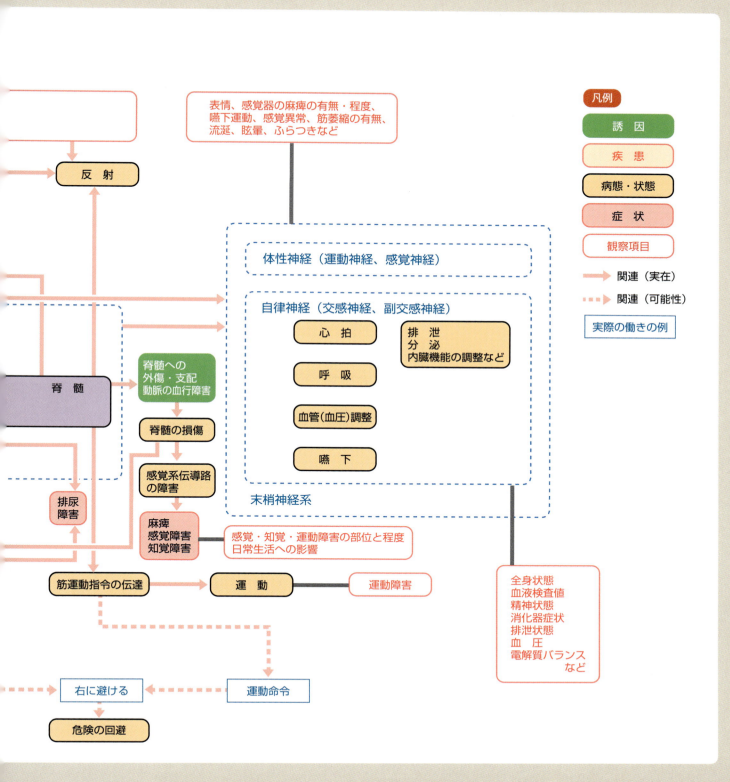

脳梗塞の病態関連図

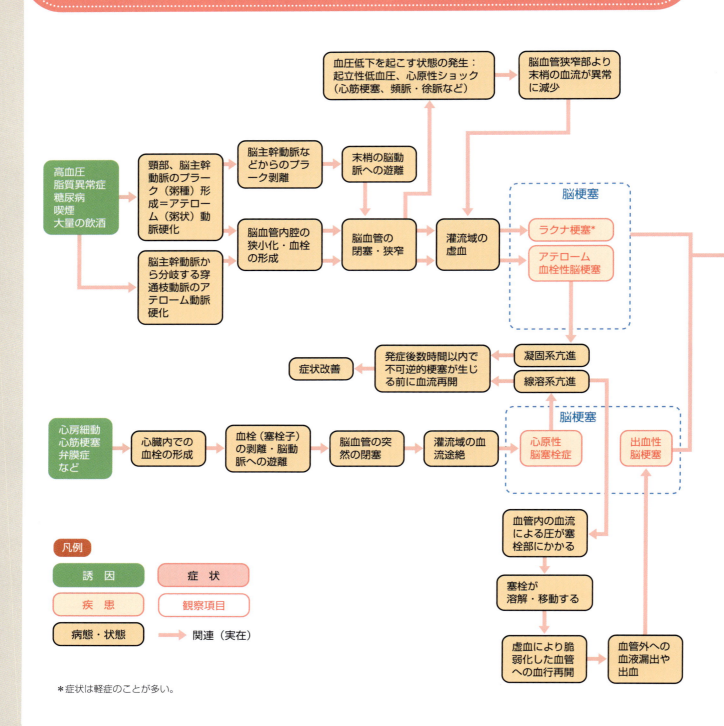

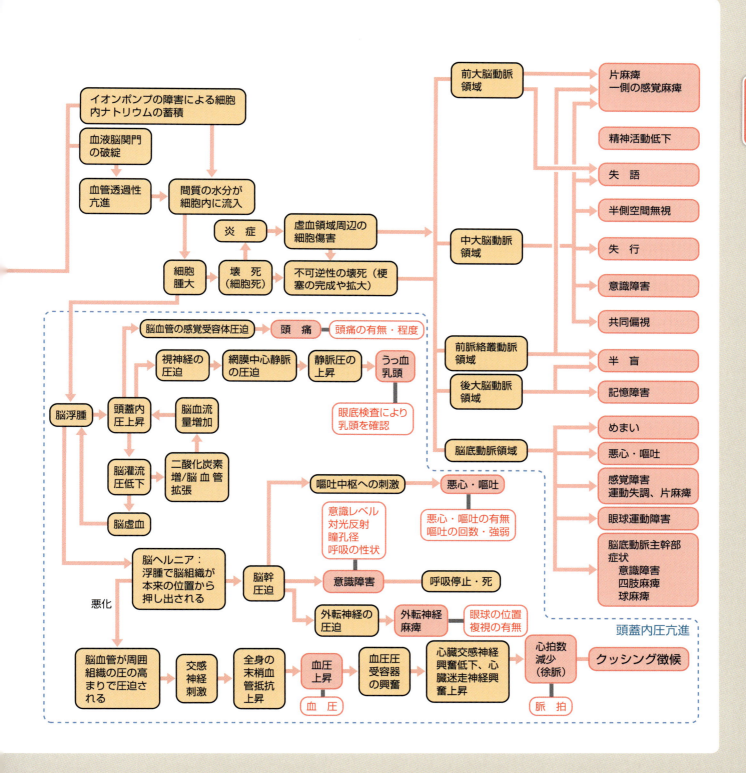

脳梗塞の病態と観察ポイント

脳梗塞の病態生理

1. 脳梗塞とは

- 脳梗塞とは、脳血管の閉塞または狭窄により脳動脈内の血流低下から虚血が生じ、脳実質の壊死を起こした状態である（図6）。
- 脳梗塞は、「ラクナ梗塞」、「アテローム血栓性脳梗塞」、「心原性脳塞栓症」、その他に大別される[4]。

1）ラクナ梗塞
- 脳内小動脈病変が原因である。細い血管の動脈硬化により内腔が狭くなり、脳の深部に小梗塞が発生する。

2）アテローム血栓性脳梗塞
- 頭部〜頭蓋内の比較的大きな動脈の動脈硬化により血栓が発生し、血流に乗って血管内を流れて詰まりを起こす。
- 血管内にコレステロールによる粥腫が発生し、血圧変動などで破れたあとに、血管の修復として血栓が発生し内腔が狭くなる。
- 動脈を詰まらせた血栓が壊れて血液が再流入すると、梗塞部位に出血が生じ「出血性梗塞」を起こす危険性がある。

3）心原性脳梗塞
- 心房細動などが原因で心臓の中で発生した血栓が、頸動脈を通って脳血管に入り動脈を詰まらせる。心筋梗塞、細菌性心内膜炎も原因となりうる。

2. 脳梗塞の症状

- 脳梗塞によって、梗塞した脳組織が担っていた機能が失われ、障害を生じる。
- 脳の梗塞部位により症状は異なる（図7）。病変部位の大きさ、頭蓋内圧、全身血圧など、多くの因子が影響する。
- 症状としては、麻痺や感覚障害、失禁、構音障害・失語、頭痛などがよくみられる。
- 重症の場合には、意識障害が出現する。意識の覚醒度の低下は脳幹部や視床下部、大脳皮質の広範な障害でみられ、生命予後に影響する。
- 脳浮腫による頭蓋内圧亢進症状を示す場合がある（表10）。

3. 脳梗塞の検査

- 脳梗塞は、梗塞を起こした原因、梗塞部位によって治療方針を決定するので、詳細な問診、全身状態の評価、頭部CT検査、脳MRI・MRA検査、脳血管造影検査（アンギオグラフィ）、脳血流検査を行う。
- 脳梗塞を起こした原因を知るためには血液検査が、心原性脳塞栓症の場合には心電図、心音図、心エコー、胸部X線、胸部CTの検査が必要である。

観察ポイント

1. 意識レベル

- 意識レベルの変動は、梗塞巣の増大、再発、新たな梗塞巣発症の可能性を示している。
- 意識レベルが低下した患者は、転倒・転落、誤嚥、チューブ類の自己抜去などを起こしやすく、安全のための看護介入が必要である。

2. 頭蓋内圧亢進（表10）

- 出血性梗塞（血流再開通後の梗塞）、脳浮腫などから頭蓋内圧亢進は生じる。
- 頭蓋内圧亢進によって脳幹が圧迫され、呼吸・血圧の中枢が障害された場合、生命危機状態になることがある。

図6 脳梗塞の好発部位

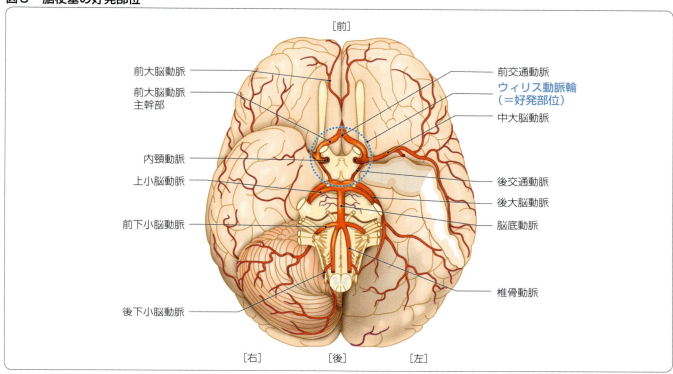

図7 血管支配と神経症候

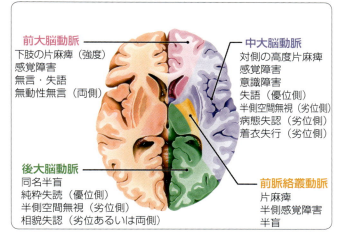

表10 頭蓋内圧亢進症状（急性）

① 頭痛
② 悪心・嘔吐
③ 意識障害
④ クッシング現象（血圧上昇、徐脈）

るため、頭痛や意識障害とあわせて定期的に観察する。
● 梗塞部位によっては自律神経を障害しており、起立性低血圧などが起こる危険性がある。

3. 血圧

● 急激な頭蓋内圧亢進の際に、血圧上昇を認める。
● 急性期の脳血流量は、血圧に依存する。高血圧であっても降圧薬は使用しない。
● 急性期を過ぎてからの高血圧は、再梗塞の危険因子とな

4. 一過性脳虚血発作

● 一過性脳虚血発作（TIA：transient ischemic attack）は、一過性局所性の脳機能障害で、通常2〜15分以内に消失することが多く、持続は7時間未満である。
● 眩暈、嚥下障害などが生じるため、転倒、誤嚥に注意する。
● 一過性脳虚血発作の90日以内、15〜20％[4]以上が脳梗塞を発症するとされる。TIA診断後は脳梗塞の発症を防ぐ

ことが重要である。

5. リハビリテーション

- 嚥下機能の低下による誤嚥から肺炎を生じやすい。また、臥床に伴い深部静脈血栓症（DVT：deep vein thrombosis）や関節拘縮を起こす可能性がある。
- 早期に嚥下機能、運動機能の評価を行い、リハビリテーションを開始する。
- 合併症、血圧管理に注意してリハビリテーションをすすめる。

〈文献〉
1. 小板橋喜久代編著：カラーアトラスからだの構造と機能 日常生活行動を支える身体システム．学研メディカル秀潤社，東京，2001．
2. 堺章：新訂 目でみるからだのメカニズム．医学書院，東京，2000．
3. 水野美邦監修，栗原照幸，中野今治編：標準神経病学 第2版．医学書院，東京，2012．
4. 日本脳卒中学会 脳卒中ガイドライン委員会編：脳卒中治療ガイドライン2015．協和企画，東京，2015．
5. 鈴木俊明，後藤淳，渡邊裕文，他監修：神経疾患の評価と理学療法．産学社エンタプライズ，東京，2004：294-300．
6. 佐藤紀子総監修：看護に役立つ病態生理とアセスメント．エス・エム・エス，東京，2013．
7. 小林繁樹編：新看護観察のキーポイントシリーズ脳神経外科．中央法規出版，東京，2011．
8. 高久史麿，尾形悦郎監修：新臨床内科学 第9版．医学書院，東京，2009．
9. メヂカルフレンド社編集部編：クリニカルスタディ・ブック2 実習に役立つ病態マップ 改訂2版．メヂカルフレンド社，東京，2005．
10. 松田重三監修：臨床ナースのための疾患別データブック．臨牀看護 1999；25（臨時増刊号）．
11. 高久史麿，森岡恭彦，大國真彦，他監修：臨床看護事典 第2版．メヂカルフレンド社，東京，1998．
12. 小板橋喜久代，阿部俊子編著：エビデンスに基づく症状別看護ケア関連図 改訂版．中央法規出版，東京，2013．
13. 角田直枝：ナーシングレクチャー膀胱・尿道・生殖器系に疾患をもつ人への看護．中央法規出版，東京，1998．
14. 高橋章子責任編集：エキスパートナースMOOK17 改訂版 最新・基本手技マニュアル．照林社，東京，2002．
15. 阿部康二編著：神経内科検査・処置マニュアル．新興医学出版社，東京，2001．
16. 杉本恒明，小俣政男総編集：内科学 第10版．朝倉書店，東京，2013．
17. 水尻強志，冨山陽介編著：脳卒中リハビリテーション 早期リハからケアマネジメントまで 第3版．医歯薬出版，東京，2013．
18. 相磯貞和監訳：ネッター解剖学カラーリングテキスト．南江堂，東京，2011．
19. 佐藤達夫監修：新版 からだの地図帳．講談社，東京，2013．

消化器系①
(食道・胃・十二指腸・小腸・大腸)

消化器系①の構造と機能

消化器（食道・胃・十二指腸・小腸・大腸）の構造

- 消化器は、口から摂取した食物を分解、栄養素を吸収し、老廃物を排泄するという働きをする。口から肛門までに至る消化管と、消化酵素を分泌する消化腺で構成されている。
- 食物の消化経路は、口→食道→胃→小腸→大腸→肛門である（図1）。

消化器の全般的機能（図2）

1．食物の消化

- 口から摂取した食物は、消化管で分泌される消化酵素によって分解される（図3）。

2．栄養素の吸収

- 消化液で分解された食物は、消化管の粘膜から吸収される（図4）。
- 病変のある部位や手術で摘出された部位があると、その部分の吸収機能が障害される。

3．消化管の運動

- 消化管の運動は、主に交感神経と副交感神経（迷走神経）により支配されており、ホルモンや内膜神経叢の作用が絡み合って調節されている。主に副交感神経は消化管の運動の促進に、交感神経は運動の抑制に関連している。
- 蠕動運動は、消化管のほぼ全域でみられ、消化管の内容物を肛門側へと送る作用をする。

各消化器の構造と機能

1．食道（図5）

- 食道は、咽頭から胃の噴門までの全長約25cmの細い管状の臓器で、頸部食道、胸部上・中・下部食道、腹部食道に区分される。分泌した粘液を滑剤として輪状収縮（蠕動）で胃に食物を運ぶ。
- 食道は、食道入口部、気管分岐部、横隔膜貫通部（食道裂孔）の3か所に生理学的な狭窄がある。
- 食道の周囲には、気管・気管支、甲状腺・副甲状腺、心臓や大動脈、肺動脈、胸管（太いリンパ管）、肺、反回神経などがあり、重要な臓器が近くに存在する。
- 食道壁の外層は、胃や大腸と違って固有筋層が露出して漿膜がない。頸部から胃の噴門までは、正常でもたるみがなく張り伸ばされた状態にある。

図1　消化管の部位と名称

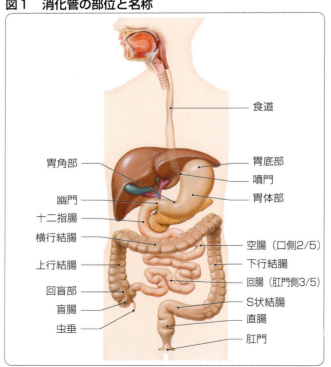

図2　消化器の主な働き

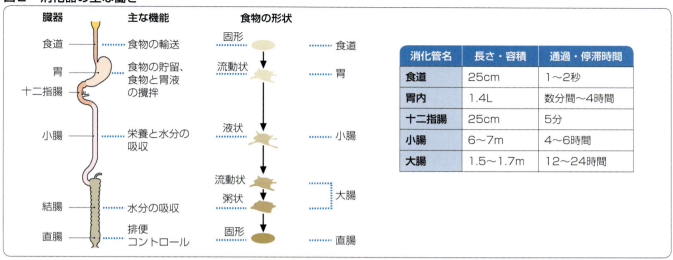

図3　消化液の分泌と食物の消化

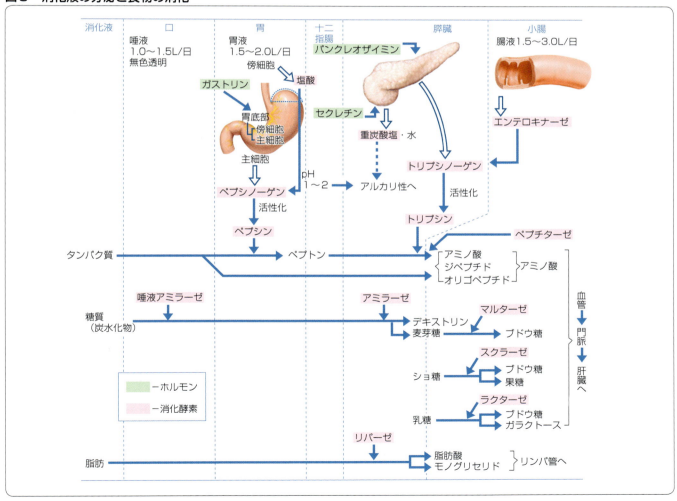

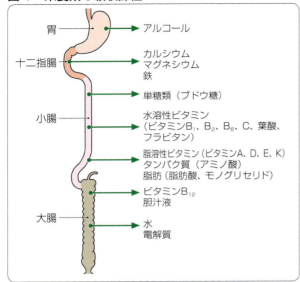
図4 栄養素の吸収部位

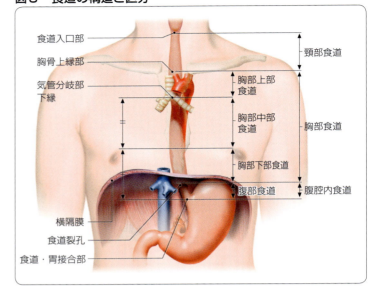
図5 食道の構造と区分

2．胃（図6）

- 胃は、胃壁に囲まれた中空（腔構造）で、食道から送られた食物を一度貯留し、蠕動運動により食物と胃液を混ぜ合わせ（攪拌）、半流動性の糜汁（消化粥）にして十二指腸に移送する。
- 胃壁は、内側より粘膜層、筋層、漿膜層に大別される。
- 胃の噴門括約筋は、食物と胃液が食道へ逆流するのを防ぐ。幽門括約筋は、収縮により徐々に胃内容物を十二指腸に送るように調節する。

3．十二指腸・小腸

- 小腸は、空腸、回腸からなり（十二指腸を含める場合もある）、全長約6〜7mの臓器である。胃で糜汁にされた食物が小腸に送られると、口側から肛門側へ輪状筋の収縮がくり返され、腸内容物は栄養素を吸収されながら大腸に移送される。
- 小腸には、移送作用の蠕動運動、混和作用の振子運動、分節運動がある。
- 小腸には、粘液面の輪状ひだと絨毛、微絨毛があり、消化された栄養素や水分を吸収する吸収面積が増大されている。
- 腸管運動は、自律神経の支配を受けており、迷走神経（副交感神経）の刺激により運動は亢進され、交感神経の刺激により運動は抑制される。また、腸管運動は腸内容物の粘膜への機械的・化学的刺激や胃内容物の移送状態などの影響も受ける。

4．大腸（図7）

- 大腸は、小腸側から順に盲腸、上行結腸、横行結腸、下行結腸、S状結腸、直腸に区分され、全長は約1.5mである。
- 結腸と直腸上部の腸壁は、内側から粘膜層、粘膜下層、筋層、漿膜下層、漿膜で構成されているが、直腸下部には漿膜がない。
- 上行結腸と下行結腸は、後腹膜に固定され、運動が制限されている。横行結腸とS状結腸は、結腸間膜で支えられていて、可動性がある。
- 大腸は、小腸より送られた腸内容物から水分などを吸収して糞便を形成し、ためておいて食後24〜72時間後に排出（排便）する。
- 大腸は、蠕動運動と分節運動を行い、腸内容物を混ぜ合わせて移送する。
- 食物が胃に入ると大腸の運動が刺激され、結腸の大蠕動が生じ、内容物が直腸に送られて便意をもよおすことを、胃・大腸反射という。

図6 胃の構造

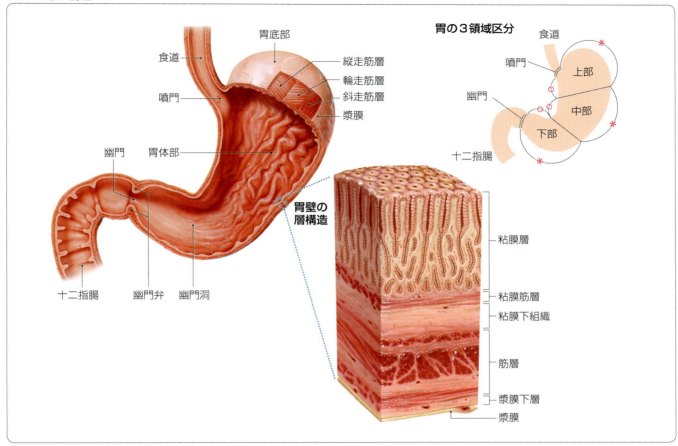

図7 大腸の区分と静脈

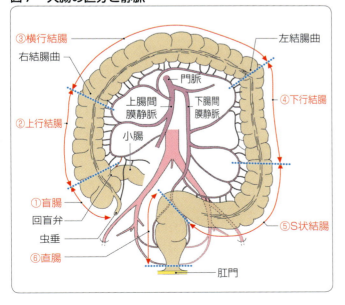

- 直腸は、肛門側のS状結腸から肛門までの約20cmであり、吸収が終了した食物の残渣を一時貯留する。直腸内に内容物が送り込まれ、直腸内圧が高まると、便意をもよおす。
- 排便は、直腸での内肛門括約筋と外肛門括約筋の働きでコントロールされている。

観察・アセスメントのポイント

全身状態の把握①　全身所見

観察のポイント
- 全身所見で消化器疾患の局所病変の全身への影響、進行程度、合併症などを観察する。特にバイタルサインの急激な変化は、腹腔内出血などの重篤な症状からきている可能性が高いので、局所所見と並行した観察が必要である。

1．意識状態
- 意識清明でない場合、ジャパン・コーマ・スケール（JCS〈3-3-9度方式〉、p.50、表2を参照）を用いて意識状態を判定する。
- 上部・下部消化管出血や腹腔内出血による末梢循環不全やショック時に、興奮状態や昏睡などの意識障害に陥ることがある。

2．皮膚の状態、表情
- **皮膚の色**：蒼白、チアノーゼ、紅潮、黄疸など。
- **口腔・口唇皮膚の乾燥**：脱水。
- **表情**：苦悶（疼痛）など。

3．体温・脈拍・血圧
- 体温・脈拍・血圧は、バイタルサイン（VS）の一部指標として重要である。
- 消化器に炎症がみられる場合、発熱と頻脈が増悪する。
- 出血により循環血流量が減少すると、血圧下降、頻脈、脈拍の微弱化がみられることがある。
- 出血性ショックに関しては、p.76、6項を参照。

4．呼吸
- 腹痛により、呼吸運動が制限されて速く浅い呼吸（浅速呼吸）となることがある。
- 腹水や鼓腸（ガスの貯留）などにより、横隔膜が挙上され呼吸困難を生じたり、横隔膜の刺激症状から吃逆（しゃっくり）が頻発したりすることがある。

5．歩行状態・姿勢（体位）
- 歩行の可否・状態、姿勢の状態などを観察する。腹痛のある患者は、疼痛部をかばうような体位をとることが多い。前傾姿勢で疼痛部を手で押さえるようにして、ゆっくりと静かに歩行することが多いので観察する。

全身状態の把握②　局所所見

アセスメントのポイント
- 局所所見は、疾患の種類（病名）、重症度、他所への影響、進行程度などを推定する一助となる。
- 患者の自覚症状とともに局所所見を観察し、アセスメントすることは、患者の状態の適切な把握と根拠のある看護実践につながるため、重要である。

- 消化器疾患の局所所見では、各診察ごとに全身における特定部位の観察がされるが、ここでは腹部に関する各診察について取り上げる。

1．視診
- 腹部は一般に9つに区分される（図8）。
- 腹部全体の膨隆・平坦・陥凹、静脈怒張、局所の膨隆、腫脹、腫瘤、出血斑、外傷・手術の瘢痕の有無と部位・性状などを観察する。

図8 腹部の区分

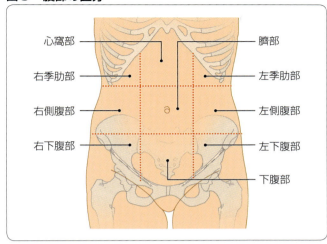

- 腹部膨隆では、ガス、腹水、便、脂肪、妊娠が原因として考えられる。
- 消化器疾患における浮腫・腹水では、肝硬変、がん、低タンパク血症や腹膜炎などが原因として考えられる。

2．聴診

- 機械的イレウスや急性胃腸炎では腸管運動が亢進され、腸雑音が生じる。前者の場合は金属音（メタリックサウンド）が聴取される。麻痺性イレウスでは腸雑音は減弱または消失する。
- 胃や腸の内部に水分が多量に貯留している場合（イレウスなど）、腹部を揺すりながら心窩部や腹部を聴診すると、振水音が聴かれることがある。

3．触診・打診

- 病変部位やその周辺腹膜に炎症がある場合は、触診での圧迫に対して疼痛（圧痛）がみられる。
- 反跳痛（ブルンベルク徴候）は、腹膜に炎症が波及した場合にみられる腹膜刺激症状の1つで、腹壁を徐々に圧迫して手を急に離すと、その瞬間に強い痛みを訴える。
- 筋性防御とは、腹腔内の炎症による刺激が壁側腹膜まで波及した場合にみられる腹膜刺激症状の1つで、腹壁筋が緊張して硬く触知される反射性緊張である。腹膜炎、消化管穿孔などでみられる。

- 深い触診を行うことで抵抗を触知し、圧痛の有無、臓器、腫瘤の大きさ・形・硬さ・境界・可動性・拍動などを確認し、臓器、腫瘤の状態を推定する。触診で深部抵抗や圧痛があり、打診での同部位に打痛があれば炎症性疾患を疑う。
- ガスによる腹部膨満では、打診で鼓音が聴かれる。
- 波動（片側の側腹部に手を当て、もう片方の側腹部を打診した際、反対側に波動を感じ取る）がある場合、腹水が疑われる。

4．肛門・直腸診

- 対象は、肛門部痛、瘙痒感、肛門出血、下血、便失禁、排便・排尿異常のある患者や消化器悪性疾患患者、局所所見の診察で原因のはっきりしない患者などである。
- 一般的に左側臥位（シムス位）または砕石位で行う。
- 視診によって、肛門周囲の皮膚の状態、分泌物の性状、腫瘤の有無・部位・性状、瘻孔の有無などを観察する。
- 指診によって外痔核、肛門周囲膿瘍、内痔核の脱出・嵌頓、直腸脱、裂肛、直腸・肛門腫瘍の病変などを触知することができる。また、便の状態、肛門括約筋の緊張の程度、前立腺異常の有無（男性の場合）も観察する。

腹痛

アセスメントのポイント

- 腹痛は、多くの消化器疾患で共通にみられる症状である。疼痛の部位や程度・性質、随伴症状などを把握することで、疼痛（痛み）の原因となっている病変臓器や病態を推定することができる。
- 急性腹症など、緊急処置が必要な場合は、特に早急に状態を把握する必要がある。
- 苦痛緩和のケアの実施のためにも、腹痛の原因や状態をアセスメントすることは重要である。

1．腹痛の分類

- 腹痛は、その発生機序より、内臓痛、体性痛、関連痛に分類できる（図9）。実際には、これら3種の痛みが複

図9 腹痛のメカニズム

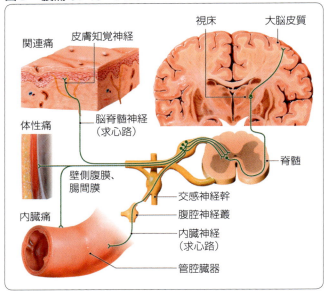

雑に絡み合い、痛みが発生すると考えられている。

1）内臓痛
- 内臓痛は、管腔臓器における虚血や炎症などによる攣縮、過伸展（拡張）などによって生じる内臓からの痛みである。
- 臓器からの刺激は、自律神経によって伝達される。脊髄神経節から脊髄後根に入り、脊髄視床路を上行して視床に達し、さらに大脳皮質の後中心回に達する。
- 痛みの部位は明瞭ではない広範囲の痛みであり、腹部の正中線付近に感じることが多い。
- 痛みは周期的、間欠的で、悪心・嘔吐を伴うことが多い。体動で痛みが軽減することもある。
- 内臓痛は、腸間膜血管閉塞、各種炎症、胆石、尿路結石、イレウス（腸閉塞）などで生じることが多い。

2）体性痛
- 体性痛は、腹膜（壁側腹膜、腸間膜、横隔膜）などの物理的刺激や炎症などによる痛みで、刺激は神経末梢より脊髄神経節を介して第6～12胸椎の後根から、脊髄神経知覚路を上行し、視床に伝達される。
- 内臓痛と比べると限局性の痛みを感じ、持続的なことが多く、体動で痛みが増強する。
- 体性痛は、臓器の穿孔や炎症による腹膜炎などで生じることが多い。

3）関連痛
- 痛みのもととなっている、刺激のあった臓器の求心性神経の入る脊髄の高さに一致した支配領域の皮膚節に生じる（p.169、5項を参照）。胸壁や腹壁の皮膚に痛みや知覚過敏を感じる。
- 関連痛のうち、刺激が発生した部位とはまったく離れた別の部位に痛みを感じるものを放散痛という。
- 関連痛（放散痛）を生じる疾患には主に胆嚢炎があり、右肩・右背部に激しい痛みを感じる。

2．痛みの部位

- 痛む箇所は、腹部全体か限局性があるかを確認する。限局性の場合、病変のある臓器や病態を推測する一助となる（表1）。
- 内臓痛の場合、胃・十二指腸支配の神経は腹腔神経節に入るので、上腹部痛として現れる。また、小腸、虫垂、上行結腸支配の神経は上腸間膜神経節に入るので臍周囲部痛として、横行結腸、下行結腸、S状結腸、直腸支配の神経は下腸間膜神経節に入るので下腹部中心痛として現れる。

3．痛みの程度と性質

- 疾患の種類や段階により、痛みの性質は異なる（表2）。
- 痛みの性質（激痛、鈍痛、差し込むような痛み、きりきりする痛みや持続時間など）を確認する。

4．痛みの時期と経過

- 痛みの始まった時期、始まったときの様子（突然か、徐々にか）、その後の経過などを確認する。
- 腹痛と摂食時間を観察することで、その関係から疾患を推測できる場合もある（表3）。

5．随伴症状

- 随伴症状（悪心・嘔吐、吐血・下血、便秘・下痢、発熱など）はないかを、細かく確認する。

表1　腹痛をきたす部位と消化器疾患

心窩部痛	食道疾患	食道炎、食道潰瘍、食道がん、食道裂孔ヘルニア、マロリー・ワイス症候群
	胃・十二指腸疾患	急性・慢性胃炎、消化性潰瘍、吻合部潰瘍、胃がん、幽門狭窄、胃アニサキス症
	腸疾患、その他	急性虫垂炎初期、腸閉塞、急性胆嚢炎、急性膵炎
右季肋部痛	十二指腸疾患	十二指腸潰瘍
左季肋部痛	胃・十二指腸疾患	胃潰瘍
	腸疾患	脾弯曲部症候群、大腸がん
臍部痛	腸疾患	虫垂炎初期、急性腸炎（特に小腸炎）、腸閉塞（イレウス）、腸重積、メッケル憩室炎初期、クローン病
右下腹部痛	腸疾患	虫垂炎、腸結核、クローン病、潰瘍性大腸炎、限局性回腸炎、移動性盲腸、回盲部・上行結腸がん、腸管ベーチェット病、鼠径ヘルニア
左下腹部痛	腸疾患	起因性出血性大腸炎、大腸がん（下行〜S状結腸）、S状結腸軸捻転、慢性便秘
下腹部痛	腸疾患	急性大腸炎、腸結核、潰瘍性大腸炎、結腸憩室炎、クローン病、結腸がん、S状結腸軸捻転、腸管癒着、腸閉塞、鼠径ヘルニア、慢性便秘
	腹膜疾患	ダグラス窩腫瘍、骨盤腹膜炎
腹部全体の疼痛	胃・十二指腸疾患	消化性潰瘍穿孔
	腸疾患	急性腸炎、結腸過敏症、虚血性大腸炎、抗生物質起因性出血性大腸炎、腸閉塞、食中毒、腸管ベーチェット病
	腹膜疾患	急性・慢性腹膜炎

表2　痛みの性質と考えられる疾患

痛みの性質	考えられる疾患
突然の激痛	胃腸穿孔、腸閉塞（絞扼性）、胆石症、尿路結石症、急性膵炎、虫垂炎、子宮外妊娠など
痛みが慢性に反復	胃がん、胃・十二指腸潰瘍、結核性腹膜炎、慢性膵炎、慢性胆嚢炎など
発作的な疝痛	胆石症、尿路結石症
鈍痛	腹膜炎
圧痛	炎症（炎症の最も激しい部位と一致して認められ、炎症の拡大に伴い、腹部全体に広がっていく）
周期性	腸閉塞（単純性）
腹部全体→臍周囲や回盲部に限局	虫垂炎

表3　腹痛と摂食時間の関係

疾患	痛みが生じる時期
胃潰瘍	食事摂取後
十二指腸潰瘍	空腹時、特に夜間。摂食にて軽快することが多い
胃がん	食事とは無関係なことが多い

悪心・嘔吐

アセスメントのポイント

- 消化器疾患では、胃腸刺激（迷走神経反射）や腹膜刺激（内臓神経反射）といった刺激が末梢神経から、嘔吐中枢に伝達され、悪心・嘔吐が生じる。
- 嘔吐運動はほかの中枢も刺激するため顔面蒼白、冷汗、唾液分泌亢進、脈拍・呼吸の増加などがみられる。嘔吐によって胃液を多量に喪失すると、脱水や電解質バランスの変調が生じるおそれもある。

表4 嘔吐と摂食時間で考えられる状態

早朝空腹時	アルコール性胃炎など
食直後	胃炎、食道炎、食中毒など
食1〜4時間後	上部消化管病変（潰瘍、がんなど）
夜間空腹時	十二指腸潰瘍など
食後12〜24時間に わたり周期的に	幽門狭窄など

表5 吐物の内容の観察と推測される問題

食物残渣	幽門狭窄
粘液	胃液の状態
血液混入	消化管出血（潰瘍、がん）
腐敗臭	腸閉塞、腹膜炎
胆汁混入	ファーター乳頭下部の閉塞、長時間の嘔吐
膿	化膿性胃炎、胃周囲膿瘍

- 嘔吐の原因や患者の状態をアセスメントし、原因への対処や苦痛軽減のためのケアが必要である。

1．悪心・嘔吐とは

- 悪心とは、嘔吐に先立って、心窩部から前胸部、咽頭にかけて感じる、胃内容物を口から吐き出したくなる特有な不快感である。
- 嘔吐とは、嘔吐中枢への刺激が閾値に達した際に、悪心が現れ、深い吸気運動、幽門の閉鎖、噴門括約筋・食道の弛緩、横隔膜や腹筋などの急激な収縮による腹腔内圧の上昇が起こり、胃の逆蠕動で胃内容物が口から外へ排出される現象である。
- 悪心・嘔吐が起こった状況を確認する。嘔吐と摂食時間の関係は、嘔吐の原因の推測の一助となる。例えば、食直後の嘔吐は、粘膜への刺激による神経反射によるものと推測できる（表4）。
- 嘔吐物の量、色、におい、性状などを確認する。吐物の内容を観察することで、消化器の障害の内容をある程度推測することができる（表5）。

2．随伴症状（表6）

- 腹痛、腹部膨満感、下痢、けいれん、発熱、頭痛、意識

表6 悪心・嘔吐に伴う症状

食道疾患	嚥下困難
胃・十二指腸疾患	心窩部痛、吐血・下血
腸疾患	腹痛、下痢、発熱、下血、血便
腹膜炎	腹痛、ショック、筋性防御
膵炎	腹痛、背部痛

表7 排便状況の把握

①便の量・性状・色調・臭気・排便回数
②腸の蠕動運動・排ガスの有無
③随伴症状（表9、11も参照のこと）
　便秘：下腹部の不快感、腹部膨満感、腹痛、食欲不振、残便感の有無など
　下痢：水分・電解質異常、肛門周囲の皮膚のびらん、低栄養状態、全身倦怠感、食欲不振、不安、ストレス、不眠など

障害があるかどうか、随伴症状についても観察を行う。
- 嘔吐中枢は延髄にあり、嘔吐中枢が刺激されると、嘔吐中枢近くの呼吸中枢、血管運動中枢、唾液分泌中枢も刺激され、随伴症状として顔面蒼白、冷汗、唾液分泌亢進、徐脈、呼吸不整、血圧変動などの自律神経症状が生じる。
- 嘔吐が続くと、脱水や電解質バランスの変調（くずれ）から時にはショック状態に至ることもある。
- 胃液に含まれる塩酸（HCl）が喪失すると低クロール血症となり、血中の重炭酸塩（HCO_3^-）の増加で代謝性アルカローシスをきたす。さらに重症になると、テタニーや昏睡にいたる場合もある。

排便異常

アセスメントのポイント

- 消化器疾患は、その疾患に特有なさまざまな排便異常（排便障害）を引き起こす。
- 排便異常はそれ自体が不快なものであるだけでなく、腹痛や腹部膨満、食欲不振、脱水などの症状を引き起こし、患者の苦痛を増強させる。また排便異常の原因となる疾患のなかには、ショックを引き起こすものもあり、生命に危険性が生じる場合もある。
- 排便状況の観察およびアセスメント（表7）を行う

表8 便秘により生じる症状

症状	原因
①腹部膨満・食欲不振	腸管内に便やガスが貯留することで腸管壁の伸展が起こる
②悪心・嘔吐	迷走神経を刺激し嘔吐中枢を介して横隔膜や腹筋に作用することで生じる
③腹痛	交感神経を刺激して腸管のけいれん様収縮を起こす
④頭痛・不眠	腸内容物の腐敗・発酵によって生じるヒスタミンやフェノール、クレゾールなどの有害物質が血中に吸収され、中枢神経を刺激する
⑤肛門裂傷・痔核・血圧上昇	硬便となり激しい努責をすることで生じる
⑥いらだち・不快感	排便困難により生じる

ことにより排便異常の原因を探り、原因に対する治療や苦痛緩和のケアを実施する必要がある。

1. 便秘

- 便秘は、一般的には便量が減少し、排便の回数が減少した状態を指し、器質性便秘と機能性便秘に分類される。
- **器質性便秘**：大腸・直腸がんや腸閉塞（イレウス）により腸管の狭窄・閉塞が生じると、腸管内容の通過障害により便の排出が困難になる。
- **機能性便秘**：運動不足、食事・繊維摂取不足、腸蠕動低下を引き起こし、過敏性大腸炎やストレスは蠕動亢進が著しく、腸内容の移送がされにくくなることから、便排出困難となる。下剤・浣腸の乱用は排便反射を減弱させる。
- 便秘により、腹部膨満や悪心・嘔吐、腹痛などが引き起こされる（表8）。

2. 下痢

- 下痢は、糞便に含まれる水分量が増加した状態で、「1日の糞便中の水分量が200mL以上（または糞便の重量が200g/日以上）」と定義されている。1日の便回数は関係ない。
- 発現様式と経過から、急性下痢と慢性下痢に分類される。
- **急性下痢**：持続期間2～3週間以内の経過のもので、感染性下痢と非感染性下痢とに分けられる。
- **慢性下痢**：持続期間2～3週間以上の経過をたどるもので、消化管の器質異常（炎症性腸疾患、乳糖不耐症などの原発性吸収不良など）や消化管以外の基礎疾患（甲状腺機能亢進症などの内分泌疾患、糖尿病などの代謝異常など）によるものなどが含まれる。
- 発生機序により、炎症性下痢（滲出性下痢）、分泌性下痢、腸管運動異常性下痢、浸透圧性下痢に分類される。
- 炎症性下痢は、クローン病や潰瘍性大腸炎などの炎症性腸疾患、腫瘍性病変、虚血性腸炎などが要因となる。粘膜の障害により滲出液が排出されて腸管内に粘液、水分が増加するために生じる。
- 分泌性下痢は、黄色ブドウ球菌、コレラ菌、腸炎ビブリオ、毒素原性大腸菌、サルモネラなどが菌体外毒素（エンテロトキシン）を産生し、腸管内に分泌される水分・塩類などが増加するために生じる。そのほか、下剤や腫瘍性病変でも生じる。
- 腸管運動異常性下痢は、過敏性腸症候群により腸管の蠕動運動が亢進し、腸内容物が腸管を通過する時間が短くなり、大腸での水分吸収が十分にされない便が排出されることである。腸管の蠕動運動の低下によっても生じる。
- 浸透圧性下痢は、下剤や糖類など吸収されない物質が水分を引きつけ、便中に水分を貯留させることにより生じる。
- 下痢の随伴症状には、食欲不振、全身倦怠感、肛門周囲の皮膚障害、肛門部痛やストレスなどがある。下痢が続くことで脱水や電解質バランスのくずれ、栄養障害などが生じる。特に小児や高齢者は陥りやすく、生命の危機を招くおそれがあるので注意する。下痢の原因と状態、下痢の随伴症状について観察・アセスメントし、適切な対処を行う必要がある（表9）。

表9　下痢の随伴症状

症状	原因
①脱水、電解質バランスのくずれ	水分や電解質（Na、Cl、K）が喪失する
②肛門周囲の皮膚のびらん	頻回の排便と拭き取りによる物理的刺激や便・消化液の化学的刺激により生じる 腸から十分に栄養が吸収されないことによる低栄養状態も影響する
③全身倦怠感	頻回の排便により疲労を生じる
④不安・ストレス	長時間の下痢による栄養低下の心配、室内での排便による同室者への気兼ね、頻回の排便による行動の抑制などにより生じる
⑤体重減少、低栄養、貧血	炎症性疾患、下血の影響により生じる

表10　吐血・下血の性状と出血部位

	性状	出血部位・原因疾患
吐血	コーヒー残渣様	胃出血：胃潰瘍、胃がん、急性胃粘膜出血・胃内に貯留した血液
	新鮮血液	食道静脈瘤破裂、マロリー・ワイス症候群、食道潰瘍、食道がん、食道破裂、急性胃粘膜病変
下血	鮮紅色（血便）	左側結腸〜直腸の出血（大量の上部消化管出血は暗赤〜鮮血）
	黒色便（タール便）	上部消化管〜上部小腸の出血
	暗赤色	下部小腸〜右側結腸

吐血・下血

アセスメントのポイント

- 吐血・下血は消化管からの出血を意味する。
- 吐血や下血の状況を把握することで、出血部位や出血の程度が予測できる。出血が大量であれば、循環血液量の減少によりショック状態となり、生命に危険が及ぶため、出血部位、出血量・速度などを迅速に判断する必要がある。

- 消化管は一般に、トライツ靱帯より口側にある食道、胃、十二指腸を上部消化管、トライツ靱帯より肛門側にある小腸、大腸を下部消化管として分ける（図10）。
- 吐血とは、通常出血部位は上部消化管（トライツ靱帯より口側）であり、新鮮血液、またはコーヒー残渣様の褐色の血液の嘔吐である。
- 下血は、全消化管のいずれかからの出血が蠕動運動によって肛門側に移行し、肛門から排泄されたものである。

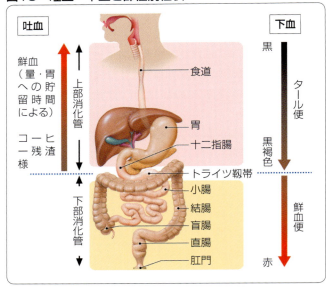

図10　吐血・下血と部位別性状

1. 吐血・下血の時期

- 吐血・下血が始まった時期、現在までの回数を確認する。
- 長期間少量ずつ出血していたが無症状で経過している場合があるので注意を要する。

表11 吐血・下血の随伴症状と原因疾患

	随伴症状	考えられる原因疾患
吐血	腹痛・胸やけ	消化性潰瘍、食道炎
	嚥下困難・嚥下痛	食道炎、食道潰瘍、食道がん
下血	発熱・腹痛・下痢（血便）	感染性大腸炎：サルモネラ、ビブリオ、病原性大腸炎、アメーバ赤痢

表12 消化管出血をきたす疾患とその臨床的特徴

部位	疾患	特徴
食道	炎症、潰瘍	胸やけ、嚥下困難が主症状
	静脈瘤	アルコール歴、慢性肝障害の有無に注意
	腫瘍	嚥下異常感が初発
	マロリー・ワイス症候群	大酒家、くり返しの嘔吐後に起こる。新鮮血が多い
胃・十二指腸	潰瘍	もっとも頻度が高い
	急性胃粘膜病変	病因に関連する症状、薬剤の服用、ストレス
	良性腫瘍	消化器症状軽度
	悪性腫瘍	全身病変を伴う
小腸	炎症、潰瘍	特殊な薬剤、放射線治療、NSAID潰瘍
	腸間膜動脈閉塞	基礎に心疾患、膠原病
	良性腫瘍	症状に乏しい
	悪性腫瘍	通過症状が主
大腸	潰瘍性大腸炎、クローン病	下痢、粘血便（潰瘍性大腸炎）。クローン病は体重減少、痔瘻に注意する。随伴症状として口内炎、関節症状、皮膚症状がある
	虚血性大腸炎	動脈硬化に関する（心疾患、糖尿病）。突然の左下腹部痛、高齢者に多い
	静脈瘤	排便痛
	良性腫瘍	症状に乏しい
	悪性腫瘍	便通異常が主（便潜血反応陽性者から多く発見に至る）
	憩室	突然の大出血を伴うことがあり、多くは自然止血する

橋本信也：エキスパートナースMOOK32 カラー版 症状から見た病態生理学．照林社，東京，1999：96，表5．より引用。

2. 出血量の推定

- 問診と吐血・下血の観察により、出血量を推定する。
- 吐血では、食物残渣や胃液などが混入すると、患者は実際の吐血量よりも多く表現することがあり、問診のみで出血量を推測するのは困難なこともある。

3. 吐血・下血の性状

- 吐血・下血ともに出血部位・量により性状が異なる（図10）。血液の性状を観察し、どこから出血しているのかを推定することが重要である（p.74、表10）。
- 血液は、胃液の作用によりヘモグロビンが塩酸ヘマチンに変化することにより、色調が変化する。すなわち血液の胃内停滞時間が長いほど、血液の色調は赤褐色から褐色調に変化し、出血後、血液が胃内に長時間停滞した場

表13 消化器疾患に関連する主な検体検査と異常の原因

検査の種類	項目	正常値	異常の主な原因
血液一般検査	赤血球(RBC)	376〜500×10⁴/μL	高値：脱水
	ヘモグロビン(Hb)	11.3〜15.0g/dL	低値：貧血・出血
	ヘマトクリット(Ht)	33.4〜44.0%	
	白血球(WBC)	3.5〜9.0×10³/μL	高値：出血、炎症など
	赤血球沈降速度(BSR、ESR)	1時間値：男性1〜7mm　女性3〜11mm	亢進：組織崩壊、炎症、貧血など
生化学検査	総タンパク(TP)	6.5〜8.0g/dL	低値：タンパクの供給不足
	アルブミン(Alb)	3.7〜5.2g/dL	低値：栄養不足、下痢、出血など
	C-反応性タンパク(CRP)	0.1〜0.2mg/dL以下	高値：炎症、組織崩壊
電解質検査	ナトリウム(Na)	136〜145mEq/L	低値：下痢・嘔吐などによる喪失
	クロール(Cl)	98〜108mEq/L	
	カリウム(K)	3.3〜4.8mEq/L	
糞便検査	便潜血	陰性	陽性：消化管からの出血

野中廣志：新版 看護に役立つ検査事典．照林社，東京，2015．を参考に作成．

合、吐血した血液の色はコーヒー残渣様となる。
● 下血の色調は、出血部位、出血量、腸管通過時間に左右される。上部消化管〜右側結腸での出血は、タール便として排出される。
● 胃・十二指腸潰瘍や胃がんで少量の慢性出血の場合、吐血はなくてもタール便として現れることもある。
● 血便は、横行結腸以下の出血が考えられ、出血部位が肛門側に近づくほど鮮紅色になる。

4．随伴症状（p.75、表11）

● 随伴症状の観察は原因疾患を推定するのに役立つ。
● 消化管出血をきたす疾患とその臨床的特徴については、p.75、表12を参照。

5．便潜血反応（表13）

● 口から肛門までにいたる消化管全域において出血があるかどうかを確認する検査であり、出血部位の特定にはならない。
● 消化管出血がある場合は、貧血の有無も確認する。

表14 ショックの5P

① 蒼白（pallor）
② 虚脱（prostration）
③ 冷汗（perspiration）
④ 呼吸促迫（pulmonary deficiency）
⑤ 脈拍触知不能（pulselessness）

6．出血性ショック

● 大量の下血・吐血により循環血流量減少性ショック（p.24、表14を参照）を起こすと、生命の危険が生じるため、バイタルサイン観察時にはショックの所見に注意する。
● 循環血流量減少性ショックは、ショックの5P（Five P's）がみられる（表14）。ショックでは、典型的には頻脈、脈拍触知微弱、CRT（capillary refilling time：毛細血管再充満時間）の遅延、意識障害、乏尿、皮膚蒼白や冷汗といった症状を認める。代償機転の破綻により、収縮期血圧が低下（90mmHg以下）となることが多い。

表15 消化器疾患に関連する胸部・腹部症状とその原因

症状	原因と特徴
つっかえ感	食道、胃の噴門側のがんなどで、腫瘍により食物の通過障害が起こるため生じる。腫瘍の増大により嚥下困難が増悪する
胸やけ	胃がんなどで、胃液の分泌過剰により生じる
胃もたれ感・腹部膨満感	胃の幽門側のがんで、十二指腸への通過障害により生じる
腹部膨満	腸内の内容物やガスの停滞により生じる 閉塞部位が下位であるほど、腸閉塞における腹部膨満は強い

その他の胸部・腹部症状

- 前述以外の消化器疾患により生じる症状とその特徴については、表15を参照。

栄養状態

アセスメントのポイント
- 消化器疾患患者は、食事の摂取不足や排便リズムの変調、代謝調節能力の拡大により、低栄養状態や貧血になっていることが多い。現在の栄養状態を把握し、適切な栄養管理を行って全身状態の改善を図ることが必要である。
- 手術前の消化器疾患患者では、栄養状態を改善することが術後合併症を予防し、患者の回復を促進させることにつながる。

1. 病歴の聴取

- **既往歴**：手術歴、消化器疾患、糖尿病、甲状腺機能障害、服薬歴など。
- **現病歴**：身長と体重減少の有無（程度とその経過）、体格指数（BMI）、健常時体重、食事摂取状態（食事内容・量・期間）、下痢・嘔吐の有無、排便状況など。

2. 栄養アセスメント

1) 栄養スクリーニング：患者への健康状態の聴取や観察によって実施される主観的包括的評価（subjective global assessment：SGA）（表16）が推奨されている。
2) 身体観察：皮膚・毛髪の異常（皮膚の乾燥・弾力性の欠如、蒼白・暗褐色などの色調変化、浮腫、脱毛、光沢のない毛髪）、浮腫、腹水、肝腫大の有無などを観察する。
3) 血液検査（表13）
- 血清タンパク質は、栄養状態を把握するうえでの指標の1つである。
- 血清総タンパク（TP）は、栄養代謝の障害などによる同化の低下、異化の亢進、体外への喪失量の増加により低下する。
- 血清アルブミン（Alb）は、アミノ酸の不足、肝臓の合成機能の低下、血管外あるいは尿への漏出時に低下する。

3. 食欲不振

- 食欲不振は、悪心・嘔吐、下痢、便秘、腹痛、腹部膨満感などから生じ、迷走神経から刺激が伝わり、食欲中枢が抑制されることで生じる。患者や家族は不安を抱えやすい。
- 消化器的要因で食欲不振を生じるのは、消化管粘膜の病変、消化管運動障害、通過障害、肝胆膵障害など、食事摂取が不可能となる病態が多い。輸液で水分栄養補給を行う。
- 治療上、経口摂取が禁止されている場合を除き、できるだけ経口からの食物摂取が行えるよう、不快感や苦痛を緩和する援助・工夫を行う。

表16 主観的包括的評価（SGA）

A. 病歴	
1. 体重の変化	過去6か月の体重減少：　　kg 　　　　　　　減少率：　　kg 過去2週間の変化：□増加　□変化なし　□減少
2. 平常時と比較した食物摂取の変化	□変化なし □変化あり：期間　　週　　日間 　タイプ：□不十分な固形食　□完全液体食 　　　　　□低カロリー液体食　□絶食
3. 消化器症状 （2週間以上継続しているもの）	□なし　□吐き気　□嘔吐　□下痢　□食欲不振
4. 身体機能	□機能不全なし 　機能不全あり：期間　　週　　月 　　タイプ：□労働に制限あり 　　　　　　□歩行可能 　　　　　　□寝たきり
5. 疾患と栄養必要量の関係	初期診断： 代謝要求／ストレス：□なし 　　　　　　　　　　□軽度　□中等度　□高度
B. 身体計測	
各項目を次の尺度で評価すること： 0＝正常、1＋＝軽度、 2＋＝中等度、3＋＝高度	皮下脂肪の減少（三頭筋、胸部） 筋肉量の減少（大腿四頭筋、三角筋） 踝部の浮腫_____ 仙骨部の浮腫_____ 腹水_____
C. 主観的包括的評価	
	A□栄養状態良好 B□中等度の栄養不良（または栄養不良の疑い） C□高度の栄養不良

表17 ヘモグロビン量と貧血症状および生活状況

ヘモグロビン値 (g/dL)	貧血症状	生活状況
2.0	昏睡	
2.5	心不全	
3.0	呼吸困難	
3.5	発熱	
4.0	悪心	
4.5	食思不振	
5.0	疲労・倦怠感	臥床安静とする
5.5	心雑音	
6.0	めまい	
6.5	頭痛	休養をとる
7.0	神経質	
7.5	運動後の呼吸促進	
8.0	頻脈	
8.5	蒼白	休息をとる

野中廣志：新版 看護に役立つ検査事典．照林社，東京，2015：175．より引用。

貧血

アセスメントのポイント

- 貧血の一般症状としては、眩暈（めまい）や動悸が挙げられる。
- 貧血が急速に進行した場合は、比較的軽度の貧血でも自覚症状が強く、徐々に進行した場合は、かなり重度の貧血でもほとんど自覚症状を呈さない場合がある。そのため、自覚症状の程度のみで貧血の状態をアセスメントすることは危険であり、血液データ・他覚的症状とあわせて判断する必要がある（表17）。

- 酸素運搬能が低下しているため、症状として易疲労感、全身倦怠感、眼瞼粘膜の蒼白などが生じる。
- クローン病では、回腸からのビタミンB_{12}吸収障害と、

表18 ナトリウム欠乏性脱水の段階

段階	ナトリウムの喪失量	症状
第1期	〜0.5g/体重1kg	倦怠感、眩暈（めまい）、食欲不振、頭痛、血圧低下
第2期	0.5〜0.75g/体重1kg	悪心・嘔吐、起立性失神、皮膚弾力性（ツルゴール）低下
第3期	0.75g〜/体重1kg	循環血液量減少性ショック、血圧低下、腎機能障害、精神・神経症状（意識低下、傾眠、昏睡）など

サラゾピリン®投与による葉酸の吸収代謝障害から貧血が生じる。また、胃切除後も鉄、ビタミンB_{12}の吸収障害が原因で貧血が生じる。
- 貧血は、赤血球（RBC）、Ht、Hb値が指標となる（表13）。血液データ（ヘモグロビン値）と貧血症状から貧血の程度をアセスメントし、生活状況にあわせた適切な援助を行う（表17）。

脱水・電解質バランス

アセスメントのポイント
- 嘔吐、下痢などによる大量の体液の喪失で、脱水や電解質バランスのくずれが生じる。また、脱水により循環血液量や組織間液が減少することで、ショックや意識障害を引き起こし、生命に危険が生じる。
- 脱水の機序を理解したうえで患者の状態を把握し、適切な水分・電解質の補給を行う必要がある。

1．脱水
- 脱水とは、生体内で体液が占める割合が減少した状態である。
- 脱水には、①水分欠乏性（高張性）脱水、②ナトリウム欠乏性（低張性）脱水、③混合性（等張性）脱水がある。
- 嘔吐や下痢で生じる脱水は主にナトリウム欠乏性脱水で、胃液や消化液に含まれる塩類が失われることにより生じる。
- 体内の塩類（ナトリウム）が喪失されると細胞外液の浸透圧が低下し、水分が細胞外から細胞内へ移動して組織間液・循環血液量の減少が生じる。その影響により、体にさまざまな症状が起こる。
- ナトリウム欠乏性脱水は、その程度により3期に分けられる（表18）。

2．電解質バランス
- 下痢や嘔吐により、水分と同時に電解質が失われる。
- 低ナトリウム血症では、全身倦怠感や食欲不振、脱力、起立性低血圧、けいれんなどが生じる。
- 低カリウム血症では、脱力や呼吸麻痺、腸管麻痺による便秘や腸閉塞が生じる。
- 低クロール血症では、血中の重炭酸塩（HCO_3^-）が代償的に増加して代謝性アルカローシスをきたす。
- 電解質の血液データ（表13）のチェックとナトリウム欠乏性脱水の観察を行い、水分と必要な電解質の補給を行う。

検査

1．X線検査

1）胸・腹部単純X線撮影
- 単純X線撮影では、5つの物質が濃度差によって区別できる（表19）。単純X線撮影は簡便かつ迅速に行え、胸・腹腔に関する多くの情報を得られるため、頻用される。
- 腹部X線撮影において、消化管穿孔では腹腔内遊離ガス像が横隔膜下に認められ（図11-a）、腸閉塞では腸内のガスによる鏡面像（ニボー像）が階段状に認められる（図11-b）。
- 腹水貯留では、腸腰筋陰影の消失、傍結腸溝の開大などの所見がみられる。
- 胸部X線撮影では、食道憩室、穿孔、食道内金属性異物を明らかにすることができる。

表19　単純撮影での区別可能な物質

①ガス	消化管内の空気、消化管穿孔による腹腔内の空気など
②脂肪	皮下や腸間膜の脂肪など
③水・軟部組織	血液、消化液、腹水などの水成分、筋肉、肝・腎・膵などの実質臓器
④石灰・骨	骨や石灰化巣、結石（胆石・尿路結石）など
⑤人工物	異物、手術用ペッツ、ステイプラーなどの金属、ドレーン・チューブ類など

図11　消化管穿孔と腸閉塞のX線所見

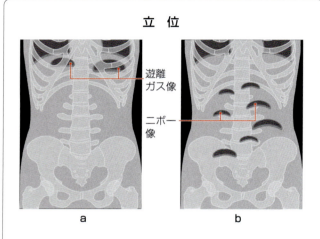

a. **消化管穿孔**：穿孔部から腹腔内に遊離したガスが横隔膜下に認められる。
b. **腸閉塞**：腸内のガスが階段状にニボー像を形成する。

2．内視鏡検査

1）上部消化管内視鏡検査

- 口から内視鏡（ファイバースコープ）を挿入し、上部消化管の炎症、潰瘍、腫瘍、出血性病変の有無を観察・撮影し、診断を行う。
- 内視鏡の先端に生検鉗子を取り付け、組織片を採取して病理組織学的検査を行う。
- 病変部に出血がある場合は、部位・程度を診断したのち、エタノール局注、高周波電気凝固、クリッピング、薬物散布などで止血を行う。
- 腫瘍の基部にスネアをかけて締め上げ、通電させて焼き切る通常のポリペクトミーや、内視鏡的粘膜切除術（EMR）も同時に実施することができる。

2）下部消化管内視鏡検査

- 肛門から内視鏡を挿入し、直腸から盲腸までの腸粘膜の状態を観察し、病変の診断や治療を行う。上部消化管内視鏡検査と同様、組織片の採取や止血、ポリペクトミーなどを実施することができる。
- 大腸粘膜が確実に観察できるように検査前に腸内容物を排除する。検査前に低残渣食、禁食と下剤・浣腸による腸内の前処置が必要となる。
- 小型カメラを内蔵したカプセル内視鏡（長さ26mm、幅11mm）が開発され、特に従来の内視鏡では不可能であった小腸の観察が可能になった。

2）上部消化管造影検査

- 下咽頭から食道、胃、十二指腸までの上部消化管を、造影剤を用いて撮影する方法である。食道や胃の幽門、十二指腸の狭窄や、形状、病変の有無などが確認できる。
- 撮影法には、バリウムなどの造影剤で満たす充盈法と、発泡剤などを用いて空気を混和させる二重造影法がある。

3）下部消化管造影検査

- 下部消化管（小腸・大腸）を造影剤を用いて撮影する方法である。通常、肛門より造影剤を注入し、大腸や回腸末端部の下部消化管を撮影する。注腸検査と呼ばれる。
- 大腸がんにおいて、腸管への全周性の狭窄がアップルコアサイン（apple core sign）としてみられる。

3．直腸肛門鏡検査

- 金属筒状の器具を挿入し、肛門〜直腸を直接観察する方法であり、粘膜の炎症や出血の有無がわかる。迅速・簡便に実施できるため、前処置が必要な内視鏡検査と比較して患者の負担が少ない。

4．超音波検査（エコー）

- 画像診断では、病変部の状態や、悪性腫瘍の隣接転移・遠隔転移の有無などを確認する。
- 超音波検査は、超音波パルスを体外からプローブ（探触子）をあてて体内に発信し、組織から反射したエコーをもとに映像化して断面画像を得る検査法である。
- 超音波検査は、ベッドサイドでも手軽に施行でき、無侵襲で広範囲の画像が得られるので頻用されている。肝・胆・膵疾患、進行胃がん、大腸がん、胸・腹水、腸閉塞、腹腔内出血などの診断が可能である。
- 腸閉塞では、腸管の拡張と内容液の充満を認める。

5．CT検査

- X線を照射して透過されるX線を検出器で測定し、断層面内のX線吸収度を利用してコンピュータによって人体の横断像を得る検査法であり、病変の大きさ、位置、広がりを捉えることができる。撮影法には単純CTと造影CTがあり、高速CT装置を用いた造影CT検査では、腫瘍の詳細な血流動態が把握できる。
- ヨード造影剤の使用よりショックをきたす場合があるので、注意する。

6．MRI検査

- NMR（核磁気共鳴）現象を利用した磁気共鳴画像診断法で、人体の細胞に含まれる水素原子核（プロトン）の磁気共鳴状態から横断・縦断像を得て異常部を発見する。

column

ピロリ菌除菌とギリシャのハーブ「マスティック」

　ヘリコバクター・ピロリ菌は、胃のなかに生息する細菌で、胃潰瘍、十二指腸潰瘍、胃がんの発生に大きくかかわっているといわれている。50歳以上の日本人では、約7割がピロリ菌に感染しているともいわれる。

　厚生労働省が健康保険適用として認可している除菌療法は、抗生物質のアモキシシリンとクラリスロマイシン、プロトンポンプ阻害薬という薬品を使った治療である（一次除菌）。さらに、二次除菌療法としてクラリスロマイシンをメトロニダゾールに変更する治療が行われ、約9割の症例で除菌が可能になっている。

　ピロリ菌除去薬に関しては、「マスティック」という名のギリシャのハーブが抗ピロリ菌作用をもつといわれている。マスティックは、ギリシャのヒオス島だけに生えているウルシ科の高木で、その樹液を指す。ギリシャでは5000年も前から、ハーブやスパイスとして日常的に利用されてきているという。マスティックに関する論文は、1998年12月24日号の「ニュー・イングランド・ジャーナル・オブ・メディシン」に掲載された。英国のバーネット総合病院のフウェズ医師らは、マスティックを薄めた溶液をピロリ菌に加えたところ、ピロリ菌が検出できないほど減少したと報告している。

　さらに、英国のフウェズ医師らは、難治性の胃潰瘍の患者に、1日1グラムのマスティックを2回に分けて4週間投与したところ、わずか7日間で6人全患者の自覚症状が消え、4週間後には、内視鏡検査で8割の人が治ったことがわかったと報告している。このほか、マスティックは「消臭」「歯を白くする」「歯周病を予防する」効果もあるといわれている。

消化器系①の関連図

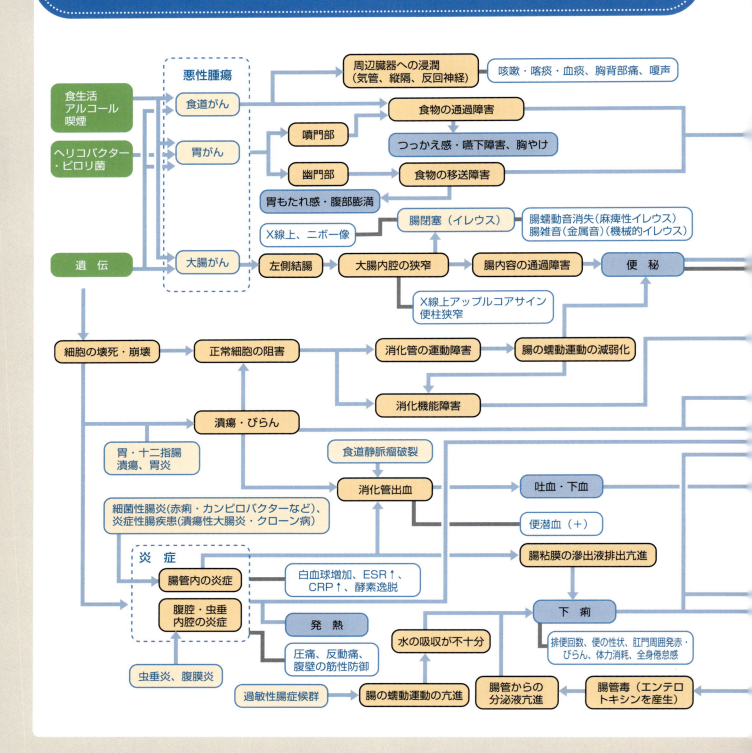

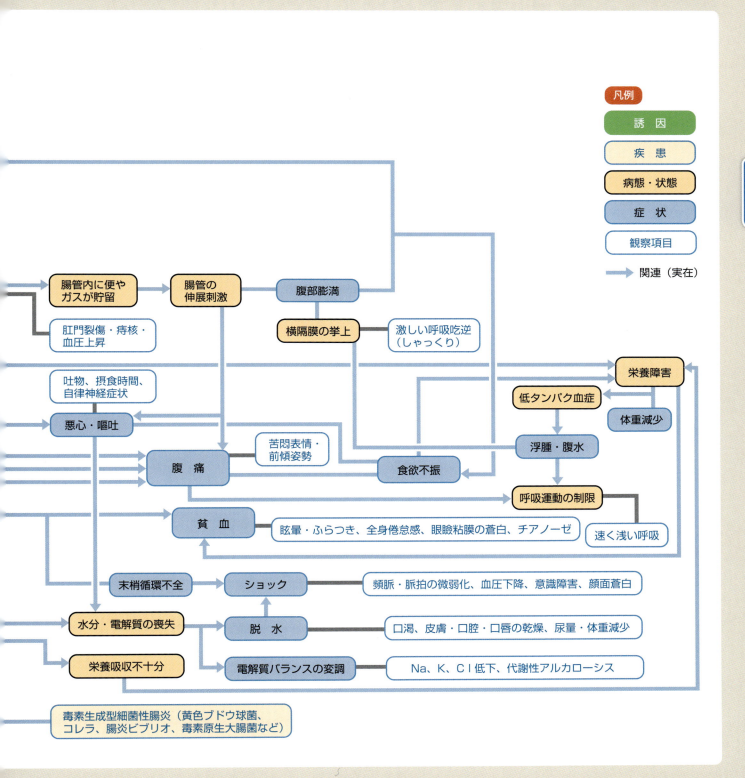

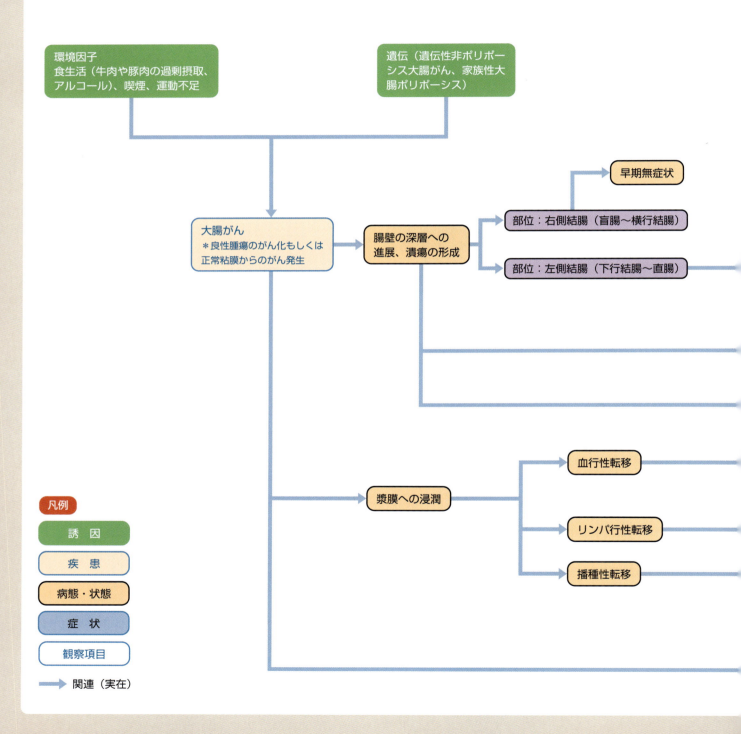

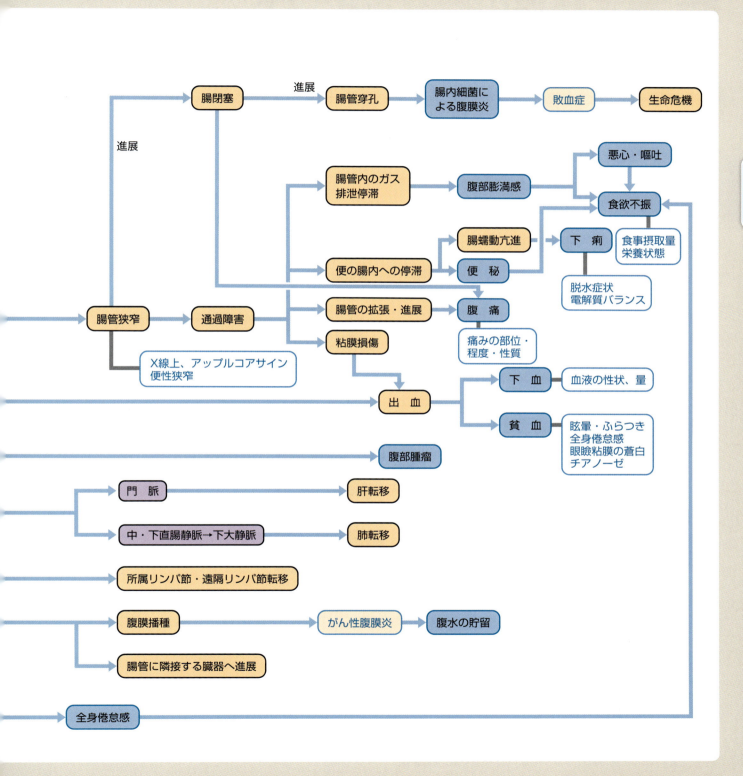

悪性腫瘍の観察ポイント

> **アセスメントのポイント**
> - 悪性腫瘍は、がん細胞の母体となる臓器により、それぞれ特有の症状を引き起こす。その特性と臓器の部位とを考慮し、生じる症状を理解する必要がある。
> - 例として、大腸がんにおけるアセスメントポイントを示す（表20）。自覚症状の有無、食欲不振、悪心・嘔吐、排便障害、腹痛などの全身症状を確認する。

1. 他臓器への浸潤、転移

- 悪性腫瘍の場合、がん細胞が増殖し、周囲臓器や血管・リンパ管へ浸潤することで隣接または遠隔臓器に転移する。
- **食道がん**：食道壁の粘膜下層の脈管（毛細血管、リンパ管）が多いこと、ほかの消化器と異なり漿膜がないといった構造上の特徴より、肺、喉頭、甲状腺、胸膜などの食道周囲に加えて、胃の噴門周囲のリンパ節、肝臓や脳、骨などに転移しやすい。食道がんの症状には、気管と縦隔への浸潤による咳嗽（咳）、喀痰（痰）、血痰や胸背部痛、反回神経への浸潤による嗄声などがある。
- **胃がん・大腸がん**：胃の血管（血行性）・リンパ管（リンパ行性）により、リンパ節、肝臓、肺、骨、脳などに転移する。がん細胞が腹腔内にこぼれ落ちて腹膜に転移すること（腹膜播種）により、がん性腹膜炎や腹水の貯留が生じる。

2. 腫瘍マーカー

- 腫瘍マーカーは、がん細胞から生成またはその存在に反応して体内で産生される特殊なタンパク質やがん関連抗原などの物質である（p.95、表3を参照）。
- 腫瘍マーカーは、多くの臓器のがんに陽性を示すものと特定の臓器のがんに陽性を示すものがあり、悪性腫瘍の存在や進行を推測する補助的診断に用いられる。

表20　大腸がんのアセスメントポイント

食欲不振・体重減少	食事の摂取状態、前駆症状・随伴症状の有無、BMIの変化	下痢	性状・量、裏急後重（渋り腹）の有無
悪心・嘔吐	吐物の性状・量・臭気、嘔吐の程度、前駆症状・随伴症状の有無、要因	便秘	腹部膨満の有無
		一般状態	バイタルサイン、貧血、栄養状態、腹部腫瘤、全身倦怠感、体重減少
腹部症状	部位、性質、持続時間、食事との関係、随伴症状（悪心・嘔吐、発熱、吐血、下血など）	日常生活習慣、背景	既往疾患、家族歴
排便障害	便の性状、残便感の有無	検査データ	血液検査、便潜血、腹部単純撮影、腹部超音波、腹部CT、大腸造影、内視鏡検査、直腸鏡、直腸診、病理学的検査（生検）など
下血	性状・量、前駆症状・随伴症状の有無、全身症状（ショック、意識、貧血状態）		

〈文献〉
1. 大西和子：ナーシングレクチャー 消化器系疾患をもつ人への看護．中央法規出版，東京，1998．
2. 安田聖栄，角田直枝監修：新ナーシングレクチャー 消化器系の症状．疾患の理解と看護．中央法規出版，東京，2012．
3. 松田明子，永田博司，宮島伸宜，他：系統看護学講座 専門分野Ⅱ 成人看護学5 消化器 第14版．医学書院，東京，2015．
4. 多淵芳樹．身体所見．宇佐美眞，細川順子編著，ポケット版 消化器外科ケアマニュアル．照林社，東京，2000：11-17．
5. 阿部俊子監修：エビデンスに基づく症状別看護ケア関連図 改訂版．中央法規出版，東京，2001．
6. 滝内隆行，大島弓子：悪心・嘔吐がある患者のための看護技術．看護技術 2000；46（2）：38-47．
7. 奥宮暁子，坂田三允，藤野彰子編：［シリーズ］生活を支える看護 症状・苦痛の緩和技術．中央法規出版，東京，1995．
8. 橋本信也：エキスパートナースMOOK32 カラー版 症状から見た病態生理学．照林社，東京，1999．
9. 野中廣志：新版 看護に役立つ検査事典．照林社，東京，2015．
10. 日本食道学会編：臨牀・病理食道癌取扱い規約 第10版．金原出版，東京，2008．
11. 日本胃癌学会編：胃癌取扱い規約 第14版．金原出版，東京，2010．
12. 大腸癌研究会編：大腸癌取扱い規約 第8版．金原出版，東京，2013：13．
13. 山下麻紀：便通異常の定義と原因．透析ケア 2012；18（8）：731-736．
14. 荒尾晴恵，大西和子編：症状別看護技術．ヌーヴェルヒロカワ，東京，2006．

消化器系②
(肝臓・胆道系・膵臓)

消化器系②の構造と機能

肝臓の構造と機能

1. 肝臓の構造

- 肝臓は右横隔膜下に位置し、その左縁は胸骨の剣状突起に達し、上縁は左中鎖骨線上、ほぼ第5肋間に位置する。
- 肝臓は成人で1,200〜1,500gもある、生体内最大の実質臓器である。
- 解剖学的には、肝鎌状間膜によって右葉と左葉に分けられている。臨床的には血管支配、胆管走行に基づいて、胆囊底と肝背面の下大静脈を結ぶ仮想の線(カントリー線)によって2つに分けられている(図1)。
- 肝区域は、門脈の支配区域によって分けられており、手術での切除を行う際に重要となる。門脈の走行がその支配区域を示し、肝静脈はその境界を示している。
- 肝臓は、さらに外側区域、内側区域、前区域、後区域の4つに尾状葉を加えた5つの肝区域に分けられる。これらの分画は、左・中・右の3本の肝静脈に沿う。さらに、8つの亜区域(S1〜S8)に分けることもある(図2)。
- 肝臓を構成する主な細胞は、肝細胞である。肝細胞は、肝細胞索という列になって並び、小静脈を囲んで放射線状になっている。それらが肝小葉という直径1mmほどの六角形の構造単位を作る。肝臓は約100万個の肝小葉からなる。その角には小葉間動脈、小葉間静脈、小葉間胆管が走っている。
- 肝臓の下面にある肝門には、血管(固有肝動脈、門脈)、リンパ管、肝管、神経が通っている。
- 固有肝動脈は、肝臓に酸素を供給し、肝門部から左右肝動脈に分かれて肝内に入る。門脈は消化管からのタンパク質などの栄養に富んだ血液を肝臓に送る静脈である。
- 門脈と肝動脈は肝臓に入り、洞様毛細血管網を経て中心静脈に流れる。このように毛細血管が不規則に吻合した終末枝の血行路を類洞という。洞様毛細血管は、肝細胞索の間を通っている。
- 肝臓の血液の流れは図3に示したように、洞様毛細血管

図1 肝臓の右葉、左葉

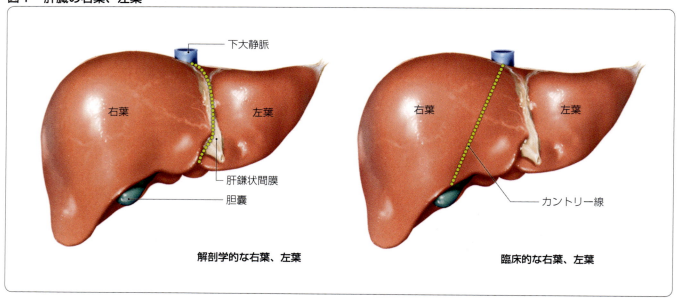

解剖学的な右葉、左葉 / 臨床的な右葉、左葉

図2　肝区域と亜区域

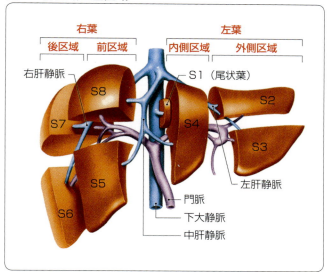

図4　胆道系の各部名称

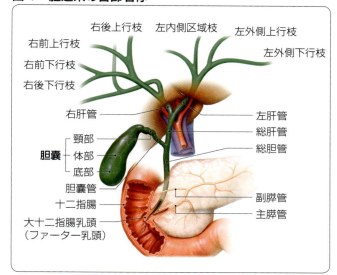

図3　肝臓の血液の流れ

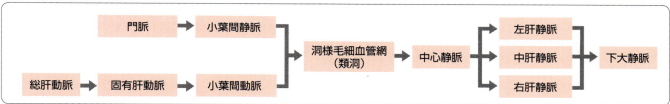

網から中心静脈に流れ、肝静脈に集合して下大静脈に開口する。

2. 肝臓の機能

- **代謝機能**：糖代謝、脂質代謝、タンパク・アミノ酸代謝、ビタミン・ホルモンの代謝など。
- **解毒**：酸化・還元・加水分解・抱合。
- **排泄**：胆汁酸の代謝・排泄、ビリルビンの代謝・排泄。
- 血液凝固因子の形成および循環調節。

胆道系の構造と機能

1. 胆道・胆嚢の構造と機能

- 胆道系とは、肝臓で作られる胆汁を胆嚢で濃縮して十二指腸へ送る排泄経路を指す。

- 肝門を出た肝管が胆嚢管と合流してできた総胆管は、十二指腸の後方を通り、主膵管とともに十二指腸下行部の後内壁を貫き、十二指腸に開口する（図4）。
- 総胆管の十二指腸開口部には、オッディ括約筋がある。
- 胆嚢は、肝右葉の下面に接着している容積30～40mLの嚢で、胆汁を約10倍に濃縮し、貯留する。
- 胆嚢の構造は、底部、体部、頸部の3つに分けられ、頸部から胆管につながっている。

膵臓の構造と機能

1. 膵臓の構造（図5）

- 膵臓は、十二指腸に付属する長さ15cmほどの細長い消化腺である。
- 膵臓は、胃の後方に存在し、後腹膜に固定されているため、腹腔を開いただけではよく見えない。

表1　ランゲルハンス島から分泌されるホルモン

ホルモン	分泌する細胞	作用
インスリン	β細胞	血糖降下作用：筋細胞でのブドウ糖からグリコーゲンへの生合成の促進、脂肪組織での脂肪分解の抑制、筋細胞や肝細胞でのアミノ酸の取り込みとタンパク質の合成の促進
グルカゴン	α細胞	血糖上昇：肝臓でのグリコーゲンの分解、糖新生の促進、脂肪分解の促進
ソマトスタチン	δ（デルタ）細胞	分泌抑制：ホルモン（インスリン、グルカゴン、膵ポリペプチド）、膵外分泌（ガストリン、セクレチンなど）の抑制
膵ポリペプチド	PP細胞	不明（食欲の調節、胃酸およびペプシノーゲンの分泌の調節、膵トリプシノーゲンの分泌抑制などが示唆）

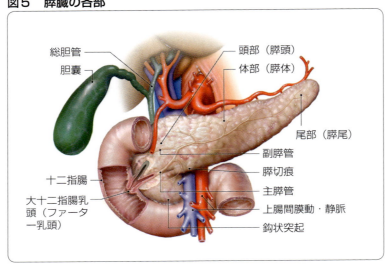

図5　膵臓の各部

- 膵臓は、十二指腸の内側に囲まれた場所から頭部・体部・尾部に分けられる。
- 膵液を運ぶ膵管が、膵臓全体を貫いている。
- 膵管には、主膵管と副膵管の2種類がある。主膵管は尾部から起こり中央を右に貫き、総胆管と合流して十二指腸開口部に開く。この部分を大十二指腸乳頭（ファーター乳頭）という。副膵管は、膵臓の右半分にあり、小十二指腸乳頭に開口し、主膵管に合流するものが多い。

2．膵臓の機能

- 膵臓は、機能的に消化液を分泌する外分泌部と、ホルモンを分泌する内分泌部から成り立っている。
- 外分泌機能として膵臓が分泌する膵液は、1日に約0.7～1Lである。
- 内分泌機能としては、インスリンとグルカゴンという正反対の性質をもつホルモンが分泌される。
- インスリンはランゲルハンス島のβ細胞から分泌され、グルカゴンはランゲルハンス島のα細胞から分泌される（表1）。

観察・アセスメントのポイント

全身状態

観察のポイント
- 意識状態、全身倦怠感、神経筋症状、皮膚の状態・色調、皮膚瘙痒感、発熱などを観察する。

- 全身所見の観察により、局所病変の全身への波及程度、進行程度、合併症などを把握することができる。特に、肝硬変などは全身にさまざまな徴候が現れるので観察が重要である。

意識状態

アセスメントのポイント
- 肝硬変に伴い、アンモニアをはじめとする毒性の窒素物質が門脈循環から出て体循環に流入し、さらに血液脳関門を通過することにより、意識障害が生じる（肝性脳症）。
- 意識障害が進行すると肝性昏睡に陥る危険性があるため、早期に対処する必要がある。

- 毒性物質の大半はタンパク質の消化により分解されてできた生成物である。
- 毒性物質の蓄積する原因には、タンパク質の過剰摂取、消化管出血、急性の感染、脱水、電解質異常、薬剤（鎮痛・鎮静薬の一部、利尿薬）などがある。
- 肝硬変では、睡眠リズム、精神症状、記憶力・注意力・集中力、見当識などを観察する。
- アンモニアは腸で作られる。便秘では血中アンモニア値が上昇するため、肝性脳症を起こしやすくなる。

全身倦怠感

- 肝機能が低下すると、栄養素の代謝や解毒が停滞し、倦怠感や疲労感が蓄積する。
- 急性肝炎では、初発症状として全身倦怠感が強い。
- 肝硬変などの肝疾患や胆石症や胆嚢炎など、炎症がある場合、全身倦怠感を感じやすい。
- 全身倦怠感がある場合、持続時間や増強、随伴症状の観察を行い、症状の悪化を予測できるよう注意する。

神経・筋症状

- 肝性脳症の早期には、羽ばたき振戦や腱反射の異常などがみられる。

皮膚の状態・色調（黄疸）

アセスメントのポイント
- 黄疸は、眼球結膜や皮膚に黄染をきたす病態である。肝胆膵疾患に特有な症状で、溶血性、肝細胞性黄疸、閉塞性黄疸とそれぞれ発生機序が異なる。
- 黄疸の増強が疾患の増悪を意味することもあり、画像診断や検査データとあわせて観察していく。

- 赤血球は肝臓や脾臓で破壊され、間接（非抱合型）ビリルビンを産生する。その大部分が肝臓で抱合され、胆汁中に排出されるものを直接（抱合型）ビリルビンと呼ぶ。
- 黄疸は、血清ビリルビンが過剰に増加した状態（1mg/dL以上）である。2〜3mg/dL以上になると皮膚、眼球結膜が黄染し、顕性黄疸を呈する。排泄される血中ビリルビンの型と量によって、どの代謝過程に障害があるのか推測できる。

- 黄疸は以下のように分類される。
  - **溶血性（肝前性）黄疸**：溶血性貧血では、溶血により間接型ビリルビンが増える。
  - **肝細胞性黄疸**：肝細胞の機能低下によりビリルビンの胆汁への排泄機能の低下や、間接ビリルビンの処理能力の低下が起こり、血中の直接ビリルビン・間接ビリルビンの増加をきたす。肝炎、肝硬変、アルコール性肝障害などが原因となる。
  - **閉塞性黄疸**：胆管の閉塞・狭窄から胆汁うっ滞を起こし、血中にビリルビンが増加して発生する。胆管結石、良性胆道狭窄、良性胆管腫瘍、胆道系のがん（肝、胆管、膵、胆嚢）などが原因となる。
- 黄疸の観察では、最初に全身状態を、次に眼球結膜・強膜を観察する。その他に硬口蓋、顔面、四肢などの皮膚、粘膜の観察を行う。
- 観察と同時に、総ビリルビン、直接ビリルビンとの関連をみる。

皮膚瘙痒感

- 黄疸が現れると、皮膚瘙痒感が現れることが多い。日常生活のQOLにかかわる問題である皮膚瘙痒感とともに、掻きむしったあと（掻破痕）がないかどうか観察する。
- 随伴症状として不眠、食欲低下など精神・神経症状が生じる。

発熱

- 胆石症・胆嚢炎では、微熱または38℃以上の発熱がみられることがある。
- 急性肝炎の初発症状では発熱がみられる。

胸部の観察：女性化乳房

- 肝機能低下により、エストロゲンの分解低下が起こることがある。その場合、乳腺組織の腫大によって女性化乳房が生じ、両側に痛みを伴うため、視診とともに触診でも観察する。

腹部

> **アセスメントのポイント**
> - 肝胆膵疾患では腹部に症状が出やすい。特に、腹水に関しては、正確な観察とアセスメントが必要である。
> - 腹水は腹腔内で移動するため、体位による形状の変化がみられ、仰臥位では両側腹が膨らみ、立位では、下腹部が膨隆する。その他に圧痛、緊満、腫瘤触知などに留意し、観察する必要がある。

- 腹部の外形、輪郭、左右対称性を視診する。腹部膨隆があるときは、肥満、腫瘤、腹水、ガス貯留などの可能性が考えられるため、触診する。
- 患者を仰臥位にして両膝を立て腹部の緊張をとる。右季肋部を触診し、肝臓が触れるかどうか、その硬さ、大きさをみる。進行した肝硬変では、肝右葉が萎縮し、触れなくなることがあるが、肥大していると硬く触れる。
- 脂肪肝では、細胞に脂肪が蓄積するため腫大が起こる。
- 初期の肝硬変では、肝臓の腫大を認めるが、進行に伴い萎縮し、硬く不均一に触診される。
- 急性肝炎などによる肝腫大は、やわらかく触診される。

メデューサの頭

- 肝硬変による門脈の側副血行路の発達により、腹壁静脈怒張が臍を中心として放射線状にみられるものをメデューサの頭という。門脈系と大動脈系との間の吻合静脈が、門脈血のバイパス路として発達して起こる。

腹水

- 腹水では、仰臥位では水が下にたまり横腹が膨らみ、カエルの腹のようになる。一方の手掌を側腹部に置き、もう一方の手で対側の側腹部を軽く叩く。このとき、叩打の波動が対側の手掌に伝わる。叩打の際は患者の手や第

3者の手を尺側側を腹壁の中央に立ててあててもらうようにする。
- 患者から腹部膨満感や全身倦怠感を聴取する。

肝脾腫

- 肝右葉は、健常者では触知できないが、右鎖骨中線上で触知できる場合もある。
- さまざまな肝疾患、循環器疾患、血液疾患、感染症、膠原病において、肝腫大が発生する。
- 健常者では触知されることのない脾臓が、慢性肝疾患患者などでは腫大して左季肋部に触知される。

尿

- 直接型（抱合型）ビリルビンは水溶性で、尿中に排泄される。そのため肝細胞性黄疸や閉塞性黄疸では、尿はビール様褐色を呈する（ビリルビン尿）。
- 溶血性黄疸では、ウロビリノーゲン尿のため、尿色は正常である。

排便異常

アセスメントのポイント
- 正常な状態では、便の色は胆汁成分のビリルビンが腸管で吸収されるため、茶褐色を呈する。胆管での胆汁の排出異常があると便の色調変化を起こすため、性状の観察が必要である。
- 肝硬変では、腸管での便の停滞が続くとアンモニアが増え肝性脳症を誘発するため、排便状況の確認、便秘の予防が重要である。

1. 便の性状
- 溶血性黄疸では、ウロビリンが著増するために便が濃い色を呈し、肝細胞性黄疸では淡色〜正常になる。閉塞性黄疸では、ビリルビンが消化管に排泄されないため灰白色便になる。
- 膵炎でねっとりとした脂肪便になるのは、脂肪吸収が低下するためである。

2. 下痢
- 膵臓の外分泌機能低下により脂肪・タンパク質の消化不良が起こり、下痢となることがある。

3. 便秘
- 原因として、長期臥床や、摂取量の低下などが考えられる。胆石症や胆嚢炎など腹腔内の急性炎症でも、内臓－内臓反射により便秘が急性に起こる。

食欲不振

- 肝胆膵疾患では、迷走神経刺激により食欲中枢の抑制が起こる。
- 肝硬変など肝機能低下により、代謝や解毒作用などの働きが悪くなり、食欲不振に陥る。また、門脈圧の亢進により、胃や腸にうっ血が生じ、腹部膨満やびらんができやすくなる。
- 腹水貯留では、胃内容の圧迫などにより食思不振が生じる。
- 急性肝炎の場合、潜伏期を過ぎると初発症状として、全身倦怠感とともに食欲不振が現れることがある。

腹痛

アセスメントのポイント
- 急性膵炎では、膵酵素が膵臓を自己消化するため、上腹部や背部に激痛が生じる。
- 膵臓がんでは、がんが膵管を圧迫することにより、上腹部痛や腰背部痛が生じる。
- 胆石症では心窩部痛から、胸部や上腹部痛、右背部にかけての疝痛発作が食後に生じる。それは食後に、胆嚢の収縮により、胆石が胆嚢管や胆嚢頸管に嵌頓する（はまる）ためである。

表2　主な肝機能検査

	検査項目		基準値	単位	障害時の動向	備考
肝細胞の壊死を反映するもの	トランスアミナーゼ	AST	8～38	U/L	↑	●肝細胞の壊死により血中に逸脱する（逸脱酵素）
		ALT	4～44	U/L		
	LDH		106～211	U/L		
肝細胞の合成能障害を反映するもの	アルブミン（Alb）		3.9～5.3	g/dL	↓	●本来肝細胞内で合成されるものだが、合成能が低下すると血中濃度も低下する
	コリンエステラーゼ（ChE）		3,400～6,700	U/L		
	凝固因子	PT	12±2	sec		
	総コレステロール（T.Cho）		132～252	mg/dL		
	分岐鎖アミノ酸／芳香族アミノ酸比		2.43～4.40			
線維化の程度を反映するもの	膠質反応	TTT	4以下	U	↑	●TTTはIgMと、ZTTはIgGと相関関係にある
		ZTT	2～12	U		
	γ-グロブリン	IgG	870～1,700	mg/dL		
		IgA	110～410	mg/dL		
		IgM	35～220	mg/dL		
胆汁うっ滞を反映するもの	胆道系酵素	ALP	104～338	U/L	↑	●胆道系病変（結石、腫瘍など）、肝内胆汁うっ滞により上昇する
		γ-GTP	16～73	U/L		
	直接ビリルビン		0.2以下	mg/dL		
	総コレステロール（T.Cho）		132～252	mg/dL		
肝での取りこみ・排泄障害を反映するもの	ICG試験15分値（抱合されずに排泄）		10以下	%	↑	●肝血流量低下、肝細胞の取りこみ・排泄障害などを反映し排泄が低下する
	BSP試験45分値（抱合されて排泄）		2以下	%		

医療情報科学研究所編：病気がみえる vol.1 消化器　第4版．メディックメディア，東京，2010：181より引用。

- 腹痛は必ずしも腹部臓器の疾患のみから生じるものではなく、さまざまな種類がある。よって、腹痛の時間経過を明らかにする詳細な問診が必要となる。また、胆石症や胆嚢炎、急性膵炎など、強い痛みを伴う疾患の場合、早期の治療や苦痛の軽減が必要である。
- 腹痛のアセスメントで最も大切なことは、緊急度の判断である。

吐血・下血

アセスメントのポイント

- 吐血・下血がみられたときは、バイタルサインを測定し、特に出血性ショックに注意してアセスメントする（p.74参照）。

- 吐血・下血をきたすものとしては、門脈の側副血行路の1つである食道・胃静脈瘤からの出血がある。肝硬変に合併する静脈瘤の破裂では、血液凝固因子の合成能力低下により止血しにくい。
- 食道静脈瘤破裂などにより、多量の出血がある場合は生死にかかわる危険性があり、適切かつ迅速な観察と対処が必要である。
- ショック徴候に注意し、静脈確保、輸血などを実施する。
- 内視鏡下で出血源を確認し、内視鏡的硬化剤注入療法（EIS：endoscopic injection sclerotherapy）や内視鏡的食道静脈瘤結紮術（EVL：endoscopic variceal ligation）を行う。視野確保が困難な場合は、S-B（Sengstaken-Blakemore：ゼンクスターケン・ブレークモア）チューブ挿入による圧迫止血を行う。

検査

1. 血液生化学検査（表2）

- AST（GOT）、ALT（GPT）値を観察する。

2. 肝機能検査（表2）

- 血清ビリルビン測定：血中ビリルビン、尿中ビリルビン。
- 血液タンパク：凝固系、コリンエステラーゼ（ChE）、アルブミン（Alb）。
- ICG試験：肝臓機能や肝予備能を調べる検査である。インドシアニングリーン（ICG：indocyanine green）を静脈投与する。ICGは肝臓に取り込まれ、胆汁中へ排出される。ICGを静脈注射した15分後に採血し、ICGの血中停滞率を計測する。

3. 腫瘍マーカー

- 主な腫瘍マーカーの基準値と異常の原因は、表3を参照。

4. 膵機能検査（血清アミラーゼ検査、アミラーゼアイソザイム、リパーゼなど）

- 膵臓の急性炎症を知ることができる。基準値は、60〜200IU/Lである。

表3 主な腫瘍マーカーの基準値

腫瘍マーカー	基準値	異常とその原因
CEA（がん胎児性抗原）	5.0ng/mL未満	全般的にがんがある場合、高値になる
AFP（α-フェトプロテイン）PIVKA-Ⅱ	10ng/mL以下 0.1AU/mL以下	高値の場合、肝細胞がんをはじめ肝疾患が疑われる
CA19-9（糖鎖状原19-9）CA-125	37U/mL未満 35U/mL以下	胆嚢、肝管、膵臓がんでは非常に高値になる

CEA：carcinoembryonic antigen

- 基準値より高い場合は急性膵炎、低い場合は慢性膵炎が疑われる。また、膵臓がんでは高値になることも低値になることもある。

5. 画像検査

1）超音波

- 胆石や肝細胞がんの発見に有効である。
- より精密な精査では、CT、MRI検査を行う。

2）ERCP（内視鏡的逆行性胆管膵管造影）

- 内視鏡下でファーター乳頭からカテーテルを挿入し、造影剤で膵管や胆管を造影する。
- MRCPより侵襲が大きく、急性膵炎や胆管炎に注意が必要である。

3）MRCP（核磁気共鳴胆管膵管造影）

- MRIを使用して、胆管や膵管を描写する。侵襲や合併症が少ない。

column

ランゲルハンス島の役割

ランゲルハンス島は、血糖のバランスをとるために重要な働きをしている。ドイツの病理学者ランゲルハンスによって発見された。

ランゲルハンス島の直径は約0.1〜0.3mmで、正常な成人の膵臓には約100万個のランゲルハンス島がある。ランゲルハンス島はα細胞、β細胞、δ細胞によって成り立っている。α細胞から血糖値を上げるグルカゴンというホルモンが出て、β細胞からは血糖値を下げるインスリンというホルモンが出ている。インスリンとグルカゴンは、相互に作用し合って、血糖値をうまくコントロールしている。δ細胞からは、インスリンとグルカゴンの分泌を抑制するソマトスタチンが分泌されている。このホルモンバランスがくずれて血糖値を下げるインスリンが不足すると高血糖状態となり、糖尿病となる。

消化器系②の関連図

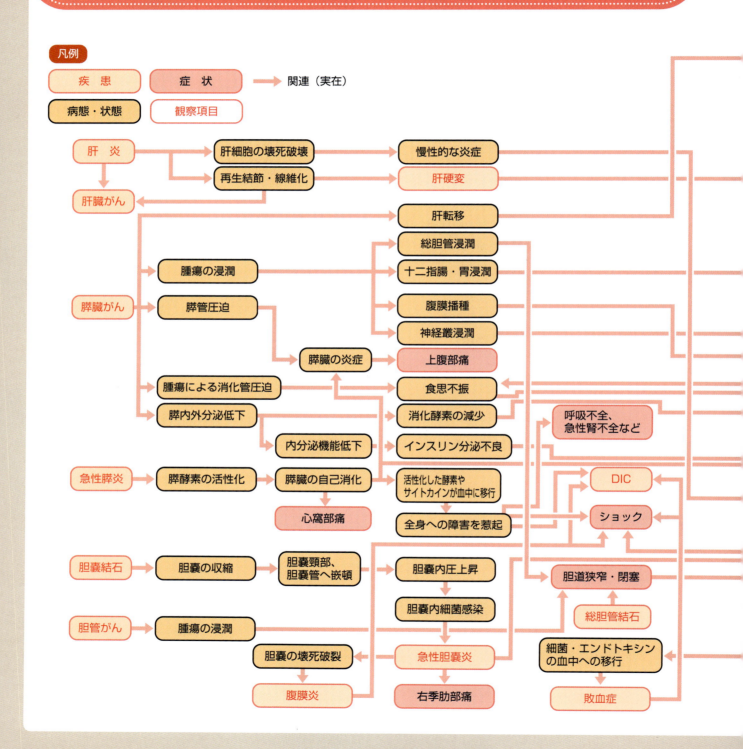

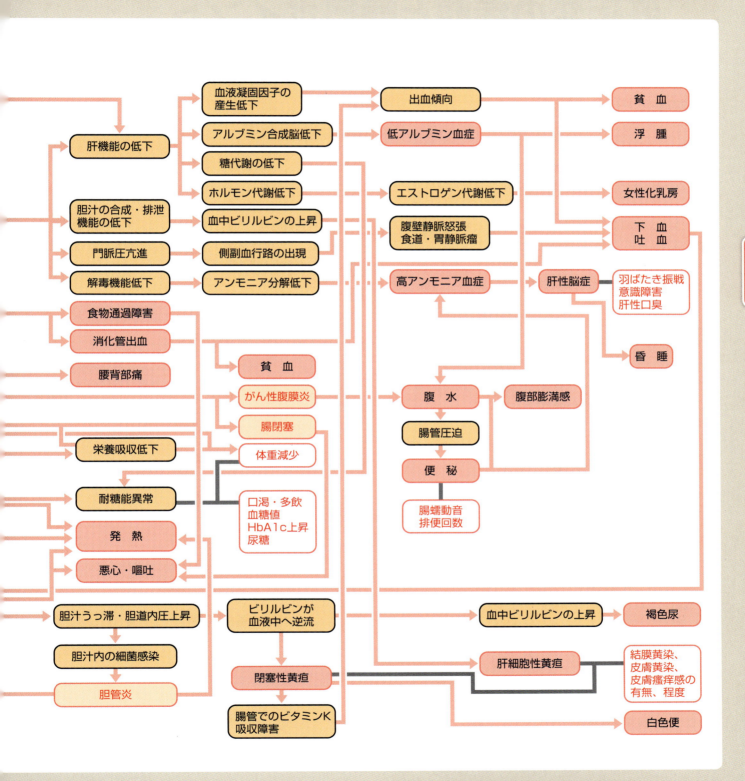

肝硬変の病態と観察ポイント

肝硬変とは

- 肝炎、アルコール、非アルコール性脂肪肝炎（NASH）、自己免疫性が肝硬変の病因となる。肝炎ウイルス（HCV、HBV）によるものが多く、アルコール性は少ない。
- 肝硬変は、肝臓全体にわたって再生結節という球状の肝細胞集団が形成され、その周囲を隔壁と呼ばれる線維化が取り巻くという病理学的特徴で定義づけられている。
- 肝硬変となった肝臓は、組織学的な変化に伴って機能低下する。しかし、正常な肝臓の機能ではかなり余裕があるため、肝臓の残存能力で機能を保っていれば特別な症状は出ない（代償期肝硬変）。
- 残存能力では肝機能を保ちきれなくなったときに、肝硬変特有の黄疸・腹水などの症状が現れる（非代償期肝硬変）。
- Child-Pugh分類は重症度分類である。

肝硬変の病態生理

1．肝機能の低下

- 肝細胞の破壊により、肝機能が低下する。このため、アルブミンや血液凝固因子などの合成能力や、アンモニアの処理などの解毒機能が低下する。
- 肝機能低下が顕著な場合は肝不全に陥り、黄疸、肝性脳症、腹水などの増悪がみられ、全身状態が悪化する。

2．肝血流量の変化

- 組織破壊により門脈の血流が悪くなり、門脈圧が上昇することを門脈圧亢進症という。門脈圧亢進により、門脈系と大静脈系との間の吻合静脈の、門脈血のバイパス路（側副血行路）が形成されると、メデューサの頭（腹壁静脈怒張）や食道・胃静脈瘤が生じる。

3．網内系機能の低下

- 網内系とは、大型の貪食細胞が、脾臓・リンパ節・肝臓・肺などに分布し、細菌や異物を処理するしくみのことである。
- 肝臓の貪食細胞は、門脈を経由して侵入する細菌などを処理する。この働きが低下するので、肝硬変では感染症を起こしやすくなる（易感染状態）。

4．肝腎症候群

- 肝硬変の進行に伴い、門脈圧亢進が生じ、有効循環血漿量が低下する。これに交感神経が反応し、腎血管収縮による機能的腎障害が生じると考えられる（肝腎症候群）。尿の排出が抑制され、尿浸透圧が高くなり腹水も貯留しやすくなる。

観察ポイント（図6）

1．代償期肝硬変の症状

- 主な自覚症状は、全身倦怠感、腹部膨満感、食欲不振、体重減少、腹痛、悪心などの不定愁訴である。無症状の場合が多い。
- 症状の悪化や黄疸、浮腫の出現は、非代償期肝硬変への移行を示唆する。

2．非代償期肝硬変の症状

- **黄疸**：黄疸の出現により、皮膚瘙痒感が増強する。肝でのアルブミン合成障害による血清アルブミン濃度の著しい低下や門脈圧亢進により浮腫、腹水が出現し、全身倦

図6 肝硬変の徴候

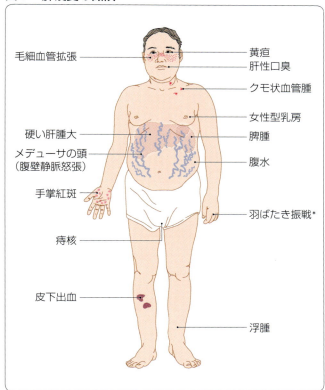

＊羽ばたき振戦：患者にまっすぐ前に腕を伸ばしてもらい、手掌をギュッと反らせてもらった際、1～2秒間隔のゆっくりした不規則なリズムで手掌がバタンバタンと動く。一般的な振戦と異なるが、細かいふるえを伴うことがある。

表4 肝性脳症の昏睡度分類

昏睡度	精神症状	参考事項
I	睡眠-覚醒リズムの逆転 多幸気分、時に抑うつ状態 だらしなく、気にとめない状態	Retrospectiveにしか判定できない場合が多い
II	指南力（時、場所）障害、物を取り違える（confusion） 異常行動（例：お金をまく、化粧品をゴミ箱に捨てるなど） 時に傾眠状態（普通の呼びかけで開眼し会話ができる） 無礼な言動があったりするが、医師の指示に従う態度をみせる	興奮状態がない 尿便失禁がない 羽ばたき振戦あり
III	しばしば興奮状態またはせん妄状態を伴い、反抗的態度を見せる。傾眠傾向（ほとんど眠っている） 外的刺激で開眼しうるが、医師の指示に従わない、または従えない（簡単な命令には応じる）	羽ばたき振戦あり（患者の協力が得られる場合）指南力は高度に障害
IV	昏睡（完全な意識の消失） 痛み刺激に反応する	刺激に対して払いのける動作、顔をしかめるなどが見られる
V	深昏睡 痛み刺激にも全く反応しない	

犬山シンポジウム記録刊行会編：A型肝炎・劇症肝炎. 第12回犬山シンポジウム, 中外医学社, 東京, 1982：124より引用。

怠感、腹部膨満感が増強する。
- **出血傾向**：肝臓で生成されるプロトロンビンや血液凝固因子第V・VII・IX・Xの減少により出血傾向が生じる。また、脾腫を伴う場合、血小板数減少がみられる。
- **側副血行路の発達**：門脈の血流障害により、門脈系と大静脈系の間の吻合静脈が側副血行路として発達するため、メデューサの頭（腹壁静脈怒張）、食道・胃静脈瘤が生じる。
- **腹水・浮腫**：①門脈圧亢進、②低アルブミン血症（3g/dL以下）による膠質浸透圧低下などにより生じる。
- **クモ状血管腫**：血管拡張により中心がやや盛り上がり、そこから放射線状にクモが足を伸ばしたような模様が顔面、頸部、前胸部などに生じる。
- **手掌紅斑**：女性ホルモンの1つであるエストロゲン代謝異常により生じる。手掌、特に母指球、小指球および指の基節部に紅斑がみられる。圧迫すると消失し、圧迫解除するとすぐ元に戻る[6]。
- **ばち状指**：肝硬変患者の1割にみられ、指先が丸く肥大し、爪の近位部と爪床がなす角度が180度を超える状態となる（p.11, 図7を参照）。
- **女性化乳房**：男性の両側または片側の乳房が腫大し、張った感じや痛みを訴えることがある。肝機能低下による女性ホルモン代謝障害が原因の1つとなる。
- **肝性脳症**：肝機能低下による代謝異常によって生じる。アンモニアなどの毒性物質が増加し、毒性物質が門脈の側副血行路を通って大循環系に入り、脳に作用する。肝性脳症の症状として、意識障害、異常行動、羽ばたき振戦がある。肝性脳症の昏睡度は、表4を参照。

肝硬変の病態関連図

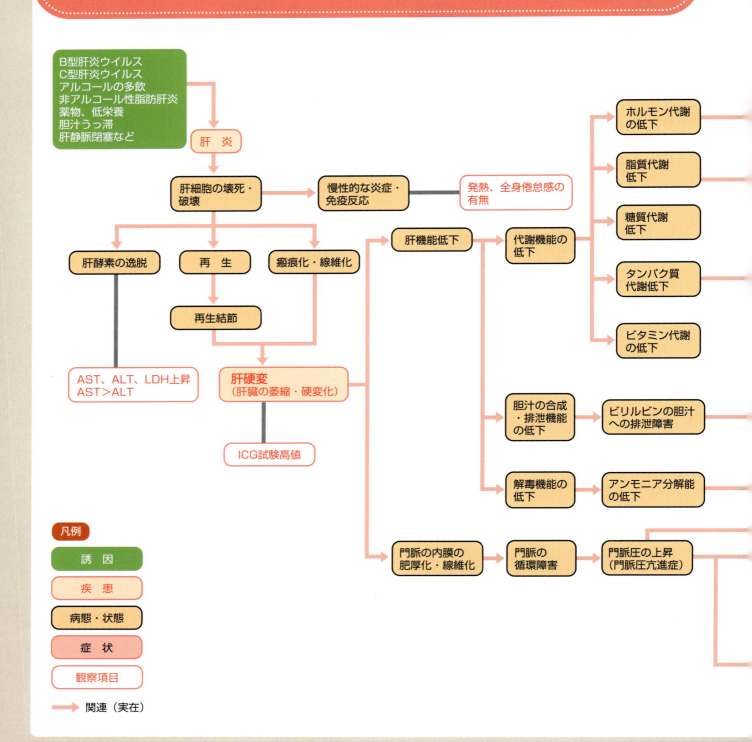

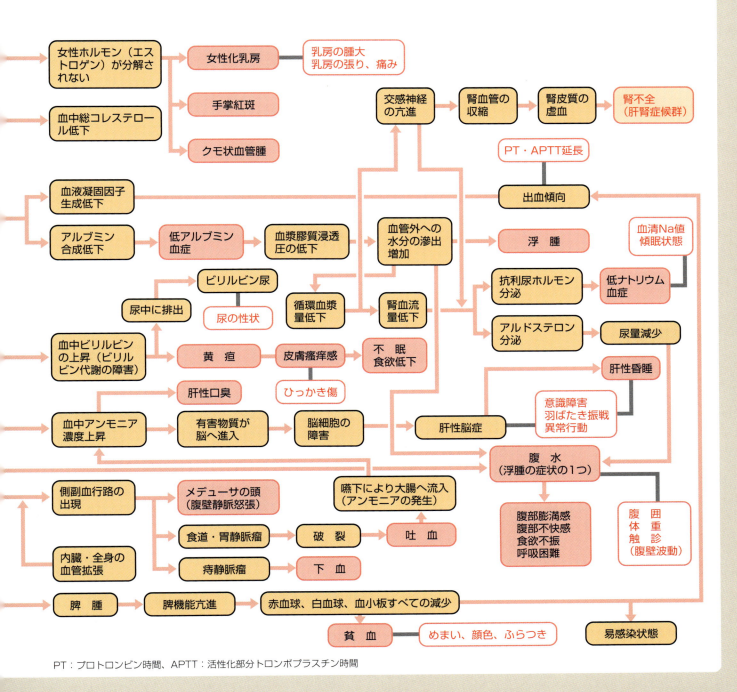

〈文献〉
1. 藤田恒夫：入門人体解剖学 改訂第5刷．南江堂，東京，2012．
2. 阿部俊子監修，山本則子編：エビデンスに基づく疾患別看護ケア関連図 改訂版．中央法規出版，東京，2014．
3. 山岸節子著書代表：プチナースBOOKS 自分で描ける病態関連図．照林社，東京，2000．
4. 山口瑞穂子，関口恵子監修：経過がみえる疾患別病態関連マップ．学研メディカル秀潤社，東京，2013．
5. 医療情報科学研究所編：病気がみえる vol.1 消化器 第4版．メディックメディア，東京，2010．
6. 八橋弘：診療の秘訣 肝臓の手（手掌紅斑）．モダンフィジシャン 2008；28（2）：252．
7. 犬山シンポジウム記録刊行会編：A型肝炎・劇症肝炎．犬山シンポジウム第12回，中外医学社，東京，1982：102．

column

肝臓が悪いと栄養状態が悪化する理由

　食事で摂取された糖質は、肝臓でグリコーゲンに変換されて貯蔵される。それが、必要に応じてグルコースに変換され、血液中に放出される。肝臓が悪くなると、この2つの機能が低下して、組織に必要なエネルギーが供給されないことになる。このように肝臓は、エネルギー貯蔵、タンパク質合成、脂質合成などの機能をもっている。

　血液中に含まれるアルブミンは、肝臓で合成される。各種の酵素も肝臓で合成される。また、肝臓では、腸管から吸収された脂肪酸から中性脂肪を合成し、コレステロールの合成と代謝を行っている。

　肝臓が悪くなって肝機能が低下すると、エネルギーやさまざまな物質の供給が減少し、末梢組織に十分な物資が行きわたらないことになる。

　さらに、腸管から吸収された毒性物質や、細胞活動の結果体内に生じる毒性物質は、肝臓で無害な物質に変換されるため、肝臓の解毒作用が落ちると、有害物質が体内に蓄積する。

　従来は、肝疾患に罹患すると、高タンパク・高カロリーの食事と安静を保つことが重要であると考えられていた。しかし、最近では、そのための肥満や糖尿病合併などを考慮しなければならない。「肝臓疾患＝安静」という考え方は変わってきているといえる。過剰なエネルギーは、エネルギー貯蔵の側面から考えると、肝臓に過大な負担をかけているともいえる。栄養バランスを欠いた食事は、さまざまな物質の合成や解毒作用に負担をかける。栄養状態が悪いからといって、過剰な栄養を摂取することは、肝臓機能の低下にもつながるのである。

腎・泌尿器系

腎・泌尿器系の構造と機能

腎臓の構造と機能

1. 腎臓の構造

- 腎臓は、後腹膜腔に存在し、長さ約11〜12cm、幅約6〜7cm、重さ約130g、厚さ約4cmで、第11胸椎から第3腰椎の高さに位置する左右1対の器官である（図1）。
- 脊椎に向かってくぼんだ部分は腎門といい、腎静脈、腎動脈、尿管の出入り口である（図2）。
- 腎臓の実質は皮質と髄質に大別され、尿は主に髄質で濃縮される。
- 腎門の奥には腎盂と腎杯が存在し、腎杯は集合管で集めた尿を送り出している。
- 1つの腎小体と1本の尿細管で構成される腎臓の機能的な単位をネフロンという（図3）。1個の腎臓に約100万個のネフロンがある。
- 糸球体をボウマン嚢で包んだものを腎小体という。
- 腎小体と尿細管の大部分は皮質にあり、残りの尿細管と集合管は髄質にある。

図1　腹部の構造と腎・泌尿器

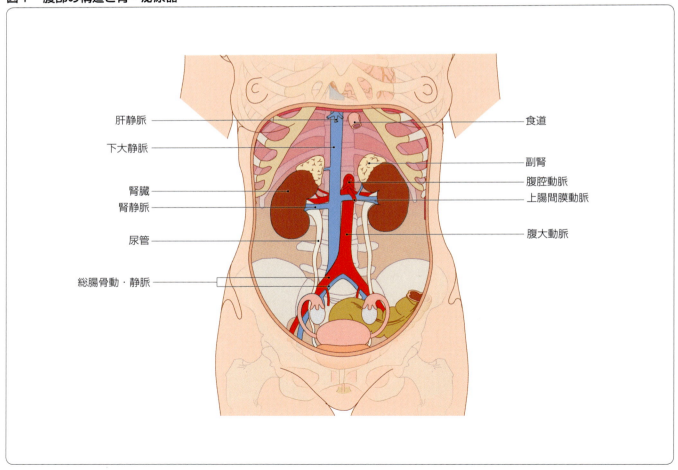

図2　腎臓の断面図

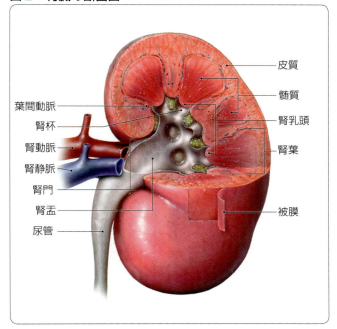

- 尿は、集合管から腎杯へ排泄され、腎杯から腎盂へ送り込まれる。

図3　ネフロンの構造（模式図）

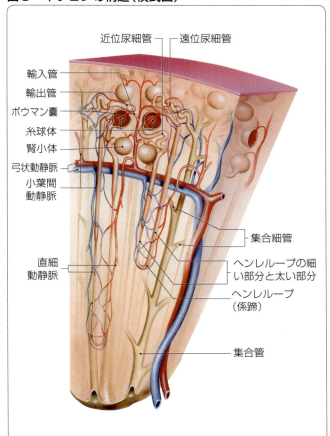

2．腎臓の機能

- 腎臓は、主に排泄と内分泌の機能を司り、身体の恒常性を保つために重要な臓器である（表1）。

1）排泄

- 代謝産物や有害物質を尿として排泄し、食事によって摂取した電解質（Naなど）、代謝産物の血中濃度を調整（血液pHの調節）する。
- Naの体内濃度の調整を行い、血漿、組織外液、細胞溢出液のバランスを保つ（図4）。
- 1日で生成される原尿（約180L）の99％が毛細血管中に再吸収され、1日約1.5Lが体外に排泄される。

2）内分泌

- レニン・アンジオテンシン系の活性化により血圧調整を行う（図5）。
- 腎臓から分泌されるエリスロポエチンは、骨髄での造血（赤血球産生）に関与する。
- 腎機能低下によりエリスロポエチン分泌が低下すると、赤血球の数が減少し、貧血を起こす。

表1　腎臓の機能

排泄	尿の濃縮機能	尿細管での水、Naの再吸収
	恒常性の維持	血液pHの調整、電解質バランスの調整
内分泌	レニン・アンジオテンシン系の活性化	血圧の調整、Na排泄の調整
	エリスロポエチン分泌	赤血球産生に関与
	ビタミンDの活性化	骨量維持に関与

図4 尿細管・集合管での水と電解質の再吸収

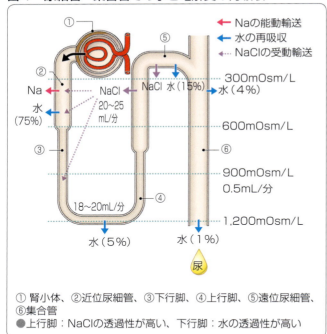

① 腎小体、② 近位尿細管、③ 下行脚、④ 上行脚、⑤ 遠位尿細管、
⑥ 集合管
● 上行脚：NaClの透過性が高い、下行脚：水の透過性が高い

図5 腎臓のレニン分泌とレニン・アンジオテンシン系の血圧調節

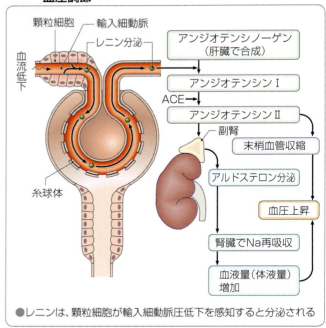

● レニンは、顆粒細胞が輸入細動脈圧低下を感知すると分泌される

ACE：angiotensin converting enzyme、アンジオテンシン変換酵素

3）ビタミンD活性
- 肝臓、さらに腎臓で代謝（水酸化）されたビタミンDは、生理的活性のある活性型ビタミンD_3となって、腸管からのカルシウムの吸収を促進する。
- ビタミンDは、骨量維持に関与し、不足すると骨粗鬆症、骨軟化症を引き起こす。

泌尿器の構造と機能

1. 尿管の構造と機能

- 尿管は、長さ約25〜30cm、直径約2〜8mmで、蠕動運動により尿を膀胱へと送る。
- 尿管には、腎盂尿管移行部、総腸骨動脈交叉部、尿管膀胱移行部があり、生理的に狭窄していて、尿路結石などによる通過障害を起こしやすい。
- 尿管は、膀胱に貯留した尿の逆流を防ぐために、膀胱壁を斜めに貫通する構造になっている。

2. 膀胱・尿道の構造と機能

1）膀胱の構造（図6、7）
- 膀胱は、移行上皮に覆われた粘膜と3層の筋層からなる。
- 男性は直腸の前方、女性は子宮の前方に位置する。
- 尿道の長さは、男性が約16〜18cm、女性が約3〜4cmである。

2）膀胱の機能（図6）
- 膀胱内の尿量が約250〜300mLになると、尿意を感じる。
- 尿意の感知は、骨盤内臓神経（副交感神経）に支配される。
- 排尿調節をする神経には、下腹神経（交感神経）、骨盤内臓神経、陰部神経（体性神経）がある。
- 外尿道括約筋（陰部神経支配）は随意筋であるため、尿意があっても括約筋を制御することで排尿を抑えることができる。しかし、内圧が約100cmH_2Oを超えると、自分の意思で排尿を抑えることはできない。

図6 膀胱の構造と排尿機能

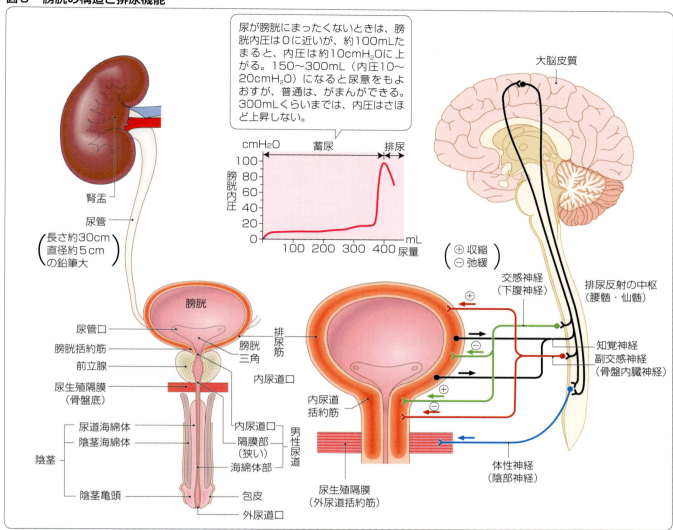

図7 膀胱周辺臓器

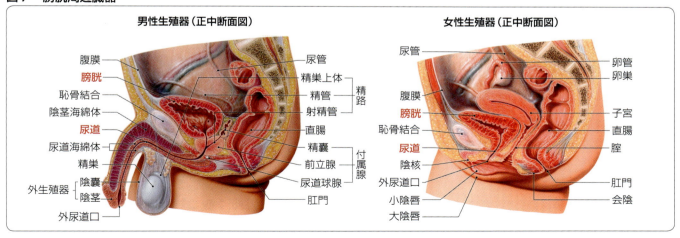

観察・アセスメントのポイント

全身状態

- 腎・泌尿器系の機能低下により、水分や不要産物の排泄が不十分になり体内に貯留すると、体内環境が変化し全身に症状が現れる。そのため、全身状態を観察し、電解質異常、疾患の進行状況、合併症の有無をアセスメントする必要がある。
- 例として、尿毒症による全身症状を図8に示す。尿毒症とは、腎機能不全のため尿中に排泄されるべき代謝老廃物が血液中に蓄積されて起こる腎不全の末期症状である。
- 糸球体の機能が10％以下になると症状が出はじめる。ナトリウム、クロールの蓄積は体内水分の増加をもたらし、浮腫、高血圧、心不全の原因になる。
- カリウムの増加は、不整脈を引き起こす原因となる。腎臓のビタミンD活性障害により腸からのカルシウム吸収や骨吸収、腎臓でのカルシウム再吸収が低下し、低カルシウム血症となる。その結果、二次性副甲状腺機能亢進症となり、さらに代謝性アシドーシスも加わると腎性骨異栄養症が発生する。

血圧

アセスメントのポイント

- 腎疾患患者の高血圧は、腎機能低下の結果であることが多いため、血圧値の変動と血液検査所見を全身所見とあわせて観察する。

- 急性糸球体腎炎、慢性腎盂腎炎、腎腫瘍などの疾患では、病態悪化の徴候として血圧の上昇がみられる。高血圧は、腎不全を悪化させ、脳血管障害、心不全といった合併症の誘因になるため注意する。
- 透析患者の予後は循環器疾患、動脈硬化疾患の影響を受けるため、血圧コントロールは最優先事項の1つである。

尿の異常

観察のポイント

- 尿の量・性状は腎の排泄機能を反映するため、重要な観察項目である。
- 尿の排泄障害は体内の不要産物の排泄障害を意味し、体内環境の変調を示唆するため、その観察は特に重要である。

1. 尿量の異常

1）多尿

- 多尿は、尿量が3,000mL/日以上（めやす）の場合をいう。
- 多尿は、急性腎不全の利尿期、慢性腎不全の増悪、腎性尿崩症、腎萎縮、糖尿病などの徴候として観察される。腎濃縮能の障害で起こる。
- 体液の過剰な排泄は、脱水、電解質バランスのくずれの誘因となるため、これらの症状もあわせて観察する。

2）乏尿・無尿

- 尿量が400mL/日以下の場合を乏尿、100mL/日以下の場合を無尿という。
- 乏尿、無尿は、①腎前性、②腎性、③腎後性の3つに分けられる。
  ①**腎前性**：腎への灌流圧の低下（ショック、心不全、脱水、下痢、嘔吐など）が原因として挙げられる。
  ②**腎性**：腎実質の障害による尿量減少（腎炎、ネフローゼ症候群、急性尿細管壊死など）が原因として挙げられる。
  ③**腎後性**：尿管、膀胱、尿道の両側性閉塞（結石、腫瘍など）が原因として挙げられる。
- 尿へのカリウム排泄障害から血液中のカリウム値が上昇する。高カリウム血症は、四肢のしびれ、不整脈、呼吸筋麻痺、心停止を起こす恐れがある（乏尿・無尿時のカリウム点滴は禁忌である）。血中カリウム値と同時に心

図8　尿毒症の全身所見

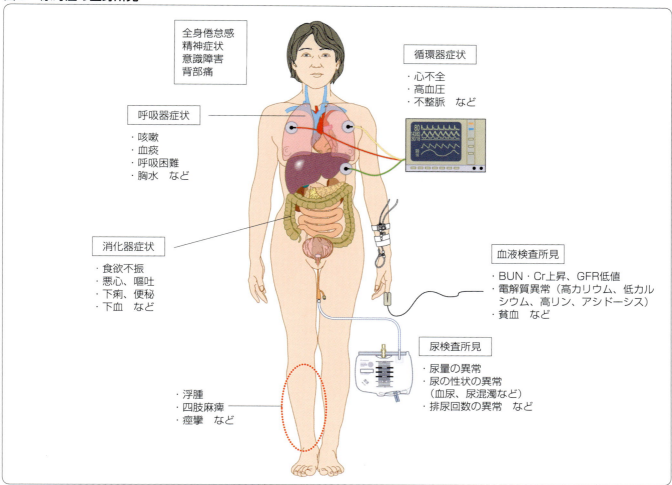

- 全身倦怠感
- 精神症状
- 意識障害
- 背部痛

循環器症状
- 心不全
- 高血圧
- 不整脈　など

呼吸器症状
- 咳嗽
- 血痰
- 呼吸困難
- 胸水　など

消化器症状
- 食欲不振
- 悪心、嘔吐
- 下痢、便秘
- 下血　など

血液検査所見
- BUN・Cr上昇、GFR低値
- 電解質異常（高カリウム、低カルシウム、高リン、アシドーシス）
- 貧血　など

尿検査所見
- 尿量の異常
- 尿の性状の異常（血尿、尿混濁など）
- 排尿回数の異常　など

- 浮腫
- 四肢麻痺
- 痙攣　など

表2　尿検査でわかること

検査項目	基準値	異常の原因と観察ポイント
尿比重	1.002〜1.030	・低比重尿：尿崩症、腎機能低下、慢性腎盂腎炎 ・高比重尿：脱水症、糖尿病
尿pH	平均6.0（5.0〜7.0）	・高pH（アルカリ尿）：尿路感染症、結石症、腎機能低下、代謝性アルカローシス ・低pH（酸性尿）：腎機能低下、脱水、結石、代謝性アシドーシス
尿潜血	陰性	・腎臓・尿路系の炎症、尿路結石、悪性腫瘍 ＊炎症の悪化所見も同時に観察
尿タンパク	陰性 30mg/dL以下、80mg/日以下	・糸球体腎炎、ネフローゼ症候群、糖尿病性腎症、ループス腎炎、悪性腫瘍、尿路結石、尿路感染、腎血流循環の異常
尿糖	陰性 30mg/dL未満、80mg/日未満	・血糖値も高値：糖尿病、ステロイド剤投与 ・血糖値は正常：腎障害
尿沈渣	赤血球：1個/4〜7視野以下、白血球：1〜2個/4〜7視野以下、上皮細胞：1個/10視野以下、円柱細胞：1個/20視野以下（すべて顕微鏡400倍で拡大した場合）	・多数の赤血球：腎・尿路系の結石、炎症、腫瘍 ・多数の白血球：腎・尿路系の炎症 ・多数の上皮細胞：腎・尿路系の細菌感染症

図9 血尿をきたす疾患とその発現部位

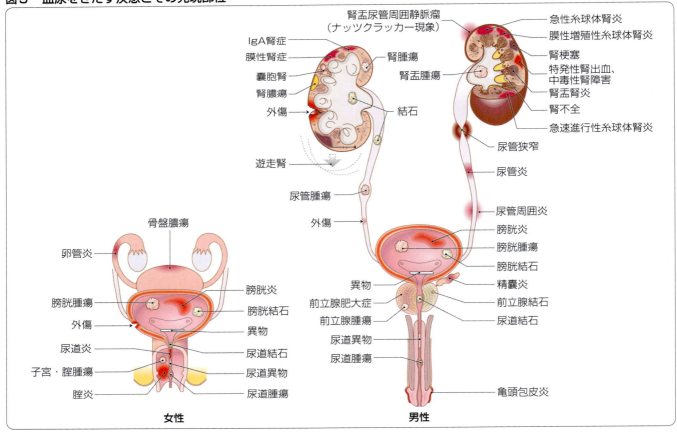

電図モニターの変化にも注意して観察する。
- 腎血流量の低下により腎機能が低下するので、腎血流量を確保するため、安静が保たれているかを観察する。

3）尿閉

- 尿閉は、尿が生成されているにもかかわらず、排尿されない状態を指す。
- 尿閉の原因として、①下部尿路の通過障害によるもの（前立腺肥大症など）、②膀胱の神経障害（糖尿病や脊髄損傷などに起因する神経因性膀胱など）、③薬剤（副交感神経遮断作用の強い胃腸薬、抗ヒスタミン薬、解熱・鎮痛薬など）がある。
- 尿が膀胱に貯留していることで、下腹部膨隆が観察される。
- 原因疾患としては、尿道閉塞、脊椎損傷、前立腺肥大、膀胱腫瘍、婦人科腫瘍、結石などがある。

2．尿の性状の異常

1）肉眼での観察

- 尿中の血液濃度が0.1％以上になると、肉眼的に血尿（図9）を認める。
- 高度出血は、貧血や血圧低下を起こす。血圧、脈、顔面の色などを同時に観察する。
- 尿混濁は、通常では観察されないため、混濁がみられた時点で異常である。

2）尿検査所見の観察

- 尿検査での観察ポイントはp.109、表2を参照。

表3 尿失禁の分類

分類	内容
腹圧性尿失禁	運動時やくしゃみ・咳嗽（咳）などによって腹圧がかかった場合に、尿道括約筋の筋力低下などが原因で尿が不随意に漏れる。
切迫性尿失禁	強い尿意と同時または直後に尿が不随意に漏れる。神経変性疾患、過活動膀胱、膀胱の炎症などで生じる。
流性尿失禁	尿道閉塞、神経障害によって残尿がたまり、膀胱内圧が上昇して尿が不随意に漏れる。
機能性尿失禁	排尿機能は正常であるが、知能・運動・ADL障害などによって、適切なときに適切な場所で排尿できない。トイレの場所を認識できない、トイレへの移動に時間がかかりすぎて間に合わない、など。

尿失禁

観察のポイント
- 尿意の有無、排尿の回数、時間、量、どのようなときに失禁してしまうのかについて観察する。

- 尿失禁は、原因や程度によって効果的な援助方法が異なるため、原因を鑑別する必要がある。
- 尿失禁は主に表3のように分類される。
- 尿失禁の原因が単なる老化ではなく、感染症や神経障害である場合もあるため、観察による早期の診断と対処が必要である。

浮腫

観察のポイント
- 腎不全で全身性浮腫が観察されるため、血圧、呼吸困難、呼吸状態の観察が必要である。
- 浮腫の原因は多岐にわたるため、原因疾患の状態もあわせて観察する。
- 浮腫の増悪の有無を観察する。

- 浮腫は、細胞外液（間質液）が異常に増加した状態であ

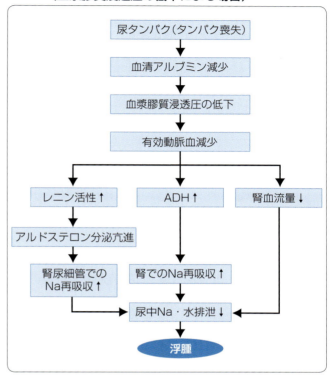

図10 腎機能の障害による浮腫の発生（血漿膠質浸透圧の低下による場合）

る。ナトリウム・水分の排泄障害によって起こり、浮腫の出現・悪化は腎機能の変調を示す（図10）。
- 浮腫により腎血流量が減少し、尿量が減少している場合や、慢性腎不全で尿を排泄できず、利尿薬も無効である場合は、透析により体内の水分を除去する必要がある。
- 浮腫は皮膚の伸展・血行障害を招くことから、褥瘡を起こしやすく、易感染状態になりやすい。
- 浮腫の状態を観察することで、疾患の二次的な障害を予防できる。
- 浮腫から引き起こされる合併症を予防する。
  ・褥瘡の有無、発生要因の除去
  ・皮膚・口腔粘膜の観察、保護（外傷から容易に感染する）

表4 腎機能の指標

血清尿素窒素（BUN）	尿素窒素の排泄は主に腎で行われるため、腎機能が障害されると値が上昇する。しかし、BUNは消化管出血や脱水などでも上昇がみられるため、Crと同時に観察しなければならない
血清クレアチニン（Cr）	骨格筋で生成され糸球体で濾過される。再吸収はほとんど行われないため、糸球体濾過機能をみるのに有用である。筋肉量に比例するため、食事の影響を受けにくい
糸球体濾過値（GFR）	腎機能障害の初期から低下するので、異常の早期発見に有用である

表5 電解質異常に伴う症状

電解質	異常値（数値は省略）	身体所見	自覚症状
Na	高	脱水、意識障害、けいれん、筋力低下	口渇感、脱力感、乏尿もしくは多尿
	低	意識障害、昏睡、腱反射亢進、呼吸異常、浮腫	悪心・嘔吐、全身倦怠感
K	高	不整脈、心電図変化（テント上T波など）、心停止、呼吸・腸管麻痺	四肢のしびれ、脱力
	低	不整脈、心電図変化（T波の平坦化など）、心不全、呼吸・腸管麻痺、筋力低下	倦怠感、脱力感、四肢麻痺、口渇、多尿
Ca	高	高血圧、尿路結石、意識障害、情緒不安定	嘔吐・食欲不振、便秘、倦怠感、脱力感、不眠、搔痒感、口渇、多尿、幻覚
	低	血圧低下、心拍出量低下、脱水、湿疹、色素沈着、深部反射亢進	テタニー、けいれん、倦怠感、不安、うつ
Cl	高	Na高値とほぼ同じ症状を呈す	
	低	Na低値とほぼ同じ症状を呈す	

血液・生化学検査

アセスメントのポイント

- BUN、Cr、糸球体濾過値（GFR）から腎機能の状態を観察する（表4）。
- Crは、特に腎機能以外の影響をほとんど受けないため、腎機能の評価に優れている。
- 慢性腎不全とは、BUN20mg/dL、Cr2mg/dL以上が持続している状態をいう。
- 尿毒症を起こしている場合は、溶血に起因して赤血球が減少する。

- 腎機能の低下は、その原因にかかわらず、血清尿素窒素（BUN）と血清クレアチニン（Cr）の上昇として現れる。慢性的な腎機能低下により、エリスロポエチンの分泌が障害され、貧血を起こす。酸素運搬能力が悪化することで、腎機能障害の増悪、全身倦怠感、栄養状態の低下が起こる場合がある。
- 腎機能低下は、窒素代謝産物の排泄障害により出血傾向（血小板機能の低下）を引き起こす。結石症などで腎・泌尿器が刺激を受ける場合には、出血に留意する必要がある。
- 腎機能の状態に応じて電解質バランスが変調する。
- 電解質異常（表5）は、心不全、意識障害、浮腫など、さまざまな障害を起こすため、早期の対応が必要である。

検査法

1. クレアチニンクリアランス（CCr）

1）目的

- 糸球体濾過機能を評価する。横紋筋で生成されるクレアチニンは尿細管でほとんど再吸収されないため、クレアチニンの腎排泄量が、糸球体濾過値の指標に用いられる。

2）検査方法と検査時の注意

- 排尿がみられる限り、実施できる。
  - ・短時間法：基本的な糸球体機能を知ることができる
  - ・24時間法：日常生活上での、実際の糸球体機能を評価できる
- より正確な値を検出するために、蓄尿中と採血前は肉類の摂取を控え、できるだけ安静を保つよう注意する。

その他の検査

1．PSP検査

1）目的
- 近位尿細管の機能を評価する。PSP（フェノールスルホンフタレイン：phenolsulfonphthalein）は、そのほとんどが近位尿細管から再吸収されることを利用した検査である。

2）検査方法
- 検体は尿である。PSP検査の15分値は腎血流量とよく相関するといわれ、軽～中等度の腎障害を評価するのに適している。

2．腎生検

1）目的
- 糸球体腎炎やネフローゼ症候群などの、両側腎皮質に器質的病変がある疾患に適している。

2）検査方法と検査時の注意・禁忌
- ベッド上で腹臥位をとり、腎の移動を抑制したうえで超音波画像下で標本を採取する。
- 出血傾向、うっ血性心不全、高血圧、腎不全の症状がみられる患者、また、水腎症、嚢胞腎、単腎患者には腎生検は禁忌である。

3．超音波検査・腹部CT検査

- 腎臓の形、大きさ、合併症（腫瘍や結石など）の有無を調べる目的で実施する。

column

尿は体の異常の情報源

　尿は成人で1日に約1.5L排泄されている。尿はその色素（ウロクロム、ウロビリン）によって一般的には薄い黄色である。尿の成分は、95％以上が水分で、その他に尿素や食塩が含まれる。

　体液中の水分や物質濃度を一定に保つためには、出納（IN／OUT）を調整する必要がある。汗や不感蒸泄も含めてさまざまな排出機能を見直したとき、圧倒的に多いのが尿である。

　腎臓は腎小体と尿細管が集まってできたものである。約100万個ある腎小体では、血液を濾過している。大動脈から分かれた腎動脈は、腎臓に入って細かく枝分かれして腎小体に向かう。そのなかで毛細血管となって毛糸玉のような構造の糸球体を形成し、再び動脈となって腎小体を出る。

　このようにして糸球体から出た濾液は尿となって、ボウマン嚢に入る。ボウマン嚢から尿細管を通る間に尿全体（原尿）の99％は再吸収され、最終的には1％が腎臓から排出されることになる。冒頭にも述べたように尿は1日約1.5L排泄されているが、ほとんどが再吸収されていることになる。腎臓は単なる排泄器官ではなく、体内の物質の再利用を助ける器官といえる。

　尿はまた、体の状態に関する情報をさまざまに提供してくれる情報源でもある。尿検査によってわかるものとしては、タンパク尿、血尿、細菌尿、糖尿などがある。タンパク尿は尿100mL中　10～20mg以上のタンパク質が含まれている場合で、糸球体や尿路の異常が考えられる。血尿では腎疾患、膀胱・尿道障害、細菌尿では尿管、膀胱、尿道のウイルス感染が考えられる。糖尿病では、尿糖が検出されることが多い。

腎・泌尿器系の関連図

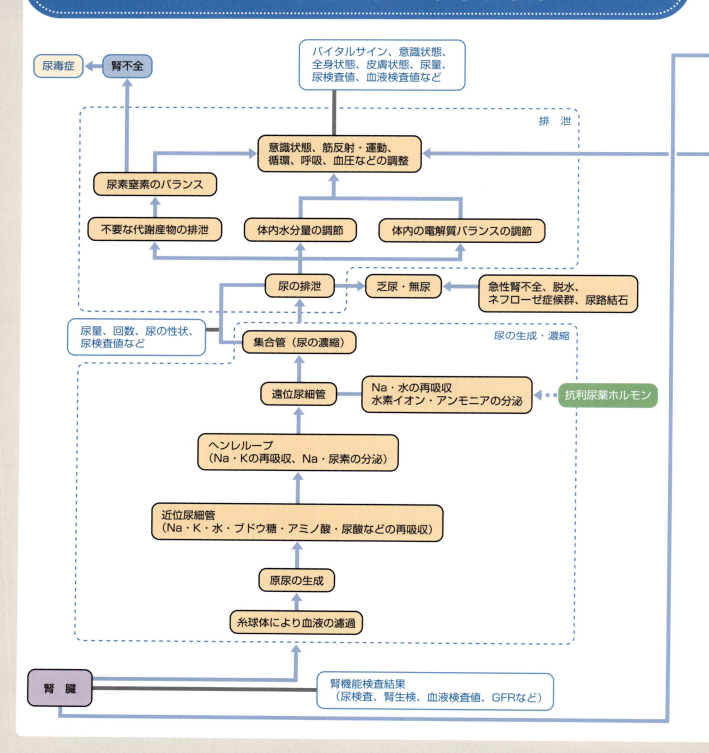

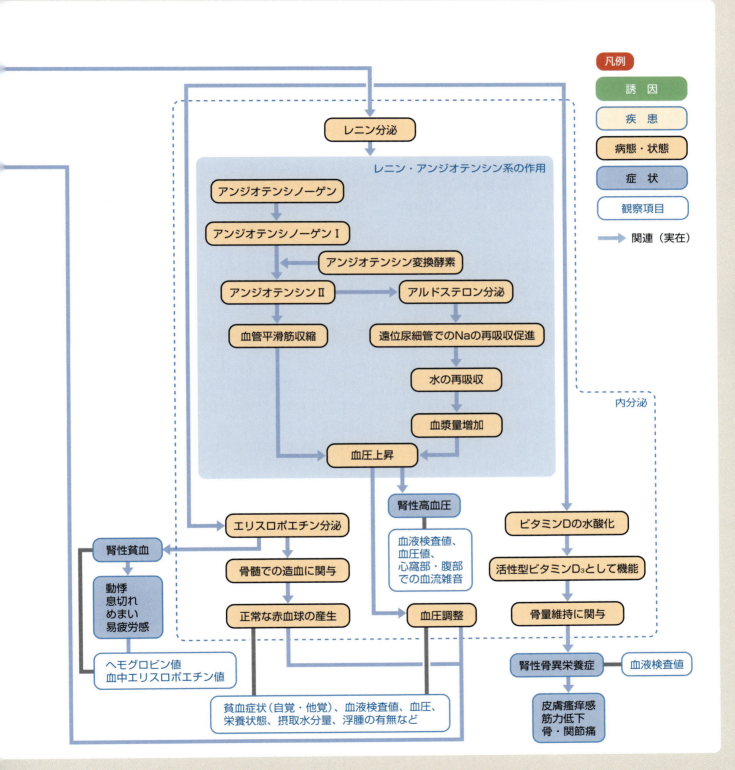

代表的疾患の病態と観察ポイント

慢性腎臓病（CKD）と慢性腎不全

1. 慢性腎臓病（CKD）とは

- 慢性腎臓病（CKD：Chronic Kidney Disease）とは、慢性腎不全を含む概念であり、糸球体濾過量（GFR）で表される腎機能低下が3か月以上ある、もしくは腎臓障害を示す所見が慢性的（3か月以上）に持続するすべての腎臓病を指す。
- 近年新たに提唱されている生活習慣病の1つで、初期症状がほとんどない初期の腎臓病でも慢性腎不全や末期腎不全に至る前に早期発見・治療につなげるための取り組みが進められている。
- 初期にはほとんど自覚症状がなく、進行するにつれ夜間頻尿、浮腫、貧血、倦怠感、息切れなどの症状が出現する（図11）。
- 慢性腎臓病が進行すると急性・慢性腎不全に移行し、さらに悪化すると透析療法（血液透析や腹膜透析）や移植が必要になる。
- 慢性腎臓病の病期が進むほど、心血管疾患（CVD）の発症リスクが高くなる（表6）。

2. 慢性腎不全とは

- 慢性腎不全とは、腎の機能障害によって、長期にわたって体液の恒常性が維持できなくなった状態である。
- 慢性腎不全は、徐々に発症し、不可逆的な進行をたどる。
- 腎不全は、特定の疾患ではなく、腎機能が障害される症候群である（表7）。
- 腎機能障害の程度により、GFRと尿アルブミン／クレアチニン比（ACR）で分類される（表6）。

3. 慢性腎不全の病態生理

- 腎疾患などによって糸球体濾過が亢進することで、細胞が変性し、腎機能障害が進む。
- ほとんどの腎疾患で、その病状が悪化すると慢性腎不全となる。
- 代謝産物の排泄が障害され、体内に尿素、尿酸、電解質

図11 慢性腎臓病の症状

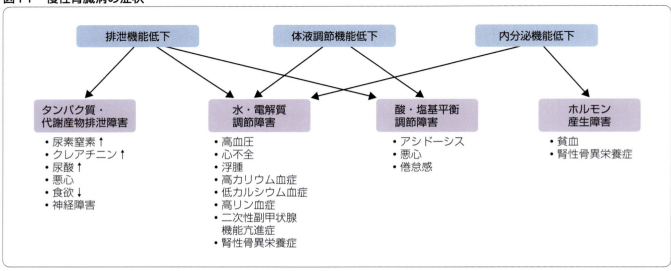

表6　CKDの重症度分類

原疾患	蛋白尿区分		A1	A2	A3
糖尿病	尿アルブミン定量 (mg/日)		正常	微量アルブミン尿	顕性アルブミン尿
	尿アルブミン/Cr比 (mg/gCr)		30未満	30〜299	300以上
高血圧 腎炎 多発性嚢胞腎 移植腎 不明 その他	尿蛋白定量 (g/日)		正常	軽度蛋白尿	高度蛋白尿
	尿蛋白/Cr比 (g/gCr)		0.15未満	0.15〜0.49	0.50以上
GFR区分 (mL/分 /1.73m²)	G1	正常または高値	≧90		
	G2	正常または軽度低下	60〜89		
	G3a	軽度〜中等度低下	45〜59		
	G3b	中等度〜高度低下	30〜44		
	G4	高度低下	15〜29		
	G5	末期腎不全(ESKD)	<15		

重症度は原疾患・GFR区分・蛋白尿区分をあわせたステージにより評価する。CKDの重症度は死亡、末期腎不全、心血管死亡発症のリスクを緑■のステージ基準に、黄■、オレンジ■、赤■の順にステージが上昇するほどリスクは上昇する。

(KDIGO CKD guideline 2012を日本人用に改変)
日本腎臓学会編：CKD診療ガイド2012．東京医学社，東京，2012：3．より転載．

表7　慢性腎不全の原因となる主な腎・泌尿器系疾患

分類	疾患名
糸球体疾患	急性・慢性糸球体腎炎など
尿細管疾患	尿細管性アシドーシスなど
間質疾患	間質性腎炎
先天性腎疾患	多発性嚢胞腎、形成不全腎など
感染	腎盂腎炎、腎結核など
尿路閉塞	腎・尿路系腫瘍、結石、前立腺肥大など

表8　慢性腎不全の主な症状

分類	症状
全身症状	全身倦怠感、脱力感、浮腫など
中枢神経症状	頭痛、不眠、不安感など
末梢神経症状	しびれ、痙攣、関節痛、骨痛など
循環・呼吸器症状	呼吸苦、胸痛、動悸
消化器症状	食欲不振、悪心・嘔吐、腹痛、吐血、下血、下痢など
泌尿器症状	尿量の異常、尿性状の異常など
皮膚症状	瘙痒感など

(ナトリウム以外)、クレアチニン(Cr)などが貯留する。

4. 観察ポイント

- 食事療法を適切に継続できるかどうかが予後にかかわる。そのため、自覚症状の乏しい時期も患者が病識をもち、食事療法を実施できるよう援助する。食事療法が不適切だと水分とNaは過剰／不足となりやすいため注意する。
- 腎機能障害の多くは不可逆性に進行する。また、慢性腎不全が悪化すると透析療法の導入となるため、症状の進行を観察する必要がある。

1) 症状
- 慢性腎不全の主な症状を表8に示す。
- レニンの分泌増加により高血圧、エリスロポエチン低下により貧血症状を呈する。
- 電解質バランスの変調をきたし、低ナトリウム血症、高カリウム血症、低カルシウム血症などの電解質異常を起こす。また、重炭酸イオン濃度(HCO_3^-)の低下により

血液が酸性に傾くと、代謝性アシドーシスを起こす。代謝性アシドーシスを起こすと、酸性に傾いた血液を元に戻そうという作用が働き、クスマウル大呼吸がみられる。
- 慢性腎不全の症状の増悪、原疾患の病状を観察する。
- 第Ⅱ期（機能代償期）は多尿を呈するため、脱水を起こしやすい。脱水の有無を観察する（脱水がみられた場合は水分補給が必要）。
- 透析療法の導入は、尿毒症発症以前が基本である。各検査所見を継続して観察する。

2）食事療法
- 食事療法は、低タンパク（0.8～1.0g/kg/日）、高カロリー（25～35kcal/kg/日）、塩分制限（Na 6 g/日）を基本とする。その他、カリウムやリンをとりすぎないことと、適切な水分摂取にも注意する。
- 病識を把握し、食事療法の重要性を理解しているか、適切な食事療法ができているかどうかを観察する。

3）検査
- 慢性腎不全は原疾患の悪化によって誘発されるため、検査により、原疾患の病態を観察することが必要である。
- 血液検査所見、生化学検査所見、血液ガス値、腎機能、画像検査より診断する。

腎・尿路結石

1. 腎・尿路結石とは

- 尿路結石には、その存在部位によって尿管結石、膀胱結石、尿道結石がある（腎結石を含めることもある）。
- 腎結石は、腎実質にできることはまれであり、多くは腎杯結石、腎盂結石である。2つ以上の腎杯に及んだり、大きくなった結石は、その形状から珊瑚状結石と呼ばれる。
- 尿路結石は腎結石が下降したものが多いが、膀胱結石や尿道結石では狭窄や尿の停滞によって結石が原発するものもある。

2. 腎・尿路結石の原因と病態生理

- 尿中には、種々の結石構成物質（塩類、膠質など）が飽和状態で溶けている。尿中に含まれる結石構成物質量は、食事内容によって大きく影響される。水分摂取の不足、動物性タンパク・脂肪・カルシウムの多量摂取などが挙げられる。
- 尿路の先天的な通過障害や高脂血症、高尿酸血症のほか、副甲状腺機能亢進症などさまざまな疾患、偏食、運動不足、長期臥床など何らかの原因で結石構成物質が大量に排泄され、次々と結晶が形成され、凝集して結石が作られる。
- 正常でも結晶は形成されるが、尿中に存在する凝集阻止因子が働いているため、結石の形成には至らないとされている。
- 結石形成には尿の停滞、代謝障害、尿路感染、尿pHの変化、尿路内の異物、遺伝尿中の凝集因子の障害なども影響する。

3. 観察ポイント

- 結石の存在する部位によって症状はさまざまである。尿管結石の疝痛発作や膀胱・尿道結石の排尿時痛などは激しい痛みである。
- 結石による尿路の閉塞によって尿の停滞・感染などが発生し、さまざまな随伴症状を呈する。腎盂腎炎、水腎症、腎機能障害などの併発徴候に注意し、全身状態、水分出納バランスなどを観察する必要がある。

1）疝痛発作
- 突然の痛みであるため、初めての受診の際は急性腹症として他の疾患の可能性も考慮される。
- 尿管結石では、尿管の生理的狭窄部が閉塞され、腎盂内圧が急激に上昇することで偏側性の疝痛発作が起こる。また、結石が下部に移動すると、陰部、大腿内側への放散痛もみられる。閉塞されていないときの痛みは疝痛発作とはいわない。
- 疝痛発作では、体位を変えても痛みは軽減されない。
- 腹部の疝痛発作と同側の腰背部痛が生じる。
- 腹膜刺激症状による悪心・嘔吐も生じる。

2）膀胱炎症状
- 膀胱結石では、閉塞のための残尿から感染を起こし、膀胱炎症状を呈する。
- 膀胱炎症状の初発症状として、排尿時痛、頻尿、残尿感

がある。
- 尿管結石が膀胱近接部にまで落下すると、排尿終末時痛がみられる。

3）尿閉・血尿・膿尿
- 血尿は、完全に尿路が閉塞されている場合（尿閉）はみられないが、尿路の炎症の程度によってみられる。また、停滞尿・残尿による感染を起こしている場合、膿尿もみられる。
- 尿閉では、尿の排泄がなされないため、停滞した尿が腎へ浸潤し、水腎症へと発展する。また、長期にわたって尿閉が改善されないと不可逆性の腎実質障害へ至る。
- 尿管・膀胱・尿道からの出血は、非糸球体性であるため鮮血色を呈する。糸球体性（腎以前の経路での出血）の際は、肉眼的には血尿を認めないことが多い（顕微鏡的血尿）。

4）合併症
- 高熱の場合は、急性腎盂腎炎を疑う。進行すると敗血症ショックになる場合がある。
- 尿量減少の場合は、尿閉、水腎症、腎機能障害を疑う。水分出納バランスの把握が重要となる。

〈文献〉
1. 坂井建雄著者代表：系統看護学講座専門基礎1 人体の構造と機能〔1〕解剖生理学 第9版. 医学書院，東京，2014.
2. 横山啓太郎：新病態生理できった内科学3 腎疾患. 改訂第2版. 医学教育出版社，東京，2010.
3. 関口恵子編：こころとからだの61症状・事例展開と関連図根拠がわかる症状別看護過程. 南江堂，東京，2010.
4. 野中廣志：看護に役立つ検査事典 第2版. 照林社，東京，2015.
5. 小板橋喜久代，阿部俊子編著：エビデンスに基づく症状別看護ケア関連図改訂版. 中央法規出版，東京，2013.
6. 医学情報科学研究所：病気がみえる vol.8 腎・泌尿器 第2版. メディックメディア，東京，2014.
7. 井上智子：病気・病態・重症度からみた疾患別看護過程＋病態関連図 第2版. 医学書院，東京，2012.
8. 西﨑祐史，渡邊千登世：決定版 ケアに活かす検査値ガイド. 照林社，東京，2012.
9. 江口正信：新訂版 検査値早わかりガイド 第2版. サイオ出版，東京，2014.
10. 佐藤達夫：新版 からだの地図帳. 講談社，東京，2013.
11. 岡美智代，細谷龍男監修：ビジュアルラーニング 成人看護学 腎・泌尿器. 医学書院，東京，2013.
12. 松岡由美子，梅村美代志：ナーシングプロフェッショナルシリーズ 腎不全・透析看護の実践. 医歯薬出版，東京，2010.
13. 小野寺綾子，陣田泰子編：新看護観察のキーポイントシリーズ 成人内科Ⅲ. 中央法規出版，東京，2011.
14. 日本腎不全看護学会編：腎不全看護. 医学書院，東京，2012.
15. 中尾俊之編：知りたいことがよくわかる腎臓病教室 第4版. 医歯薬出版，東京，2015.
16. 髙木永子監修：看護過程に沿った対症看護 第4版. 学研メディカル秀潤社，東京，2010.

腎・尿路結石の病態関連図

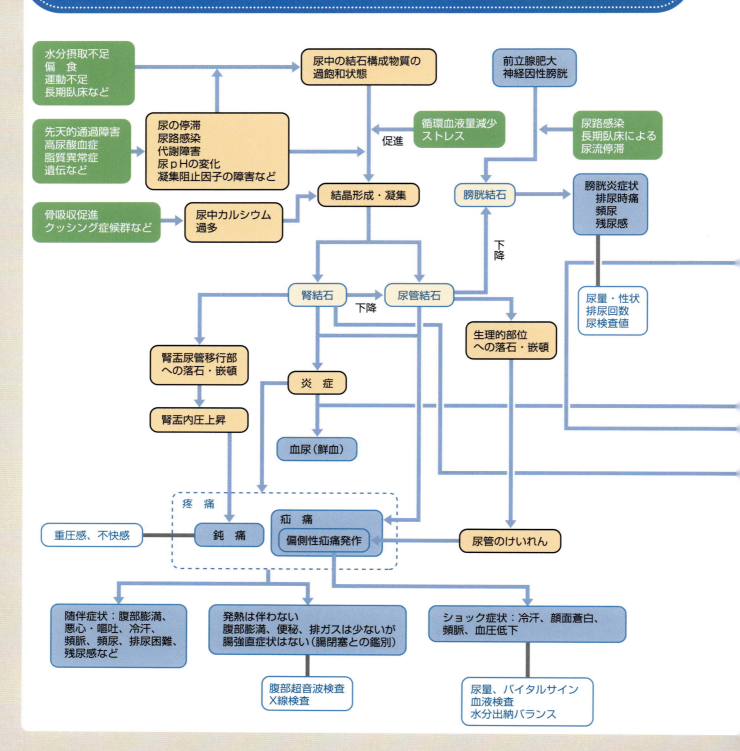

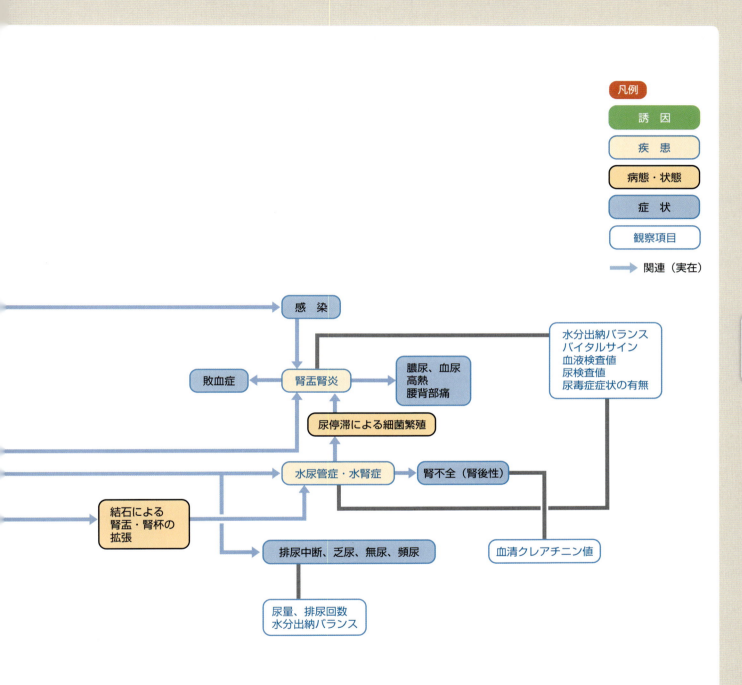

資料 検査の基準値一覧②：生化学検査1・免疫血清学検査

項目	略語・英語名	基準値
総コレステロール値	T-chol：total cholesterol	120〜220mg/dL
HDLコレステロール	HDL-C：high density lipoprotein cholesterol	40〜80mg/dL
リポタンパク分画	LP fractionation/lipoprotein fractionation	VLDL：男性8〜29%、女性3〜23% LDL：男性30〜55%、女性33〜53% HDL：男性29〜50%、女性34〜53%
中性脂肪（トリセリグリド）	TG：triglyceride	50〜150mg/dL
トランスアミナーゼ	transaminase	AST：10〜33 IU/L ALT：5〜42 IU/L
乳酸脱水素酵素	LDH/LD：lactate dehydrogenase	100〜200 IUまたは200〜400 IU/L
アルカリホスファターゼ	ALP：alkaline phosphatase	100〜300 IU/L
γ-グルタミルトランスペプチダーゼ	γ-GTP：γ-glutamyl transpeptidase	50 IU/L未満
コリンエステラーゼ	ChE：cholinesterase	200〜495 IU/Lまたは3500〜6000 IU/L
トリプシン	trypsin	100〜500ng/mL
ビタミン	V：vitamin	VA：270〜480ng/mL VB$_1$：28〜56ng/mL VB$_2$：65〜138ng/mL VB$_6$：55〜110pmol/mL VB$_{12}$：250〜940pg/mL ナイアシン：2800〜7100ng/mL 葉酸：2.5〜10ng/mL
水素イオン指数	pH：hydrogen ion exponent	7.35〜7.45
動脈血炭素ガス分圧	PaCO$_2$：partial pressure of arterial carbon dioxide	38〜46Torr
動脈血酸素分圧	PaO$_2$：partial pressure of arterial oxygen	80〜100Torr
動脈血酸素飽和度	SaO$_2$：arterial oxygen saturation	95%以上
炭酸水素イオン、重炭酸イオン	HCO$_3^-$：bicarbonate ion	22〜26mEq/L
C-反応性タンパク	CRP：C-reactive protein	0.2mg/dL未満

項目	略語・英語名	基準値
β$_2$-ミクログロブリン	β$_2$-m：β$_2$-microglobulin	血清：0.8〜2.2mg/L（尿：30〜200μg/日）
免疫グロブリン	IgG, IgA, IgM, IgE（immunoglobulin G,A,M,E）	IgG：800〜1600mg/dL IgA：140〜300mg/dL IgM：80〜160mg/dL IgE：300U/mL以下
直接・間接クームス試験	direct/indirect Coombs test	陰性（−）
成長ホルモン	GH：growth hormone	5ng/mL未満
副腎皮質刺激ホルモン	ACTH：adrenocorticotropic hormone	20〜100pg/mL
甲状腺刺激ホルモン	TSH：thyroid stimulating hormone	0.04〜4.0μIU/mL
甲状腺ホルモン	TH：thyroid hormone	FT$_3$：2.0〜6.0pg/mL FT$_4$：0.9〜2.0ng/dL
血漿レニン活性	PRA：plasma renin activity	0.5〜2.0ng/mL/h
アルドステロン	aldosterone	30〜150pg/mL
インスリン分泌反応	insulin stimulating test	30分値△IRI/△BS≧0.8 糖負荷後30分のインスリン（IRI）増加と血糖（BS）増加の比が0.8以上
C-ペプチド	CPR：connecting peptide immunoreactivity	血中：1〜3ng/dL 尿中：40〜100μg/日
A型肝炎ウイルス	HAV：hepatitis A virus	HA抗体：陰性（−）
B型肝炎ウイルス	HBV：hepatitis B virus	HBs抗原：陰性（−） HBs抗体：陰性（−） HBc抗体：陰性（−） HBe抗原：陰性（−） HBe抗体：陰性（−） DNAポリメラーゼ：陰性（−）
C型肝炎ウイルス	HCV：hepatitis C virus	HCV抗体：陰性（−） HCV-RNA：陰性（−）
癌胎児性抗原	CEA：carcinoembryonic antigen	5.0ng/mL未満
α-フェトプロテイン	AFP：α-fetoprotein	15.0ng/mL未満
糖鎖抗原19-9	CA19-9：carbohydrate antigen 19-9	37U/mL未満
糖鎖抗原125	CA125：carbohydrate antigen 125	35U/mL未満
前立腺特異抗原	PSA：prostate specific antigen	4ng/mL未満

（検査の基準値一覧はp.55、181、201もあわせて参照）

内分泌・代謝系

内分泌・代謝系の構造と機能

内分泌器官の構造

- 内分泌器官は、産生された分泌物（ホルモン）を血液中に放出する働きをもつ。
- ホルモンは、細胞間で刺激・情報を伝達する化学物質であり、主に内分泌器官から分泌され血中に運搬される。
- 自律神経の調整、性に関する働き、内分泌器官どうしの情報交換は、ホルモンによりなされる。
- 体内の恒常性を維持するための情報は、各器官で収集され、神経とホルモンにより伝達される。
- ホルモンは、血液や体液を通して体内を移動し、特定の器官や細胞に特異的に働く。
- 内分泌器官の構造は図1、内分泌器官と分泌されるホルモンは表1を参照。

図1　内分泌器官の構造

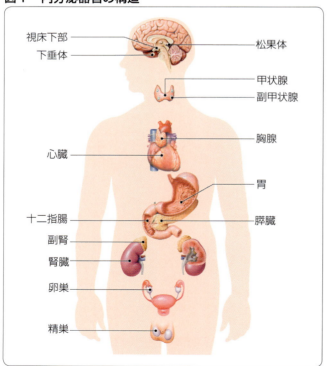

内分泌の機能

- ホルモン分泌には順序があり、上位ホルモンより分泌される（例：下垂体から甲状腺刺激ホルモンが分泌されることにより、甲状腺からサイロキシン、カルシトニンが分泌される）（図2）。
- ホルモン分泌は、さまざまな外部からの刺激やフィードバック機序、自律神経などにより調整される。例えば甲状腺ホルモン分泌は血中濃度が一定以上になると視床下部にて感知され、ネガティブ（負の）フィードバックに

図2　ホルモン分泌のフィードバック（例：甲状腺ホルモン）

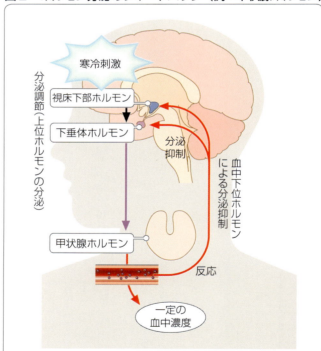

視床下部ホルモン（甲状腺刺激ホルモン放出ホルモン）の働きにより、下垂体ホルモン（甲状腺刺激ホルモン）の分泌が促進されると甲状腺ホルモンの分泌も促進される。その後、甲状腺ホルモンからのフィードバック作用によって甲状腺刺激ホルモン放出ホルモンと甲状腺刺激ホルモンの分泌が抑制されることで分泌は調節される（ネガティブフィードバック）。

表1 主な内分泌器官と分泌されるホルモン

内分泌器官		分泌されるホルモン	主な作用・特徴
視床下部		甲状腺刺激ホルモン放出ホルモン（TRH）	各ホルモンの特異的なホルモンの分泌促進
		副腎皮質刺激ホルモン放出ホルモン	
		性腺刺激ホルモン放出ホルモン	
		成長ホルモン放出ホルモン	
		プロラクチン抑制ホルモン	各ホルモンの特異的なホルモンの分泌抑制
		成長ホルモン抑制ホルモン	
松果体		メラトニン	催眠作用
下垂体	前葉	成長ホルモン（GH）	骨の成長促進、炭水化物・タンパク質・脂質の代謝の調整
		プロラクチン（PRL）	乳腺発育、乳汁産生、乳汁分泌促進。分娩後1週間でピークとなる
		甲状腺刺激ホルモン（TSH）	甲状腺刺激作用
		卵胞刺激ホルモン（FSH）	卵胞の発育促進 精子形成作用促進
		黄体形成ホルモン（LH）	排卵誘発、黄体の分泌機能の維持、テストステロン分泌刺激
		副腎皮質刺激ホルモン（ACTH）	副腎皮質ホルモンの分泌促進
	後葉	抗利尿ホルモン（バソプレシン、ADH）	水の再吸収の促進（→尿量減少→抗利尿作用）
		オキシトシン	乳汁放出、子宮収縮作用
甲状腺		チロキシン	熱量産生、代謝亢進、発育促進、精神活動に関与
		カルシトニン	血中カルシウム濃度の低下
副甲状腺（上皮小体）		パラソルモン	血中カルシウム濃度の上昇
胸腺		サイモシン	T細胞の分化・成熟の促進
心臓		心房性ナトリウム利尿ペプチド	利尿促進、血圧低下作用
副腎	皮質	糖質コルチコイド（コルチゾール）	免疫機能、物質代謝、精神作用、胃液分泌促進、骨成長の抑制、血管反応性の抑制
		鉱質コルチコイド（アルドステロン）	尿細管でのNa再吸収、K排出
		副腎アンドロゲン（デヒドロエピアンドロステロン）	タンパク合成作用。女性の二次性徴の発現に関与
	髄質	アドレナリン	肝臓での糖代謝、心機能亢進、血糖値上昇
		ノルアドレナリン	血管収縮、血圧上昇
腎臓		エリスロポエチン	骨髄での赤血球産生の促進
胃		ガストリン	消化液の分泌促進
十二指腸		セレクチン	
膵臓		インスリン	炭水化物・脂質代謝（→血糖値低下）
		グルカゴン	肝臓でのグリコーゲン分解、脂質分解（→血糖値上昇）
		ソマトスタチン*	インスリン、グルカゴンの分泌抑制
卵巣		エストロゲン（卵胞ホルモン）	二次性徴の発現、子宮粘膜肥厚、乳管の発育
		プロゲステロン（黄体ホルモン）	乳腺発育の促進、子宮内膜の成長刺激作用、子宮の収縮抑制作用
精巣		アンドロゲン（テストステロン）	性の分化、二次性徴、精子形成、骨格筋の成長

＊ ソマトスタチンは、視床下部からの分泌もある。

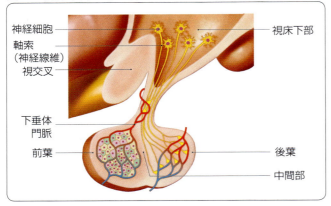

図3　視床下部と下垂体
- 神経細胞
- 軸索（神経線維）
- 視交叉
- 下垂体門脈
- 前葉
- 視床下部
- 後葉
- 中間部

より調節され、血中濃度が保持されている（図2）。

各内分泌器官の機能

1. 視床下部（図3）

- 視床下部は、自律神経系の最高中枢であり、下垂体と密接に連絡してホルモンの合成・分泌を調整している。恒常性維持のための中枢的な働き（体温、食欲、体液量、性機能の調節など）を担う（p.44、2項を参照）。
- 視床下部は、ホルモン濃度や体液の変化など、さまざまな情報を受容することでストレスや生活環境の変化を感じとる。これらの刺激が増強されると、視床下部への影響が強まり、ホルモン分泌のバランスがくずれる場合がある。

2. 下垂体（図3）

- 下垂体は視交叉の後方に位置し、間脳の下面にぶら下がっている丸い器官で、前葉と後葉に分かれる。
- 前葉と後葉は肉眼的所見や発生は異なるが、両者とも分泌されたホルモンを運搬するために毛細血管が発達している。
- 前葉はホルモンの分泌、後葉は視床下部で作られたホルモンを分泌している。
- 視床下部や下垂体のホルモン分泌は、末梢の内分泌器官からのホルモン分泌のフィードバックによって調整されている。

3. 甲状腺（図4）

- 甲状腺は、頸部に位置する蝶型の器官で、内側には多数の腺細胞をもつ。分泌されるホルモンは、表1を参照。
- 甲状腺は、小胞（濾胞、径0.2mm前後の袋）の集合体である。だいたい母指くらいの大きさで、重さ20gほどである。
- 視床下部─下垂体からの刺激ホルモンにより、ホルモンの分泌が促進される。

4. 副甲状腺（上皮小体）（図4）

- 副甲状腺は、甲状腺の裏側にある米粒の半分くらいの大きさの臓器である。「副」とつくが甲状腺とは別の臓器で、上皮小体とも呼ばれる。

5. 副腎

- 副腎は、左右の腎臓の上方に位置し、半月形をしている。
- 皮質と髄質に分かれ、皮質はコレステロールから生成されるステロイドホルモンの糖質コルチコイド、鉱質コルチコイド、副腎アンドロゲンを分泌する。
- 副腎髄質は、交感神経の支配を受け、アドレナリン、ノルアドレナリンとごくわずかなドパミンを放出する。アドレナリン、ノルアドレナリン、ドパミンを総称してカテコラミンという。

6. 膵臓のランゲルハンス島（図5）

- 膵臓は、消化酵素を分泌する外分泌機能と、ホルモンを分泌する内分泌機能を併せもつ器官である。ホルモンはランゲルハンス島（膵島）から放出される。
- ランゲルハンス島はα細胞（15〜20％）、β細胞（60〜70％）、δ細胞（10〜20％）に分かれる。α細胞からグルカゴン、β細胞からインスリン、δ細胞からソマトスタチンを分泌する。

図4 甲状腺と副甲状腺（上皮小体）

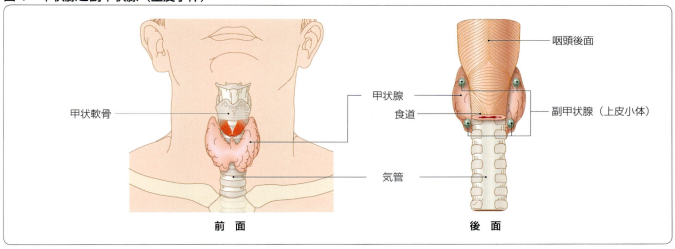

図5 膵臓のランゲルハンス島

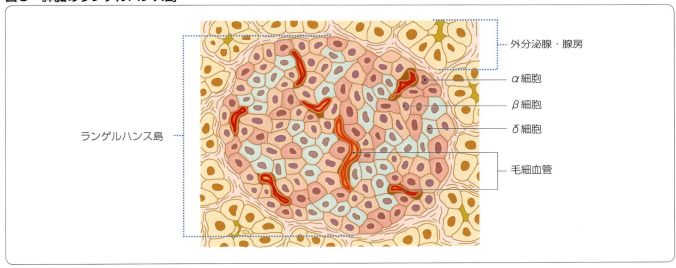

7. 性腺（精巣・卵巣）

- 生殖器からは性ホルモンが分泌され、卵巣由来のステロイドホルモンにはエストロゲン、プロゲステロン、精巣由来にはアンドロゲンがある。二次性徴、生殖機能に関与する。
- 妊娠時には胎盤から、エストロゲン、プロゲステロンなどが分泌され、妊娠の維持、胎児の発育に関与する。

観察・アセスメントのポイント

全身状態

観察のポイント

- 内分泌機能は、自律神経、体内の恒常性の維持に関与するため、その増悪が全身所見に現れることもめずらしくない。
- 内分泌器官は複雑な機能をもち、全身に作用し、異常の発現は多様な形態をとり、その多くは緩慢に進行し自覚症状に乏しいため、専門的な観察が求められる。全身状態の観察による疾患の進行状況の把握、合併症の早期発見が必要となる。
- 各疾患で発現する症状が異なるため、疾患ごとの特徴的な症状を理解したうえでの観察が必要である（図6）。

- 内分泌系の疾患は、障害された分泌器官と分泌ホルモンによって多岐にわたる症状が現れるため、原因疾患の特定が重要である。
- 内分泌系の障害によって身体機能の恒常性がくずれる。機能亢進と機能低下に分けてアセスメントするとわかりやすい。

体重・栄養状態・摂食状況

アセスメントのポイント

- 副腎皮質ホルモンやインスリンは、血糖値の増減を司るため、これらのホルモン分泌が変調すると食欲の減退・増進がみられる。
- 栄養状態の悪化は疲労感の増大、ストレスへの抵抗力低下、皮膚の脆弱化、脱水などを引き起こす可能性があるため、早急な改善が必要である。

- 摂食状況の変化から、栄養状態（表2）の悪化、血清総タンパク（TP）値、アルブミン値（Alb）にも変化が現れる。
- 体重の変動、水分出納（IN／OUT）バランスを観察する。

全身倦怠感

- 全身倦怠感は長期臥床の原因となり、体の各機能を低下させる危険性がある。また、思考力・食欲の低下、ストレスの増大を引き起こす。
- 全身倦怠感は、疾患特異性のない自覚症状のため、患者の訴えのみでなく、いつ出現するのかといった問診を大切に、全身を観察して判断しなければならない。
  - **体重の変動**：極度の肥満・体重減少、浮腫は、倦怠感を増悪させる
  - **筋力の低下**：局所的な疲労が倦怠感として出現する
  - **睡眠**：夜間覚醒、熟睡感

バイタルサイン（体温・脈拍・呼吸）

アセスメントのポイント

- 発熱、動悸、頻脈による発汗によって、不快感・悪寒をきたす。
- 低体温・徐脈は、代謝低下を示していることもあり、悪寒を感じる場合は衣服・寝具の工夫が必要になる。

- バイタルサインは、疾患の進行状況、合併症併発の判断の重要な指標になる。
- バイタルサインを観察し、平常時との比較を行う。
- バイタルサインの異常の有無と随伴症状の観察を行う。

図6 全身状態の観察（主なホルモン分泌異常）

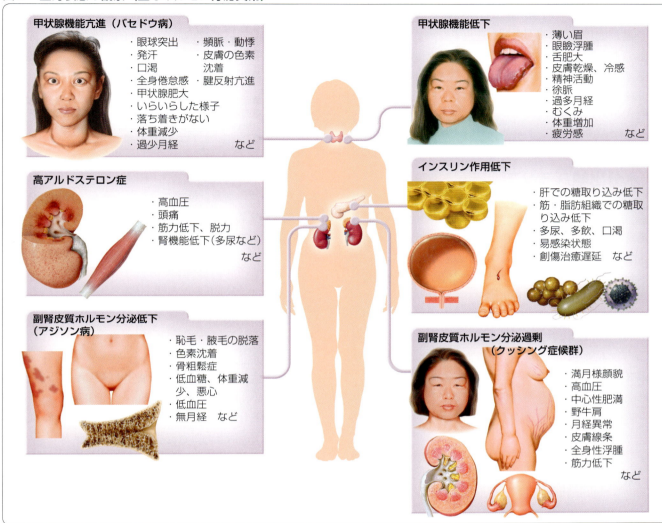

浮腫（表3）

アセスメントのポイント

- 浮腫は、代謝障害による循環動態の変化を示す。浮腫の悪化は、皮膚障害、易感染傾向の原因となる。
- 内分泌疾患に特徴的な浮腫を示していることがある。浮腫を契機に医療機関を受診することもある。血管内静脈圧の上昇、毛細血管透過性亢進などにより浮腫を呈する。
- 甲状腺機能低下による浮腫は、顔面・頸部・四肢に発現

表2 栄養状態の指標

TP、Alb	低栄養状態ではTP、Albの全身組織からの産生低下が起こる
ヘモグロビン	食事摂取不良による鉄欠乏性貧血の指標
体重	体重の減少に注意する。食事摂取が進まないなら、他の栄養摂取方法を考慮する
皮膚	食事摂取不良により、水分量が不足すると脱水の症状を呈する

しやすく、指で押しても圧痕は残らない（non-pitting edema）。ただし、心拍出量の低下に伴う心不全が原因で浮腫が生じている場合など、圧痕を認める浮腫が認められることもある。
- 浮腫のある皮膚は、傷つきやすく、易感染状態である。受傷を避けるため、皮膚の保護・ベッドサイドの環境整備に努める。

水分出納バランス

アセスメントのポイント
- 発汗や食事摂取量・内容の変化から水分出納バランスがくずれやすく、脱水につながる危険性がある。
- 水分出納バランスの変調は浮腫を増悪させ、皮膚障害を起こしやすくする。

- 脱水は、特に、低ナトリウム血症、低カリウム血症、高カルシウム血症、低マグネシウム血症、高マグネシウム血症で起こりやすいので、これらの症状出現に注意する。
- 悪心・嘔吐などの消化器症状は、患者にとって苦痛が大きいため、症状緩和に努める。

電解質異常

アセスメントのポイント
- 体内の電解質量はホルモンの働きと密接に関係しているため、電解質バランスの変調からホルモン分泌異常が観察できる。

- ナトリウム・カリウムの欠乏、カルシウムの代謝異常は意識障害など、さまざまな症状を引き起こすため、適切な電解質補給が必要である。
- 高ナトリウム血症により、高血圧、筋力低下、振戦などが起こる場合がある。
- 低カリウム血症の徴候として、筋力低下、不整脈、口渇、多尿がある。低カリウム血症の増悪で神経障害、筋障害、麻痺が出現する。

表3　浮腫の指標

身体所見	●**下肢**：靴下の跡、指で押して跡が残る ●**顔（まぶた）**：眼瞼に現れやすい ●**体重**：急な体重増加 ●**皮膚**：皮膚が薄く張っている
検査値	●**注目すべき検査値**：TP、Alb、Na、K、BUN、クレアチニン、尿量 ●低タンパク血症による血管から組織への水分移動 ●血清Naの増加が循環血液量の増加を引き起こす。毛細血管内圧が上昇し水分が血管外組織へ移動する ●腎機能の低下はBUNや尿量などに現れる

- 低カルシウム血症、低マグネシウム血症では指先や口まわりに知覚異常が出現したり、手足の手指に拘縮が起こる。重症化すると、けいれんや筋攣縮が全身に広がる。これをテタニーという。

精神状態

アセスメントのポイント
- 容貌の変化が不安や心理的負担の原因となることがあるため、配慮が必要となる。
- 病状の悪化は、情緒不安定、集中力・理解力・記憶力の低下、無気力などを引き起こす。

- ホルモンの分泌異常によって代謝障害が起こり、脳機能が低下して精神障害などさまざまな症状が引き起こされる。
- 抑うつなどの精神状態の変容が増強した場合には、服薬状況など治療が適切に行えているかを確認する。
- 抑うつ傾向の患者は、自発的な訴えが難しいこともあり、家族からの情報収集も重要となる。
- 代謝低下によって発語・会話が困難となっていないか、精神症状が発語・会話にみられないかを観察・判断する。

糖尿病の病態と観察ポイント

- 糖尿病とは、なんらかの原因で血糖値を調節するインスリンの作用が絶対的または相対的に不足することにより生じる疾患で、慢性的高血糖状態を主徴とする代謝疾患群である。

糖尿病の病態生理（図7）

- インスリンとは、膵臓のランゲルハンス島のβ細胞から分泌されるホルモンであり、糖を組織細胞内に取り込ませて利用促進し、血糖を調節する働きをもつ。

- インスリン欠乏、インスリン分泌不足、インスリンへの拮抗作用をもつホルモンの過剰分泌などによるインスリン抵抗性の増大が起こると、高血糖状態となると同時に糖、タンパク質、脂質の代謝異常が生じる。
  - 糖代謝異常：インスリン不足により肝臓でのグリコーゲン分解が亢進して（糖新生）糖放出の抑制がされず、またそのことで肝臓や筋・脂肪組織の糖取り込み（利用）が低下して、血中のブドウ糖が増加する
  - タンパク質代謝異常：筋組織での糖取り込みが低下し、糖の代償としてタンパク質分解が亢進し、筋肉量が減少する

図7 糖尿病の病態生理と主な症状

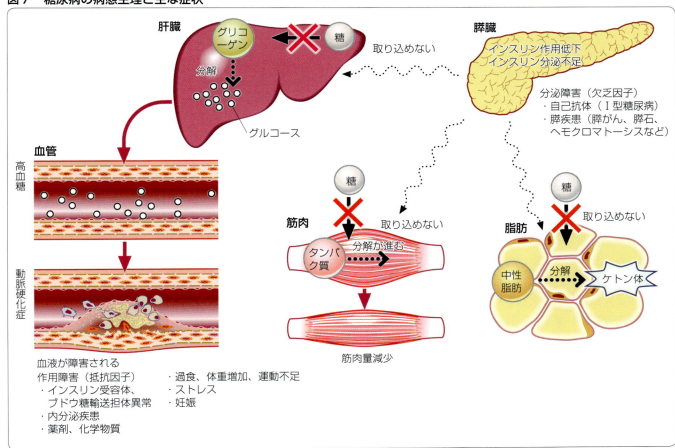

表4　糖尿病の病態分類

病態分類		原因
1型糖尿病	インスリン欠乏	自己免疫性か特発性かで分類される。遺伝、年齢、生活習慣などとは関係がないとされる。インスリン注射は不可欠
2型糖尿病	インスリン分泌不足・抵抗性の増大	遺伝的要因、運動不足、生活習慣などが原因。中高年に多いが、近年では若年での発症もみられる
その他の糖尿病	膵臓の機能やインスリン作用の伝達機構に関与する遺伝子異常、膵疾患、肝疾患、内分泌疾患、薬剤・化学物質起因、感染症、妊娠が原因で起こる	

表5　糖尿病、糖尿病合併症の症状

高血糖	高浸透圧性利尿	血糖値が180mg/dL以上になると、腎臓で再吸収できる糖の量を超えるため、糖が尿中に残り、利尿が亢進され、体液の喪失を招き、循環障害、口渇・多飲が起こる
	非ケトン性高浸透圧性昏睡	脱水、感染、ストレスなどにより著しい高血糖、高浸透圧を起こし、利尿亢進により体液の喪失を招き、昏睡に至る
脂肪組織での糖利用低下	脂質異常症、動脈硬化症	中性脂肪の分解・血中脂肪酸の増加が起こる。下肢の動脈硬化によって壊疽を起こす危険性がある
	ケトアシドーシス昏睡	中性脂肪の分解が促進され、ケトン体（ケトン体は中性脂肪分解時の産生物）が過剰に増加する
筋組織での糖利用低下	全身倦怠感・疲労感	タンパク質分解が促進され、筋肉量が減少する。筋肉量の減少から体力低下、全身倦怠感が起こる
血管障害	糖尿病性網膜症	網膜の毛細血管の変形・閉塞が起こり、毛細血管瘤、新生血管が形成される。血管内圧上昇などで毛細血管瘤の破裂、新生血管の損傷が生じて出血し、網膜剥離などの視力障害が起こる
	糖尿病性腎症	毛細血管の変性から糸球体濾過量が減少し（腎機能低下）、腎不全を起こす。悪化すると尿毒症にまでいたり、生命に致命的な障害を与える
	糖尿病性神経障害	神経を栄養する血管が障害され、知覚異常・自律神経障害を起こす。動脈硬化による循環障害も合わさり、下肢の壊疽を誘発する（p.215を参照）
低血糖	低血糖性昏睡	インスリンの過剰投与や食事バランスのくずれなどから起こる。低血糖による昏睡は、その他の昏睡とはまったく別の治療法となるため、早期の正確な判断が要求される。昏睡した状況、時期、時間などの情報を、家族などから収集する
好中球機能低下	易感染状態	高血糖持続状態では、白血球（好中球）の貪食・殺菌機能の低下により、軽度の免疫不全状態になり、皮膚感染や尿路感染などを起こしやすい

- 脂質代謝異常：脂質組織での糖取り込みが低下し、糖の代償として中性脂肪の分解が亢進する。血中の遊離脂肪酸が増加するとともにケトン体産生が促進される
● 長期にわたる高血糖状態は血管の障害を促進し、慢性合併症を引き起こす。慢性合併症は、以下のように微小血管障害と大血管障害に大別される。
  - 微小血管障害：糖尿病網膜症、糖尿病性腎症、糖尿病神経障害
  - 大血管障害：脳梗塞、狭心症、心筋梗塞、閉塞性動脈硬化症（ASO：arteriosclerosis obliterans）
  - その他：糖尿病性足病変、歯周病、認知症
● 微小血管障害では、糖化したタンパク質の蓄積によって腎でサイトカインが発現し、糸球体を硬化させ糖尿病性腎症を引き起こす。また、糖化したタンパク質は血管内皮細胞に影響し、血管拡張・血管新生が起こる。その結果、眼内の微小血管が損傷し網膜症になる。末梢神経では、微小血管障害・虚血によってしびれ・痛みなどの神経障害が起こる。

糖尿病の病態分類

● 糖尿病は、膵臓のランゲルハンス島のβ細胞（インスリン分泌）破壊によるインスリン欠乏に基づき作用の絶対的不足が生じる1型と、インスリン分泌不足やインスリン抵抗性の増大からインスリン作用の相対的不足が生じ

る2型に分類される。
- 1型の原因は主に自己免疫性である（p.132、表4）。

症状と観察ポイント

- 糖尿病は、高血糖状態よりも、それに誘発される合併症が重要な問題となり、出現する症状も多様である。
- 合併症も含めた主な症状をp.132、表5に示す。

検査・診断

アセスメントのポイント
- 糖尿病は、血糖値とヘモグロビンエーワンシー（HbA1c）値をあわせて診断する。
- 血糖値、HbA1c値は、血糖コントロール状態を示す指標である。HbA1cでは過去1〜2か月間の血糖値が反映されるため、継続的な血糖コントロール状態を観察するのに有用である。

- 慢性高血糖を確認し、さらに症状、臨床所見、家族歴、体重歴などを参考として総合的に判断する。（図8）

1. 経口ブドウ糖負荷試験（OGTT）

- 負荷前、30分、60分、90分後に採血し、測定する（表6）。

2. HbA1c値

- HbA1cは、ヘモグロビンとブドウ糖が結合したものであり、血糖コントロール状態を示す指標である。4.3〜5.8％が正常範囲である。

図8 糖尿病の臨床診断のフローチャート（文献15より一部改変）

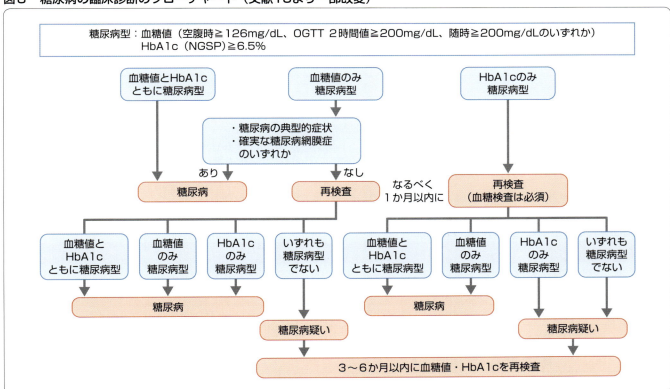

日本糖尿病学会編：科学的根拠に基づく糖尿病診療ガイドライン2013．南江堂，東京，2013：8より転載．

特有の観察項目

1. 生活習慣

> **アセスメントのポイント**
> ● 2型糖尿病治療の第一選択は食事・運動療法であり、それまでの生活習慣が今後の治療に関与する。

- 2型糖尿病は、遺伝的要因に加えて、自身の食事や運動といった生活習慣が大きく関与する。
- **食事**：高脂肪食、栄養の偏りを観察する。動物性脂肪の摂取増加と糖尿病の発生には関連が示唆されている。
- **運動**：筋肉量減少によって、筋肉でのブドウ糖や脂肪の酸化を減少させる（インスリン抵抗性の増大）。
- **肥満**：肥満はインスリン抵抗性を増大させる要因の1つである。

2. 合併症の所見（表7）

> **アセスメントのポイント**
> ● 高血糖自体は身体所見として現れにくいため、患者自身が気づきにくい。

- 高血糖状態が続くと、さまざまな合併症を引き起こす。

3. 皮膚状態（下肢）

> **アセスメントのポイント**
> ● 糖尿病では、動脈硬化症と神経障害を同時に起こすことから、皮膚の治癒遅延をきたし悪化することがあるため、皮膚の状態（胼胝や外傷、白癬感染および、重症化した場合は下肢の壊疽の有無など）を注意して観察する。

- 入浴、足浴、フットケア時に、患者と観察するとよい。
- 傷の有無を観察する。洗ったあとは足をよく乾かす。
- 爪はまっすぐに切ったあと、足趾先端の形状にあわせて

表6　空腹時血糖値および75g経口糖負荷試験（OGTT）2時間値の判定基準（静脈血漿値、mg/dL）

	正常域	糖尿病域
空腹時値	<110	≧126
75g OGTT 2時間値	<140	≧200
75g OGTTの判定	両者をみたすものを正常型とする	いずれかをみたすものを糖尿病型*とする
	正常型にも糖尿病型にも属さないものを境界型とする	

＊随時血糖値≧200mg/dLおよびHbA1c（NGSP）≧6.5％の場合も糖尿病型とみなす。正常型であっても、1時間値が180mg/dL以上の場合には、180mg/dL未満のものに比べて糖尿病に悪化するリスクが高いので、境界型に準じた取り扱い（経過観察など）が必要である。また、空腹時血糖値100～109mg/dLのものは空腹時血糖正常域のなかで正常高値と呼ぶ。
（文献15より一部改変引用）
日本糖尿病学会編：科学的根拠に基づく糖尿病診療ガイドライン2013. 南江堂，東京，2013：7より転載。

表7　高血糖による症状と糖尿病の主な合併症

高血糖による症状	
多尿、口渇、多飲、体重減少	
糖尿病の主な合併症	
神経障害	●高血糖によって末梢神経が障害され、足先、手指の痛みやしびれといった感覚異常として出現する
動脈硬化	●高血糖によって動脈硬化が起こる ●目の細動脈の動脈硬化（糖尿病性網膜症）は進行すると失明に至る ●心臓病や脳卒中の原因にもなる
腎機能障害	●高血糖により腎臓の糸球体の細小血管が硬化して、腎機能低下をきたす ●尿糖やタンパク尿といった症状から始まり、進行し、腎臓の排泄機能が低下すると透析治療が必要となる

- 角をわずかに切り、ヤスリをかける。
- 靴、靴下は足に合うサイズにして、清潔に保つ。
- 血流障害を起こし、易感染状態であるため、受傷を避けることが重要である。

治療

1. 食事・運動療法

- 食事と運動は糖尿病治療の第一選択であり、長期的な血糖コントロールに関与する。
- 食事・運動療法は長年の生活習慣と大きく関連しているため、個別性を重視して専門的な指導が必要である。
- 生活を修正する行動変容を起こすには、長期間の介入が必要である。患者とともに摂取カロリーや運動量の目標を設定し、起こした行動を維持できるよう支援する。

2. 薬物療法

- 使用する薬剤によっては、急激な血糖低下、消化器症状、肝障害などを引き起こすため、患者の服薬に対する理解度をアセスメントする。
- 内服薬による血糖値改善効果がみられない場合はインスリン注射が必要となるが、患者の日常生活や理解度、社会活動をあわせてアセスメントを行い、導入を検討する。
- 服薬状況によっては低血糖（血糖値が50～60mg/dLに低下した状態）や高血糖を引き起こし、重症の場合は昏睡状態に陥る（表8）。患者が適切に服薬できているか、合併症の症状について理解しているか確認する。

表8 糖尿病による昏睡

昏睡の種類	主な原因	観察ポイント
非ケトン性高浸透圧性昏睡	●高浸透圧血症による利尿亢進から脱水となり昏睡に陥る ●不感蒸泄の亢進や中枢神経障害による口渇中枢の機能低下を引き起こす感染が契機となることも多い	●血糖値 ●皮膚、口腔粘膜の乾燥 ●著しい高血糖、直近の血糖コントロール状況 ●ケトン体 ●電解質バランス ●けいれん
ケトアシドーシス昏睡	●ケトン体合成が過剰となり、血液が酸性に傾き（アシドーシス）昏睡に至る	●血糖値 ●クスマウル大呼吸 ●呼気のアセトン臭（甘酸っぱい、アルコール様） ●皮膚・口腔粘膜の乾燥 ●血圧低下 ●電解質バランス
低血糖	●血糖降下薬やインスリンの過剰服用、食事摂取不足、アルコールの大量摂取、激しい運動によって血糖値が急激に低下し昏睡状態に至る	●血糖値、血糖降下薬・インスリンの摂取状況 ●食事、アルコールの摂取状況 ●直近の身体活動状況

〈文献〉
1. 佐藤達夫監修：新版 からだの地図帳. 講談社, 東京, 2013.
2. 深井喜代子, 佐伯由香, 福田博之編：新・看護生理学テキスト 看護技術の根拠と臨床への応用. 南江堂, 東京, 2008.
3. 浅野伍朗監修：からだのしくみ事典. 成美堂出版, 東京, 2002.
4. 坂井建雄, 岡田隆夫：系統看護学講座専門基礎分野 人体の構造と機能[1] 解剖生理学 第9版. 医学書院, 東京, 2014.
5. 小野寺綾子, 陣田泰子編：新看護観察のキーポイントシリーズ成人内科Ⅱ. 中央法規出版, 東京, 2011.
6. 阿部俊子監, 小板橋喜久代, 山本則子編：エビデンスに基づく症状別看護ケア関連図 改訂版. 中央法規出版, 東京, 2013.
7. 井上智子, 佐藤千史編：病期・病態・重症度からみた疾患別看護過程＋病態関連図 第2版. 医学書院, 東京, 2012.
8. 五幸恵：病態生理できった内科学Part 2 腎・内分泌疾患 改訂第2版. 医学教育出版社, 東京, 1996.
9. 池田匡, 井山壽美子監修：代謝・内分泌疾患. 学研メディカル秀潤社, 東京, 2002.
10. 小川聡総編集：内科学書 改訂第8版. 中山書店, 東京, 2013.
11. 相磯貞和訳：ネッター解剖学カラーリングテキスト. 南江堂, 東京, 2011.
12. 医療情報科学研究所編：病気がみえる vol.3 糖尿病・代謝・内分泌 第4版. メディックメディア, 東京, 2014.
13. 門脇孝編：糖尿病学 2014. 診断と治療社, 東京, 2014.
14. 日本糖尿病学会編：科学的根拠に基づく糖尿病診療ガイドライン 2013. 南江堂, 東京, 2013.
15. 清野裕, 南條輝志男, 田嶼尚子他：糖尿病の分類と診断基準に関する委員会報告（国際標準化対応版）. 糖尿病 2012；55：485-504.
16. 小野寺綾子, 陣田泰子編：新看護観察のキーポイントシリーズ 成人内科Ⅰ. 中央法規出版, 東京, 2011.

糖尿病の病態関連図：糖尿病の成立と高血糖による症状、合併症

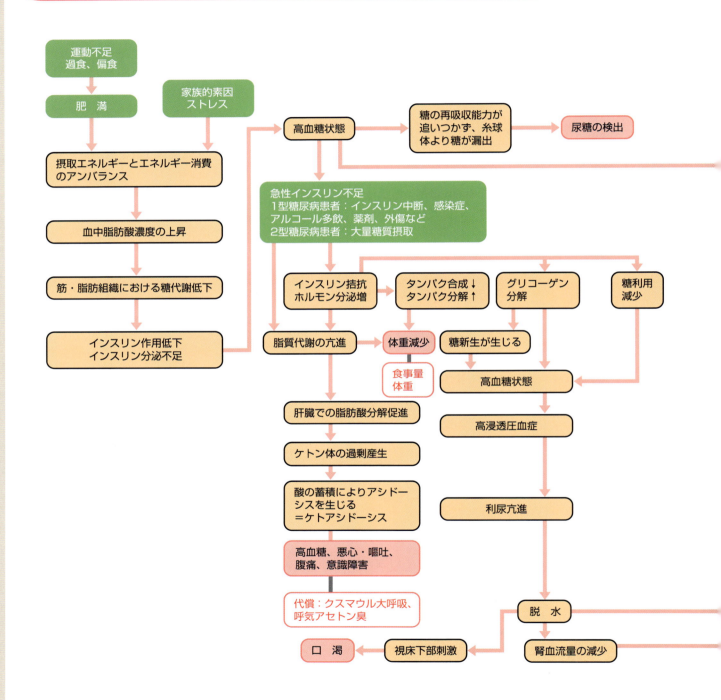

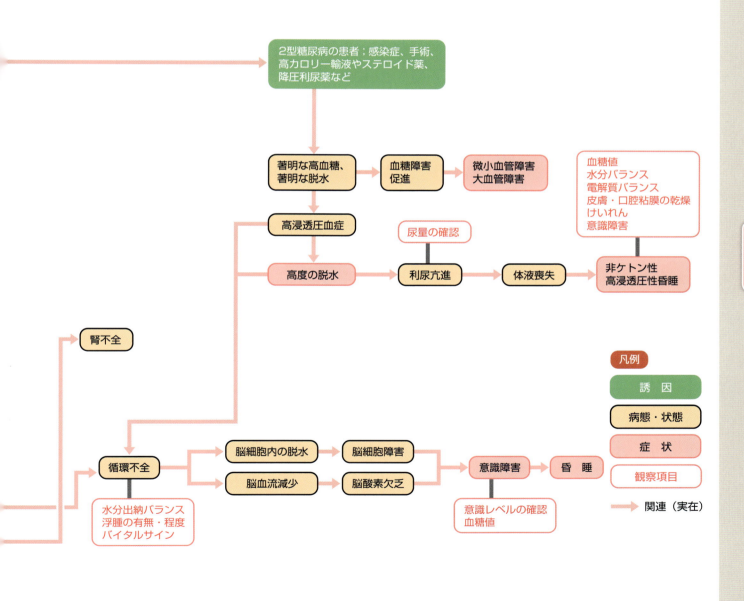

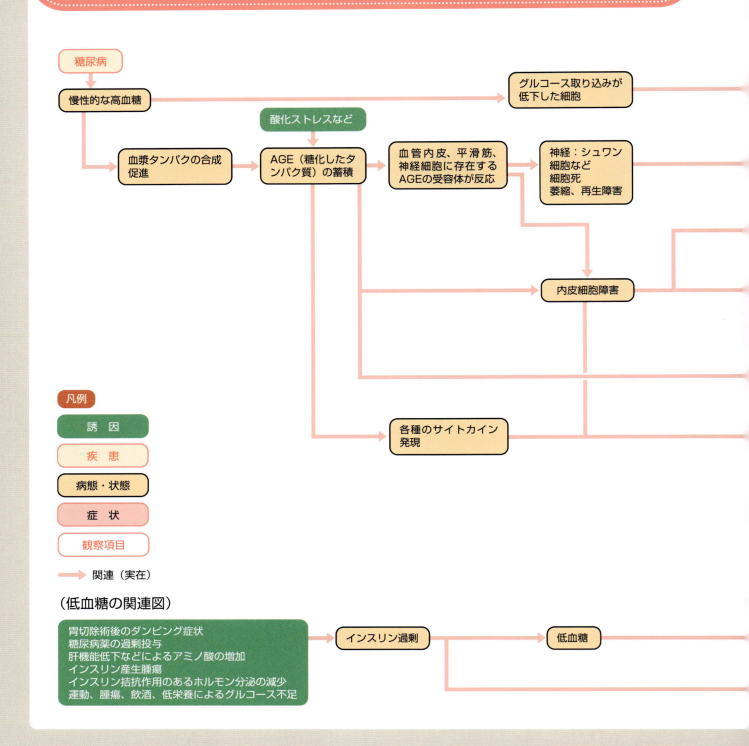

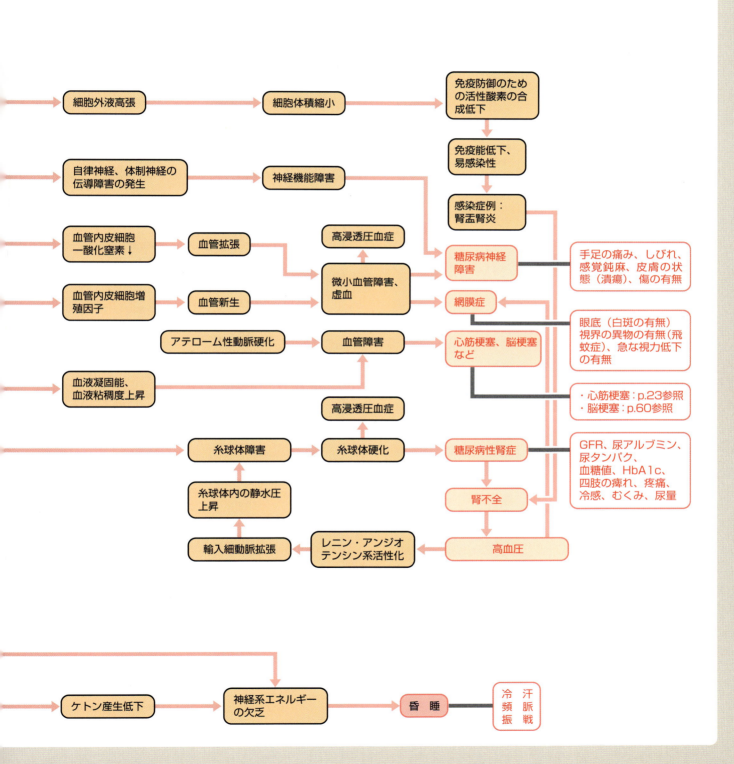

知っておきたい略語一覧②

略語	原語	日本語
LDH	lactic acid dehydrogenase	乳酸脱水素酵素
LE細胞	lupus erythematosus cell	LE細胞
LH	luteinizing hormone	黄体形成ホルモン
MCH	mean corpuscular hemoglobin	平均赤血球ヘモグロビン（色素）量
MCHC	mean corpuscular hemoglobin concentration	平均赤血球ヘモグロビン（色素）濃度
MCV	mean corpuscular volume	平均赤血球容積
Mg	magnesium	マグネシウム
MRA	magnetic resonance angiography	磁気共鳴血管造影
MRI	magnetic resonance imaging	磁気共鳴画像（診断）
MSH	melanocyte-stimulating hormone	メラニン細胞刺激ホルモン
Na	natrium	ナトリウム
NaCl	natrium chloride	塩化ナトリウム
NH_3	ammonia	アンモニア
NMR	nuclear magnetic resonance	核磁気共鳴
O_2	oxygen	酸素
OGTT	oral glucose tolerance test	経口ブドウ糖負荷試験
P	pulse	脈拍
P	phosphorous	リン
$PaCO_2$	arterial CO_2 pressure	動脈血二酸化炭素分圧
PAH	para-aminohippuric acid	パラアミノ馬尿酸
PaO_2	arterial O_2 pressure	動脈血酸素分圧
PAP	pulmonary arterial pressure	肺動脈圧
PAWP	pulmonary arterial wedge pressure	肺動脈楔入圧
PET	positron emission tomography	ポジトロンエミッション断層撮影
pH	pondus hydrogenii	水素イオン指数
PLT	platelet	血小板
PR	pulse rate	脈拍数
PRL	prolactin	プロラクチン
PSP test	phenolsulfonphthalein test	フェノールスルホンフタレイン排泄試験
PT	prothrombin time	プロトロンビン時間
R	respiration	呼吸
RAP	right atrial pressure	右房圧
RBC	red blood cell (count)	赤血球（算定）
S	sacral nerve	仙骨神経
S	selectin	セレクチン
SaO_2	arterial O_2 saturation	動脈血酸素飽和度
SGA	subjective global assessment	自覚的（主観的）包括的評価
SLE	systemic lupus erythematosus	全身性エリテマトーデス
SPECT	single-photon emission computed tomography	単光子放射型コンピュータ断層撮影
T	temperature	体温
T-AML	therapy-related acute myelocytic leukemia	治療関連急性骨髄性白血病
Th	thoracic nerve	胸神経
TIA	transient ischemic attack	一過性脳虚血発作
TP	total protein	（血清）総タンパク
TSH	thyroid stimulating hormone	甲状腺刺激ホルモン
TTT	thymol turbidity test	チモール混濁試験
TV	tidal volume	1回換気量
UV	urinary volume	尿量
VC	vital capacity	肺活量
VS	vital sign	バイタルサイン
V_T	tidal volume	1回換気量
WBC	white blood cell	白血球（数）
ZTT	zinc sulfate turbidity test	硫酸亜鉛混濁試験
%VC	percent vital capacity	%肺活量

（略語一覧①はp.42参照）

造血器系

造血器系の構造と機能

血液の成分（図1）

- ヒトの循環血流量は、成人男性で約5L、成人女性では約4L、体重の約1/13〜1/12（約7〜9%）である。
- 血液は、液体成分の血漿と細胞成分の血球からなり、液体成分は約55%、細胞成分は約45%を占めている。
- 血液の役割は、組織や細胞に酸素や栄養分を供給し、炭酸ガスや老廃物などを回収して肺・腎臓・肝臓に運搬し、体外に排泄することである。ホルモン運搬、体温調節、免疫系の生体防御作用なども担う。

1. 血漿

- 血漿は、黄色味を帯びた液体で、体重の約5%を占める。
- 血漿の約90%は水で、残りはタンパク質（アルブミン、免疫グロブリン、血液凝固因子など）、糖質、脂質、ビタミン、ミネラル、ホルモンなどである。

図1 血液の組成

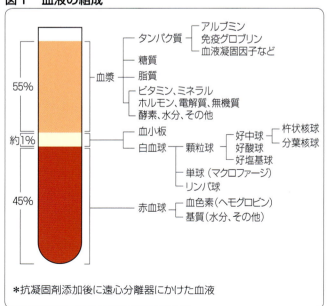

＊抗凝固剤添加後に遠心分離器にかけた血液

- 血清とは、血漿からフィブリノーゲンなどの血液凝固因子を取り除いた液体成分である。また、固まった部分を血餅と呼ぶ。
- アルブミンは、血漿タンパク質のなかで最も多く、血漿の膠質浸透圧を維持する役割を果たしている。アルブミン量が低下して浸透圧が低下すると、組織液を血管内に引き込むことができず、浮腫となる。
- 血漿に含まれる各タンパク質の量は、疾患などによって異なるため、血漿タンパク質の分析は診断の指標の1つとなる。
- 血管内壁の内皮細胞が傷害され、剥離すると、その部位で血液凝固因子と血小板により血液が凝固し、血栓が生じる。
- 生体内では、血管内皮細胞が血液の凝固を阻止しているため凝固しない。そのため、血漿を取り出したのち、保存するには、ヘパリンやクエン酸などの凝固阻害剤を用いる必要がある。

2. 赤血球

- 赤血球は、直径7〜8μm、厚さ2μmの円盤状細胞で、核がなく、中央がやや陥没した円盤状である。その形状ゆえに、表面積が広くなりガス交換の効率がよい。ゆとりがあるので、外圧・浸透圧によって破壊されにくい。変形能が高く、直径5μmの毛細血管のような狭い空間を容易に通過できるという利点がある。
- 赤血球の産生は、腎臓から放出されるエリスロポエチンによって促進され、その育成にはタンパク質、ビタミンB_{12}、葉酸が必要となる。血液中の酸素濃度が低下すると、エリスロポエチンは産生され、赤血球の産生が促進される。腎不全により、エリスロポエチンの産生が減少すると、貧血（腎性貧血）になる。
- 赤血球は、ヘモグロビンという血色素を含み、赤く見える。そのヘモグロビンはヘムという鉄を含む色素と、グロビンというタンパク質からできている。鉄が欠乏する

- とヘモグロビンの合成が低下し、鉄欠乏性貧血になる。
- 赤血球は、酸素をヘムに含まれる鉄分子に結合させ、体内の細胞に運搬している。
- 赤血球の寿命は約120日で、老化した赤血球は主に脾臓のマクロファージに貪食される。ヘムは、ビリルビンに代謝されて、肝臓から胆汁成分として排出される。また含まれる鉄は、血漿中に含まれるタンパク質に結合して骨髄まで運ばれ、赤血球を作るために再利用される。
- 動脈血では、ヘモグロビンの酸素飽和度は約97％であり、血中に溶けている酸素の99％はヘモグロビンに結合している。
- ヘモグロビンと酸素との結合は、運動や温度、pHなどによって影響を受ける。温度が上がったり、pHが低下するとヘモグロビンは酸素を離しやすくなる。
- 赤血球を血漿の浸透圧よりも低い溶液（低張液）に入れると、赤血球のなかに水が浸入して赤血球は膨らみ、破裂（溶血）する。一般の輸液剤は、溶血を防ぐため、すべて血漿と同じ浸透圧に調整されている。
- 溶血とは、赤血球が破壊され、細胞膜が破れてヘモグロビンなどが遊出することをいう。採血した血液が溶血すると、血液は不透明から透明になる。
- 網状赤血球は、骨髄での赤血球産生能を推測する指標である。

3．白血球

- 白血球は、主に好中球、好酸球、好塩基球、単球、リンパ球の5つに分類され、いずれも核をもっている。
- 白血球数の基準値は、成人で3,700～9,400/μLである。
- 好中球、好酸球、好塩基球は、細胞内に顆粒をもっているので、顆粒球とも呼ばれる。この3種類は顆粒がどのような染色体をもつかによって分けられる。好中球が最も多い。
- 好中球は、白血球の約40～70％を占め、直径10～15μmである。遊走作用（血管内から感染組織へと進む）、貪食作用（細菌を取り込む）、殺菌作用を有する。抗がん薬の影響で好中球が減少すると、殺菌作用が低下し、細菌感染しやすくなる。
- 末梢血液中の好中球の多くは、10時間以内に血液を離れ、組織に進入する。組織内での好中球の寿命は約2～3日である。
- 好酸球は、抗原抗体反応に関与しているので、寄生虫による感染や気管支喘息、アレルギーがあると防衛のために増加する。
- 副腎皮質ホルモンを投与中、好酸球は細胞死（アポトーシス）が誘導されて減少する。
- 好塩基球は、顆粒にヒスタミンを含む。IgE（免疫グロブリンE）が関与する抗原抗体反応を起こすとヒスタミンを細胞外に放出し、即時型アレルギー反応を引き起こす。
- 単球は、好中球と同様に遊走・貪食・殺菌作用がある。血管から出て組織内に入るとマクロファージに分化し、異物や細菌に対して貪食・殺菌作用を行い、異物のもつ抗原情報を抗体産生系であるリンパ球に伝えるという抗原提示細胞として免疫の働きもする。
- リンパ球にはT細胞とB細胞、NK細胞（ナチュラルキラー細胞）があるが、形態による区別は難しい。
- T細胞は、胸腺で増殖・分化される。キラーT細胞、ヘルパーT細胞、サプレッサーT細胞などに分けられる。
- キラーT細胞（細胞傷害性Tリンパ球：CTL：cytotoxic T lymphocyte）は、ウイルス感染細胞やがん細胞を抗原特異的に攻撃して殺す。
- ヘルパーT細胞は、外来抗原に反応して増殖するとともに、さまざまなサイトカインを産生して、T細胞やB細胞の機能を制御している。
- サプレッサーT細胞は、B細胞の抗体産生に制御的に働く。
- サプレッサーT細胞の機能が低下すると、免疫反応の抑制がされず、過剰免疫となり、自己免疫疾患となる場合がある。
- B細胞は、単独あるいはT細胞の関与を得て外来抗原に反応して分化して形質細胞となった後、免疫グロブリン（抗体）を産生する。B細胞によって産出された抗体により抗原が排除される免疫反応を液性免疫という。

4．血小板

- 血小板は、骨髄の巨核球の細胞質が分離した破片で、不活性状態では円板形である。
- 血小板の基準値は成人で15万～40万/μLである。

- 血小板の寿命は、約10日間である。
- 血小板は、止血機序において出血量を抑制する機能をもつ。

血液の機能

1．凝固・線溶（図2）

- 血管壁または血液内皮細胞が損傷されると、血液内皮細胞の下部組織のコラーゲンがむき出しになり、そこに血液が接触すると血小板の粘着・凝集が起こる。それと同時に血漿に含まれる凝固因子が活性化され、血液凝固が開始される。
- 血液凝固には、内因系と外因系の経路があり、さまざまな因子が関与する。プロトロンビンより変化したトロンビンの作用でフィブリノーゲンがフィブリン（線維素）になることにより、凝血塊（フィブリン血栓）が形成される。これら一連の反応は凝集した血小板の細胞膜上ですみやかに行われる。
- フィブリン血栓の形成によって、フィブリンを溶かす反

図2　止血と線溶のメカニズム

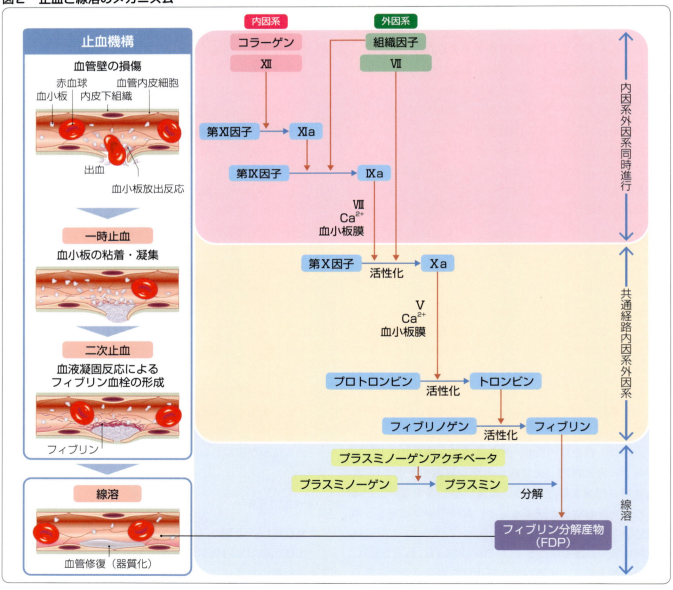

図3 造血幹細胞の増殖・分化

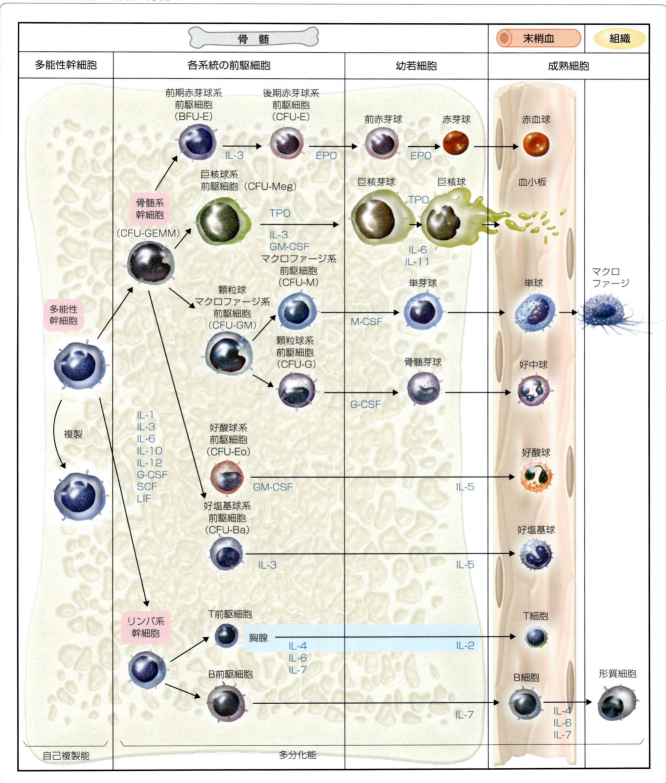

飯野京子，木崎昌弘，森文子：系統看護学講座専門分野Ⅱ成人看護学4血液・造血器 第14版．医学書院，東京，2015：26，図2-5．より転載．

応が活性化される。これを線維素溶解（線溶）と呼ぶ。この反応には、血管内皮細胞から産生されるプラスミノーゲンアクチベーター（活性化因子）がプラスミノーゲンに作用することによって生成される、プラスミンという物質が中心的役割を果たしている。
- 損傷を受けた血管壁が修復されるころには、線溶によって血栓は溶かされて、フィブリンはフィブリン分解産物（FDP：fibrinogen degradation product）となり、元の状態に回復する。

2．造血

- 血液を作り出すことを造血という。
- 造血臓器には、骨髄、肝臓、脾臓がある。
- 血液の細胞成分である赤血球、白血球、血小板（その他肥満細胞、破骨細胞なども）は、骨髄のなかにある多能性造血幹細胞からつくられる。
- 多能性造血幹細胞は、多分化能（すべての血液成分に分化する能力）と自己複製能（自分自身とまったく同じ能力をもつ細胞を複製する能力）を有する（p.145、図3）。
- 多能性造血幹細胞は、骨髄だけでなく、臍帯血中にも多く含まれ、末梢血中にもわずかではあるが存在している。
- 血液細胞の増殖・分化は、主に骨髄で行われ、それぞれの細胞で特異的な造血因子によって制御されている。
- 血液は、成人では椎骨、胸骨、肋骨、頭蓋骨、腸骨などの骨髄でつくられる。胎生期は卵黄嚢、肝臓、脾臓で造血され、出生直後は全身の骨髄で造血される。

リンパ節と脾臓

1．リンパ節の構造（図4）と機能

- リンパ節は、アズキ大からダイズ大ほどの大きさの器官であり、頸部、腋窩、鼠径部、肺門部、後腹膜などリンパ管が合流する部位にある。
- 外来抗原や異物がリンパ節内に侵入すると、反応してリンパ球が増殖して炎症が生じる。その結果、リンパ節の腫脹が起こる。

2．脾臓の構造（図5）と機能

- 脾臓は、左上腹部、横隔膜のすぐ下に位置し、脾臓が腫脹すると左肋骨弓下に触れることができる。正常成人では約100gの重量である。
- 白脾髄はリンパ組織であり、体液性および細胞性免疫に関与している。赤脾髄の脾索には、マクロファージが存在する。
- 脾臓の摘出は、成人では一般に問題はないが、小児では免疫能が低下して細菌感染症に罹患しやすくなる。

図4　リンパ節の構造
- 複数本の輸入リンパ管からリンパ球が注ぎ込み、1～数本の輸出リンパ管から流出する。
- 血管も進入しており、T細胞の再循環を助けている。

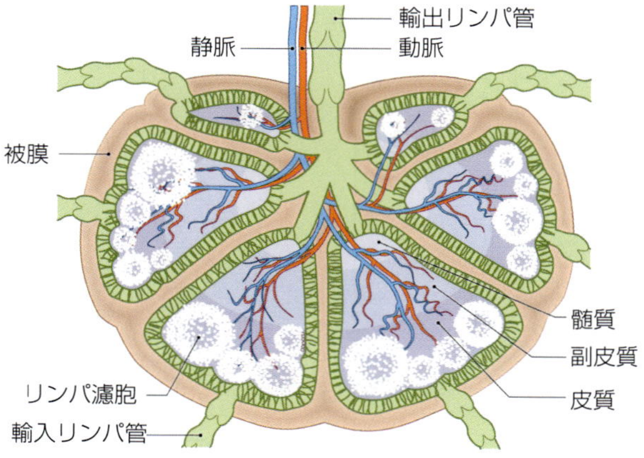

図5　脾臓の構造
- 脾臓にはリンパ組織である白脾髄と、血液が灌流する赤脾髄がある。
- 老化または病的原因により変形能の低下した赤血球は、赤脾髄を通過する過程で大食細胞であるマクロファージに貪食される。

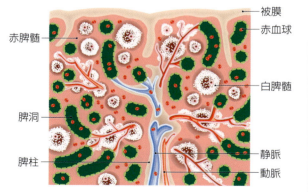

観察・アセスメントのポイント

全身状態

アセスメントのポイント
- 血液・造血器の障害によって、さまざまな症状（疾患に特異的な症状も多い）が出現する。
- 全身状態の把握や患者の訴えをよく聴くことによって、なぜ・どこからその症状がきているのかを推定することができる。また、年齢によって血液検査などの基準値が異なるため、臨床所見と検査結果から判断することが重要である。

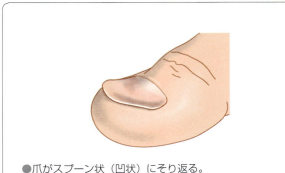

図6　匙状爪

- 爪がスプーン状（凹状）にそり返る。

1. 皮膚（爪）、粘膜

- 貧血があると、皮膚や粘膜、爪の色が蒼白になり、特に眼瞼結膜で明瞭に観察される。ただし、眼瞼結膜は貧血が高度になり、ヘモグロビンがおよそ7 g/dL以下にならないと貧血様を呈さないことが多い。
- 黄色人種では、血液中のヘモグロビン濃度低下から、皮膚の色が蒼白より黄色味を帯びて見えることがある。
- 鉄欠乏性貧血が高度かつ長期間にわたると、手の爪が通常の形とは逆に中央が凹み、スプーン状を呈することがある（匙状爪）。これは鉄欠乏性貧血に特徴的な症状であるが、貧血が早期に発見されることも多く、臨床でみられることはまれである（図6）。
- 多血症（赤血球増加症）による血液中のヘモグロビン濃度上昇から皮膚や粘膜が赤みを帯びて見える。また、血管の拡張によっても皮膚の紅潮が見られる。
- 悪性貧血ではビタミンB_{12}の欠乏によるDNA合成障害が粘膜障害として現れ、舌炎となる。舌の表面が光沢を帯び、舌触痛が強い（ハンター舌炎）。
- 単球性白血病では、歯肉腫脹がよくみられる。

2. チアノーゼ

- チアノーゼは、毛細血管内の酸素飽和度減少による血液の色調変化で、皮膚や粘膜、爪床が暗紫赤色になった状態である。
- チアノーゼが認められるときは、毛細血管内の還元ヘモグロビン（酸素を結合していないヘモグロビン）が5 g/dL以上、かつメトヘモグロビン（ヘム鉄が三価に酸化されたもの。酸素結合不可）が1.5～2.0g/dL以上、またはスルフヘモグロビン（ヘモグロビンと硫化水素を反応させると生じる。酸素結合不可）が0.5g/dL以上のときである。
- 低酸素血症のときは、還元ヘモグロビンが増加する。貧血であると低酸素血症があってもチアノーゼは出現しにくく、赤血球増加症では出現しやすい。

3. 発疹・紫斑

- 血液疾患における発疹は、腫瘍性、薬剤性、出血性に分けられる。
- **腫瘍性発疹**：造血器の悪性腫瘍の一症状としての皮疹である。例えば、成人T細胞白血病リンパ腫や急性白血病において、腫瘍細胞の皮膚浸潤によってやや膨隆した皮

疹がみられる。
- **薬剤性発疹（薬疹）**：薬剤の投与に起因する発疹は、血液疾患の治療中に出現する発疹のなかで最も多く、アレルギー反応によるものが多い。特に抗菌薬によって多発する。
- **出血性発疹**：血小板減少などによる出血傾向から、小さな出血斑の発赤が多発する場合がある。薬疹と間違いやすい場合や、薬疹部位に小出血を伴う場合もあるので注意する。
- **紫斑**：出血傾向によって皮膚に生じる紫色のさまざまな大きさの斑で、血小板減少に伴って出現することが多い。

4．骨・関節

- **骨痛**：腫瘍細胞が骨に浸潤し、その部位での骨組織が乏しくなることから起こる。X線写真では打ち抜き像と呼ばれる、部分的に骨が薄くなった所見がみられ、多発性骨髄腫や成人T細胞白血病リンパ腫などに多い。
- **病的骨折**：通常であれば骨折しないような外力によって容易に骨折してしまう状態をいう。骨痛のある、すなわち腫瘍細胞が骨に浸潤して骨組織が乏しくなっている部分で発生しやすい。
- **関節拘縮**：膝関節に最も起こりやすい。血友病で関節内出血をきたし、治療や予防が不十分である場合、出血をくり返して関節が拘縮し、可動域制限が出てくることがある。
- **大腿骨頭壊死**：血液疾患に限らず、ステロイド大量投与のくり返しによって骨頭壊死を起こすことがある。

5．嗜好変化

- 化学療法に伴う口内炎や舌炎などによって、味覚や食事の嗜好に変化が起こる場合がある。
- 鉄欠乏性貧血では、氷、塩、壁土、粘土、洗濯糊などを食べたくなったり、実際に食べたりすることがある（異食症：pica）。

6．毛髪

- 悪性貧血では若白髪、鉄欠乏性貧血では抜け毛や枝毛が多くなる。

7．知覚異常

- 悪性貧血によって深部知覚異常がみられることを、亜急性連合脊髄変性症という。

8．バイタルサイン（体温、血圧、脈拍、呼吸）

- 発熱は、血液疾患ではよくみられ、原因疾患の鑑別や病状の経過の予測につながる。
- 敗血症、悪性腫瘍などの場合、弛張熱（1日の日差1度以上で平熱まで下がらない）と呼ばれる熱型を示す。
- 重篤な感染症（敗血症、免疫不全状態など）や白血病、悪性リンパ腫、悪性腫瘍、その他脱水症や薬物アレルギーにおいても長期にわたる発熱をきたす。
- 貧血の自覚症状として息切れや動悸を訴えることがあるが、心肺疾患などのほかの疾患でもみられるため、鑑別が必要である。
- 急性の貧血においては臥位から立位にすると、脈拍（P）と血圧（BP）が大きく変化する。

貧血

アセスメントのポイント

- 貧血は、疾患そのものとしても、造血器疾患の初期症状としても重要である。代償機能が働くため自覚症状が少なく、健康診断などで指摘される場合も多いため、必要な情報をとり、身体所見を見逃さないことが重要となる。
- 問診と身体観察から貧血を疑い、さらに血球数算定（血算）などの簡易検査によりその程度を知り、原因を推定する。

- 貧血とは、末梢血のヘモグロビンまたはヘマトクリット値が正常値以下に低下した状態と定義されている。さまざまな貧血の原因と特徴を表1に示す。
- ヘモグロビン濃度、ヘマトクリットの基準は、年齢および性別によって異なる（表2）。

表1　発生機序に基づく貧血の分類

分類	疾患	原因		特徴
欠乏性	鉄欠乏性貧血	鉄欠乏によるヘモグロビンの合成障害		小球性貧血の代表例 匙状爪、舌炎、異食症
	巨赤芽球性貧血	ビタミンB_{12}欠乏	摂取不足、吸収障害、需要増大（妊娠）、利用障害	大球性貧血の代表例 精神神経症状、消化器症状、ハンター舌炎
		葉酸欠乏	摂取不足、吸収障害（胃切除に伴う内因子欠乏）、先天性代謝異常	
	腎性貧血	エリスロポエチン欠乏		慢性腎不全に伴う貧血
骨髄不全	再生不良性貧血	骨髄造血組織の減少（免疫異常）		汎血球減少症（赤血球、白血球、血小板すべてが減少する）
	赤芽球癆	免疫異常での赤芽球系細胞のみの著減		白血球、血小板には異常なし
	骨髄異形成症候群	無効造血による血球産生障害 （血球が正常分化・成熟を経ず、途中死滅）		血球の形態異常がみられる 前白血病状態（白血病への移行）
	骨髄癆（血液細胞以外の細胞が骨髄で増殖すること）	悪性腫瘍の骨髄転移		正常造血が抑制されて貧血が出現 白赤芽球症（赤芽球や未熟な顆粒球が末梢血中に出現）
溶血性貧血	溶血性貧血 ＊溶血：赤血球寿命の短縮	赤血球膜異常（膜構成タンパク質構造異常）		先天性が多い
		赤血球酵素異常		先天性が多い
		発作性夜間ヘモグロビン尿症		後天性に膜異常が生じ、補体感受性が亢進し、血管内溶血をきたす
		免疫性：自己免疫性溶血性貧血		環境の異常
		その他（機械的：赤血球破砕症候群など）		環境の異常
ヘモグロビン合成異常	鉄芽球性貧血	ヘム合成経路異常によって赤芽球のミトコンドリアに鉄が蓄積し、貧血を示す		骨格標本で環状鉄芽球が認められる。先天性と後天性で骨髄異形成症候群の一型（環状鉄芽球を伴う不応性貧血）がある
	サラセミア	グロビン組成の比率異常による溶血の亢進		異常ヘモグロビン症（鎌状赤血球症など）によるものもある
出血	鉄欠乏性貧血	慢性出血		大量の急性出血は循環虚脱を招き、ショックに陥る
二次性貧血	二次性貧血（続発性貧血、症候性貧血）	鉄の運搬障害		膠原病などの慢性炎症、慢性感染症、がんなどに続発する

＊貧血の分類は赤血球の形状による分類、発生機序による分類がわかりやすい。

表2　WHO（世界保健機関）の貧血判定基準
● この値に達しないときに貧血とする。

	Hb（g/dL）	Ht（%）
幼児（6か月～6歳）	11	33
小児（6歳～14歳）	12	36
成人男性	13	39
成人女性	12	36
成人女性（妊婦）	11	33

表3 貧血の自覚症状

息切れ・動悸・倦怠感	最も多くみられる訴えであり、特にやや長い距離の歩行や階段を昇るときに自覚される。もちろん、心肺疾患など他の疾患でもみられる愁訴でもあり、貧血に特異的ではない
顔色不良・顔面蒼白	顔色不良に家族や同僚が気づくことがある。しかし、慢性貧血の場合には元来そのような顔色だと思われ、見逃されていることも多い
起立性低血圧・立ちくらみ	立ちくらみ→脳貧血→貧血という発想で、貧血の症状ととらえている場合が多いが、貧血症に特異的な症状ではない
その他の不定愁訴	軽度の貧血のある人に多い不定愁訴は、"朝起きにくい""首や肩がこる""夏、だるい""頭が痛い"などであり、貧血が軽快した後にそれらの症状が消失して、これらの訴えが貧血によるものであったと気づかされる

北村聖：検査・診断・治療の流れ．北村聖編，看護のための最新医学講座9血液・造血器疾患第2版．中山書店，東京，2006：40．表11．より引用．

- 同程度のヘモグロビン濃度の低下を認める貧血患者でも、進行の早さと年齢により症状に差が出る。進行が早いほど、年齢が上がるほど、症状が出やすい。
- 貧血の代表的な症状を表3に示す。
- ビタミンB_{12}の吸収には、胃粘膜で産生される内因子が必要であるため、粘膜の高度萎縮や胃切除術後、または自己免疫機序による抗内因子抗体により内因子が欠乏すると、悪性貧血を引き起こす。
- 生体内での赤血球の破壊が正常より早く（亢進）、その産生が補いきれないため、溶血を引き起こすことにより、貧血が生じる。赤血球の寿命は約120日程度とされるが、平均寿命20日以下になると貧血をきたす。

1．問診

- **自覚症状（表3）**：貧血の自覚症状は、発症が急激か緩徐かにより大きく異なる。急激に起こった場合はヘモグロビン量に比べて症状が強く、徐々に進んだ場合は症状が軽く、自覚症状が少ない場合がある。
- **既往歴・生活歴**：食欲、偏食の有無、飲酒状況、服用薬物の有無とその種類・量、下血の有無、便の色、発熱・出血の有無、手術歴など。女性の場合は、月経の状態・量・期間、子宮筋腫の有無などもあわせて聴取する。

2．身体所見（表4）

- **全身所見**：疲れやすく（易疲労感）、息切れがし、眩暈（めまい）、心拍数増加による動悸、耳鳴などがある。
- **皮膚・粘膜**：皮膚、眼瞼結膜、爪、口腔・頬粘膜の色調をみる。眼瞼結膜は高度な貧血にならないとわかりにく

表4 貧血の臓器別症状

臓器	自・他覚症状
皮膚・粘膜系	顔色・眼瞼結膜・口腔粘膜・爪床の色調不良（蒼白）
呼吸器・循環器系	動悸、息切れ（特に運動時）、心雑音、狭心症発作
脳神経系	全身倦怠感、易疲労感、頭痛、肩こり、耳鳴り、めまい、失神、傾眠傾向
消化器系	食欲低下、悪心・嘔吐、便秘・下痢
筋肉系	筋脱力感、こむらがえり
生殖器系	無月経、勃起不全

いので、爪床・口腔粘膜の色調のほうがわかりやすい。皮膚では顔色・手掌の色調がわかりやすい。外傷や術後の出血性貧血の場合は皮膚の色が蒼白になる。

- **黄疸**：貧血に伴い、黄疸がある場合は溶血性貧血を疑う。肝炎や閉塞性黄疸に比べ、溶血性貧血に合併する黄疸は明るい色をしている。間接ビリルビンが増加しているが、皮膚との結合性が高く、見逃されやすい。
- **リンパ節腫脹**：全身性のリンパ節腫脹がある場合、リンパ性白血病や悪性リンパ腫などの重篤疾患の可能性を考える。
- **脾腫**：脾臓の触診は右半側臥位が触れやすく、腹部超音波検査が診断に有用である。脾腫は感染症、脾臓の静脈うっ滞を起こす疾患（肝硬変、門脈血栓症など）、骨髄性白血病、骨髄線維症、溶血性貧血などできたしやすい。
- **心雑音**：心収縮期雑音が貧血時によく聴取される。また、酸素運搬能が低いため、心臓や肺が運搬能力を高めるために必要以上の運動を行う。そのため頻脈となる。
- **爪の変形**：鉄欠乏性貧血に特徴的な匙状爪は、図6を参照。

- 悪性貧血の場合、消化器症状、神経症状が特徴的で、神経症状の改善には数か月かかり、ときに神経症状が残る場合もある。
  - ・消化器症状：食欲不振、胃もたれ感、悪心、便秘、下痢、舌炎（ハンター舌炎）など
  - ・神経症状：手足先のしびれ、異常知覚、知覚鈍麻から進行すると位置覚の低下、運動失調、歩行障害、視力障害、排尿障害、失禁などに発展し、さらに進行すると、脳の白質に傷害が及ぶ

3．検査所見

- 貧血の有無は、酸素運搬能力を示すヘモグロビン濃度に注目して判断する。赤血球数で貧血の判断をすると、鉄欠乏性貧血を見逃すおそれがある。また、各検査の基準値は性別・年齢によって異なるため注意する。臨床症状とさまざまな検査値から総合的に判断し、貧血の鑑別を行う。

出血傾向

アセスメントのポイント

- 出血傾向には先天性と後天性のものがあり、発症年齢、既往歴、症状、合併症などの違いにより、診断・分析できる。よって、出血の既往の有無を聴取することが非常に重要である。
- 出血傾向にある患者は容易に出血しやすく、かつ止血しにくいため、その原因の解明を急ぐ必要がある（表5）。

- 抜歯、外傷、手術に伴う異常出血がなければ、重篤な先天性出血傾向は除外できる。
- 先天性出血傾向の可能性がある場合には、家族に出血傾向のある者がいるか、両親が血族結婚であるかどうかなどを確認することが重要である。
- 後天性疾患の場合には、原疾患の治療が重要であるため、その解析が早期に必要となる。
- 原因の解析のためには、病歴、身体所見から出血部位を確実に把握し、血小板数、出血時間、凝固時間、ESR（赤血球沈降速度）、PT（プロトロンビン時間）、APTT（活性化部分トロンボプラスチン時間）などの検査の意義を理解しておく必要がある。
- 血小板数が10万/mm^{3}以下になると出血傾向をきたしは

表5　出血傾向の発生機序と代表的疾患

分類	原因	重要な検査所見	疾患
①血管の異常	血管壁の透過性の亢進 血管壁の脆弱化		血管性紫斑病 敗血症
②血小板の異常	血小板数の減少 ・血小板産生能の異常	出血時間の延長 血小板の減少	急性白血病、再生不良性貧血
	・血小板の破壊亢進		特発性血小板減少性紫斑病（ITP） 全身性エリテマトーデス（SLE）、自己免疫性疾患
	血小板機能の異常 ・血小板の形態異常 ・周囲臓器の異常	出血時間の延長	血小板無力症
③血液凝固因子の異常	血液凝固因子の産生減少 血液凝固因子の過剰消費	PT、APTTの延長	血友病、先天性凝固因子欠損症 重症肝実質障害、ビタミンK欠乏症
④線維素溶解因子の亢進		FDP、Dダイマーの増加	播種性血管内凝固症候群（DIC） 白血病、悪性腫瘍、重症感染症

じめ、主に下肢の点状出血や上肢の静脈注射後皮下出血を起こしやすい。5万/mm³以下になると、皮下出血や粘膜出血を起こしやすくなる。全身の皮膚、口腔内、鼻出血などの観察が重要となる。3万/mm³以下になると臓器出血（消化管・尿路出血、性器出血など）を起こしやすくなり、1万/mm³以下では中枢神経出血（脳内出血、クモ膜下出血）の危険性がある（表6、図7）。

- 播種性血管内凝固症候群（DIC）：重症感染症や悪性腫瘍の患者に、出血傾向や血小板減少がみられる場合は、常にDICを疑う必要がある。病状の進行とともに、汎血球減少（赤血球、白血球、血小板数がすべて減少）や、化学療法で骨髄抑制になったときなどは感染を併発しやすいため、発熱が観察されたらDICも念頭に置く必要がある。PT・APTTの延長、血小板・フィブリノーゲンの低下、フィブリン分解産物（FDP）、Dダイマー値の上昇がそろえばDICと診断できる。

リンパ節腫脹・脾腫

アセスメントのポイント

- 患者の訴えから、全身・局所所見のアセスメントをして、異常のある部位を把握することによって局所性か全身性かなどの原因を鑑別できる。
- 脾腫は、全身のリンパ節腫脹の一部分として出現することもあれば、脾腫だけで出現することもあり、脾腫を特徴とする疾患の鑑別をするうえで有用である。

- リンパ節は免疫機能に関連する重要な器官である（図8）。

1．リンパ節腫脹

- 視診・触診により、表在リンパ節の腫脹の有無、部位、大きさ、形、数、硬度、周囲組織、リンパ節相互の癒着

図7　キーゼルバッハ部位

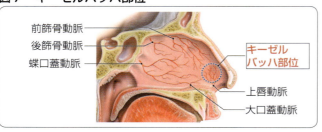

表6　出血しやすい部位とその徴候

部位		徴候など
皮膚・粘膜出血		
皮下出血	点状出血	表在性の皮下で静脈圧の高い部位。特に下肢に多い。衣服などでしめつけられている部位に発生しやすい。圧迫しても消失しない
	斑状出血	点状出血よりも深部の血管からの出血である（採血・静脈内注射・筋肉注射後に起こりやすい）
歯肉出血		固い食事や歯みがきの後などに誘発されやすい。原因がなくても出血し、止血が困難
鼻出血		キーゼルバッハ部位（図7）の出血が多く、くしゃみや鼻かみで誘発されやすい
臓器出血		
吐血・下血		吐血…暗赤色、コーヒー残渣様 下血…上部消化管からは黒色（便）、下部消化管からは鮮紅色も認められる 嘔気（悪心）、食欲不振、腹痛、腹部膨満などを伴う
喀血		咳嗽や胸痛を伴い、鮮紅色の血液で凝固せず、泡沫状。呼吸困難、チアノーゼ
眼底出血		視力低下、充血、目の痛み、頭痛
血尿		腎臓、腎盂、尿管、膀胱、尿道からの出血で尿に血液が混じる。肉眼的には血尿を認めないこともある（潜血反応陽性）
性器出血		月経以外の不正出血、経血量の増加と期間の延長
関節出血		物理的刺激で誘発され、疼痛を伴う
中枢神経出血		
（脳内出血、クモ膜下出血）		頭痛、悪心・嘔吐、頸部硬直、発熱、けいれん、意識障害、血圧上昇、興奮、バビンスキー反射、運動麻痺、瞳孔異常

図8 リンパ節の局在とリンパ液の流れ

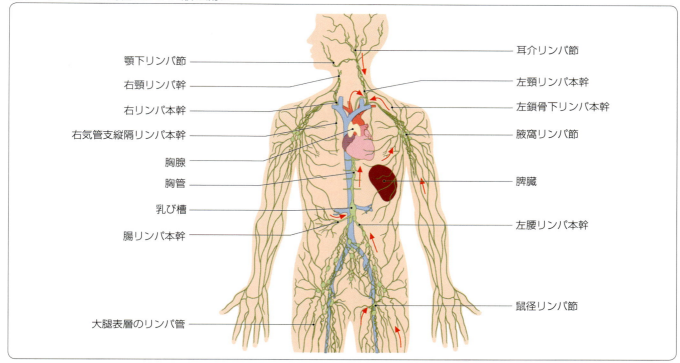

の有無、自発痛・圧痛の有無、被覆皮膚の性状などを観察する。硬度と癒着の有無は、原因を特定するうえで重要である。例えば、以下のように疑う。
・非常に硬い→がんの転移
・硬い→悪性リンパ腫
・軟らかく波動のあるもの→感染による腫脹形成
- リンパ節が急速に腫脹した場合、腫瘍性でも疼痛が生じる。圧痛・自発痛は、急性炎症の主徴の1つである。
- リンパ節の触知は難しいので注意しながら行う。特に頸部では、耳下腺、甲状腺、軟骨などと間違うことがある。腹部では超音波検査による診断を行う。
- 腫大しているリンパ節の部位によって、ある程度の疾患が特定できる（図9）。
- 悪性リンパ腫のリンパ節腫脹は、頸部に初発し、無痛性で弾性硬であることが多い。また、初期は可動性であるが、増大して被膜を越えるとほかのリンパ節または周囲組織と癒着する。検査値では乳酸脱水素酸素（LDH）、可溶性インターロイキン2受容体（sILR-2：serum soluble interleukin-2 receptor）の上昇と末梢血のリンパ球の減少を示す。リンパ節生検によって確定診断を行う。

- 感染症でのリンパ節腫脹は、細菌性、ウイルス性にかかわらずみられるが、所属リンパ節の腫脹を示すのは細菌性である。ウイルス性や敗血症では、全身性のリンパ節腫脹を示す。

2. 脾腫

- 脾腫を特徴とする疾患は、慢性骨髄性白血病、脾臓原発の悪性リンパ腫、骨髄線維症などである。

白血球数の変化

- 白血球に関する基準値は、表7を参照。
- 好中球の絶対値が500/μL以下になると易感染状態となり、重篤な感染症にかかりやすくなったり、日和見感染を起こしたりする。口腔内や呼吸器系への感染が多くみられ、肺炎、腸炎、肛門周囲炎、尿路感染などを起こし、重篤になると敗血症を起こし生命に危険が及ぶ。

図9 リンパ節腫脹の部位と代表的疾患

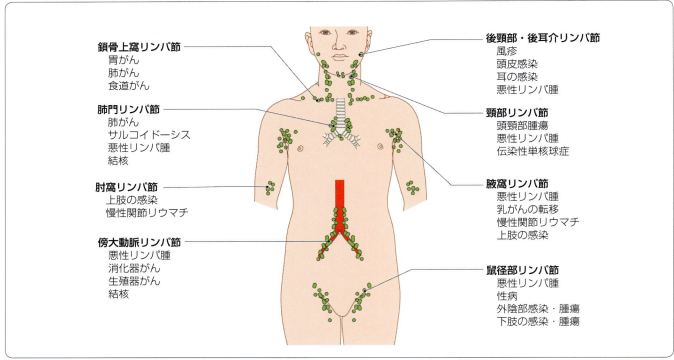

浦部晶夫：どんな症状がなぜ現れるか．北村聖編，看護のための最新医学講座9血液・造血器疾患第2版，中山書店，東京，2006：37，図31．より転載．

赤血球増加症（多血症）

- 赤血球増加症（多血症）の検査所見のめやすとしては、赤血球600万/μL以上、ヘマトリット（Ht）55％以上、ヘモグロビン（Hb）18g/dL（男性）、17g/dL以上（女性）である。
- 循環赤血球量が基準値を超えているものを絶対的赤血球増加症という。原因不明の場合は真性多血症、原因がある場合は二次的多血症という。また、循環赤血球量の増加はなく、循環血漿量の減少によって血液が濃くなっている状態を相対的（偽性）赤血球増加症という（表8）。
- 多血症の多くの例がストレス性であり、運動、禁煙、禁酒、体重コントロールなどの生活習慣の指導での改善が見込まれる。

検査

1．採血

- 血液疾患患者が受ける採血の回数は、ほかの疾患の患者と比べて非常に多い。さらに、輸血や抗生剤投与によって血管への穿刺回数が増えていく。血管の保護のために、採血技術を習熟し、失敗をしないようにする。
- 出血傾向の患者には、抜針後の観察を十分に行う必要がある。
- 採血は、一般には早朝、安静、空腹時に行うとされている。これは日内変動、ストレス、食事、運動などの影響を少なくし、条件の再現を容易にするためである。

1）方法（静脈血採血）*

- 被検者を椅子に腰掛けさせ、腕を肘枕の上に載せ、肘を過伸展させる。
- 上腕の10cmほどのところを駆血帯でしばり、第1指を

*真空採血管を使用する場合には、採血管内の血液、凝固薬の体内への逆流を防ぐために、①アームダウン法（真空採血管の底を採血部位より下位に保つ）、②採血管をホルダーから外してから駆血帯を解除する方法が現在推奨されている。

表7 末梢血の血液細胞（血球）成分と赤血球指数の基準値と白血球変化における血液疾患

血球成分と赤血球指数	基準値
赤血球数（RBC）	男性：450〜510×10⁴/μL 女性：395〜465×10⁴/μL
ヘモグロビン（Hb）	男性：14〜18g/dL 女性：12〜16g/dL
ヘマトクリット（Ht）	男性：35〜45% 女性：33〜43%
平均赤血球容積（MCV）：1個の赤血球の平均容積	80〜100fL（フェムトリットル）
平均赤血球ヘモグロビン量（MCH）： （1個の赤血球に含まれる平均ヘモグロビン量）	29〜35pg（ピコグラム）
平均赤血球ヘモグロビン濃度（MCHC）： （1個の赤血球に含まれる平均ヘモグロビン濃度）	30〜35%
網赤血球	0.5〜2.0%
白血球数（WBC）	3700〜9400/μL
好中球（桿状核球）	2〜13%
好中球（分葉核球）	38〜60%
好酸球	1〜7%
好塩基球	0〜1%
単球	2〜8%
リンパ球	26〜47%
血小板数（Plt）	14〜34×10⁴/μL

	白血球の項目	正常値（/μL）	増加	減少
顆粒球	好中球	2500〜7500	7500/μL以上（60%以上） 細菌感染、骨髄増殖性疾患 悪性腫瘍など	500/μL以下 易感染 1000/μL以下 再生不良性貧血、悪性貧血、骨髄腫など
	好酸球	40〜400	400/μL以上 ホジキン病、腫瘍性疾患 寄生虫感染、アレルギー疾患	［100/μL以下］ 悪性貧血、再生不良性貧血、顆粒球減少症
	好塩基球	10〜100	100/μL以上 慢性骨髄性白血病、真性多血症	
	単球	200〜800	800/μL以上 ホジキン病、骨髄単球性白血病、単球性白血病	［300/μL以下］ 重症敗血症、再生不良性貧血、悪性貧血
	リンパ球	1500〜3500	4000/μL以上 慢性リンパ性白血病、マクログロブリン血症、リンパ腫、ウイルス感染	1000/μL以下 重篤な骨髄不全、ホジキン病 急性感染症初期、免疫不全症候群

＊［　］であるものは、基準値が少ないため、臨床的意義は少ない。

表8　赤血球増加症（多血症）の分類

1．絶対的赤血球増加症
①真性赤血球増加症
②二次性赤血球増加症 ・エリスロポエチン産出腫瘍 ・低酸素（高地、心疾患、肺疾患、ヘモグロビン異常、ヘビースモーカー）
2．相対的（偽性）赤血球増加症
①ストレス性赤血球増加症 ②脱水

表9　骨髄像に異常を示す疾患とその所見

疾患	所見	備考
急性白血病（AL） 　急性骨髄性白血病（AML） 　急性リンパ性白血病（ALL）	芽球：30％以上の増殖 骨髄：正〜過形成	白血病細胞のミエロペルオキシダーゼ（MPO）染色 AML：陽性 ALL：陰性
骨髄異形成症候群（MDS）	芽球：5〜30％ 骨髄：正〜過形成（低形成の場合、再生不良性貧血との鑑別） 好中球の核異常	白血病への移行の可能性があるため、定期的な骨髄像の観察が必要
慢性骨髄性白血病（CML）	顆粒球細胞：著明な増加 骨髄：著明な増加 巨核球数：増加	染色体転座t（9；12）陽性：フィラデルフィア染色体
多発性骨髄腫（MM）	異常形態の形質細胞（骨髄腫細胞）の増加 正常免疫グロブリンの減少	免疫電気泳動にて、モノクローナル免疫グロブリン（Mタンパク）を認める
再生不良性貧血（Aplas、AA）	赤芽球系、顆粒球系、巨核球系すべてが低形成	骨髄生検適応
溶血性貧血	赤芽球の増加：代償性、赤血球寿命の短縮による 末梢血：赤血球の破壊亢進、赤血球寿命の短縮 網赤血球の増加	
骨髄線維症	dry tap（骨髄穿刺で穿刺液が採取されないこと）	骨髄生検適応
特発性血小板減少性紫斑病（ITP）	末梢血：血小板減少 骨髄：巨核球の増加	
悪性リンパ腫（ML）	LDH、sIL2-Rの増加	リンパ節腫脹、発熱、体重減少、腫瘤

AL：acute leukemia．AML：acute myelocytic leukemia．ALL：acute lymphocytic leukemia．MDS：myelodysplastic syndrome．CML：chronic granulocytic (myeloid) leukemia．MM：multiple myeloma．Aplas、AA：aplastic anemia．ITP：idiopathic thrombocytopenic purpura．ML：malignant lymphoma．MPO：myeloperoxidase．

中心にして軽く手を握らせる。
- 採血対象となる静脈が細い場合、腕を心臓より下方へ下げて重力によりうっ血させる、または温罨法を行うことで血管の拡張を図り、穿刺部位の血管を見やすくすることができる。
- アルコール綿で採血部位を消毒し、針を刺入する。針が確実に入ったら内筒をゆっくり引いて血液を採取する。吸引圧をかけすぎると、血球が破壊されることがあるため、ゆっくり引く。
- 駆血帯を外し、ゆっくり手を開かせる。アルコール綿で刺入部位を軽く押さえつつ、針を抜く。
- 血管への刺入部を最低5分間、圧迫止血する。出血傾向が強い場合、止血したように見えてもあとで少しずつ出血したり、皮下血腫を作ったりしやすいので十分観察する。
- 易感染状態の高いときは、穿刺部の痂皮形成が遅く、化膿してしまう場合があるので、清潔を保つように気をつける。

2. 骨髄検査（表9）

- 血液は、骨髄でつくられるので、その状態を直接知るために骨髄血の検査が行われる。
- 骨髄液を採取し有核細胞を主に観察する骨髄穿刺と、骨髄組織を採取し組織学的に検索する骨髄生検がある。
- 骨髄穿刺は胸骨あるいは腸骨から行われ、血液疾患の診断だけでなく治療効果の判定や造血機能の評価を目的に行われる。骨髄穿刺液からは有核細胞の算定、塗抹標本の作成、組織化学的検索、細胞表面マーカーの検索、染色体・遺伝子検査などを行う。
- 特に、白血病、リンパ腫の場合は、診断、分類、治療法の選択、予後予測に染色体分析や遺伝子解析が重要である。
- 適応は、造血器腫瘍（白血病、リンパ腫、多発性骨髄腫など）、溶血性貧血、悪性貧血などである。
- 骨がもろくなっている場合（高齢者、骨髄腫、がん転移など）、重症DICの患者には適応を十分考慮してから行い、終了後も注意して観察する必要がある。
- 血友病などの凝固異常症では、深部出血の原因となり、診断的価値も低いため禁忌である。
- 出血傾向が強い場合、DICを併発している場合は止血の観察を十分に行い、バイタルサインの変化に注意する。

column

ワーファリン®投与中は納豆を食べてはいけない!?

止血と凝血のしくみは複雑である（p.144、図2を参照）。外傷などによって血管が損傷して出血したとき、流れ出す血液を止めるために血小板がくっついて固まり、血小板血栓がつくられる。

このようにできた血栓が大きくなって血流を止めてしまう病気を「血栓症」という。さらに、この血栓が剥がれて血流に乗って、その先にある血管で詰まってしまう病気が「塞栓症」である。

この止血と凝血のメカニズムに対応して、血液凝固反応によってフィブリン血栓がつくられるのを防ぐ薬剤がワルファリンカリウム（ワーファリン®）である。抗凝固薬のひとつで、静脈の血栓症や、心房細動による塞栓症予防として投与されることが多い薬剤である。

ワーファリン®は、ビタミンKの吸収を妨げる働きがあるため、ビタミンKの作用によって作られる血液凝固因子（プロトロンビン、第Ⅶ・Ⅸ・Ⅹ因子）の肝臓における合成を阻害し、凝固までの時間を延長させることで抗凝固・抗血栓作用をもつ。そのため、ビタミンKが多く含まれる納豆や青汁、クロレラなどを摂取すると、ワーファリン®の効果が弱くなってしまう。加えて、納豆菌は腸内でさらにビタミンKを生成するため、ワーファリン®服用中はたとえ少量であっても納豆を摂取してはいけない。

ちなみに、ビタミンKは緑黄色野菜や海苔、わかめなどの海藻類にも多く含まれるが、こちらは通常の摂取量では問題にならないとされている。

造血器系の関連図

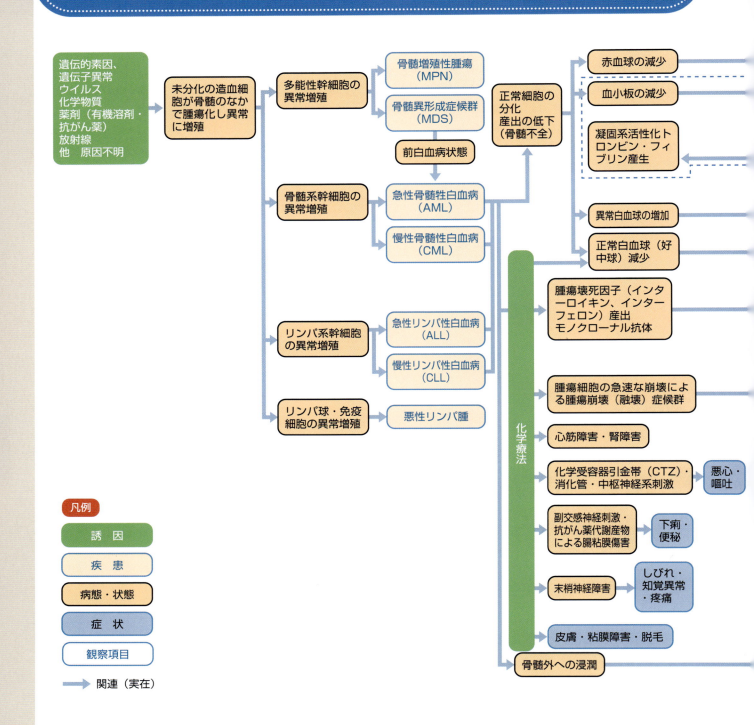

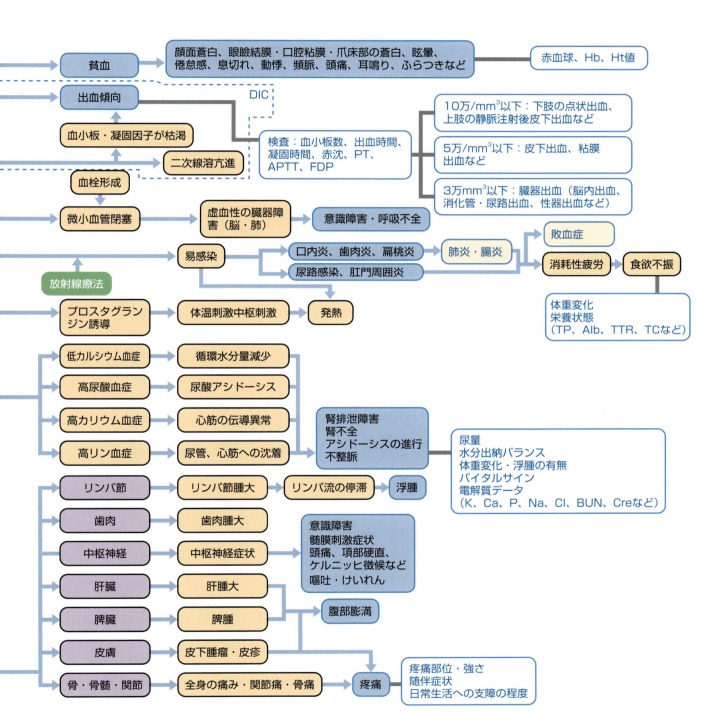

急性白血病の病態と観察ポイント

急性白血病の原因と病態生理

- 急性白血病（AL：acute leukemia）の原因は明確ではないが、遺伝的素因、ウイルス、化学物質・薬剤（有機溶媒、抗がん剤）、放射線などにより、発症するものと考えられている。
- さまざまな因子によって、造血幹細胞が骨髄のなかで腫瘍化し白血病細胞（芽球）となって異常増殖する。その結果、正常な血液細胞がつくられなくなった状態を白血病という（図10）。腫瘍化した芽球はもはや正常白血球に分化することはできず、そのため末梢血液では、正常な赤血球、白血球、血小板が減少し、さまざまな病態を示す。
- 未分化な白血病細胞が無制限に増殖するものを急性白血病といい、ある程度分化しながら増殖するものを慢性白血病という（図11）。従来は臨床経過の長さで分けられていたが、有効な治療方法の出現によって、白血病細胞の分化能の有無を基準にするようになった。

病型分類

- すべての血液成分は、骨髄の造血幹細胞から分化・成熟するため、どの段階で腫瘍化するかによって急性白血病の病型が異なる。
- 白血病細胞の表面形質（細胞表面の性質ならびに分化の程度）によって、細かく分類されたFAB（French-American-British）分類（表10）が広く用いられていたが、染色体・遺伝子・細胞マーカーを加味したWHO分類がつくられた。近年さらに病態解析が進み、治療研究の成果を盛り込んだWHO分類第4版（表11）が2008年に発表されている。しかし、WHO分類はやや複雑であり、早期に治療を開始する必要性のある急性白血病では

図10 造血器腫瘍の分類

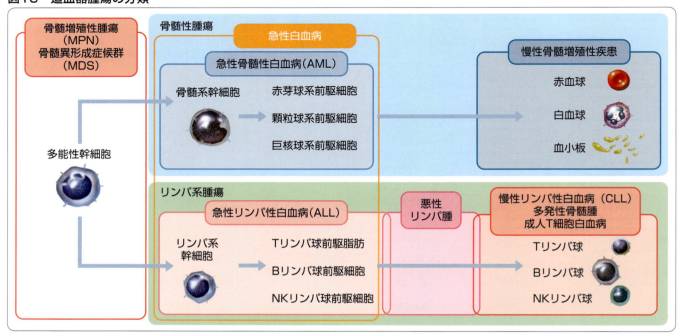

図11 白血病の分類

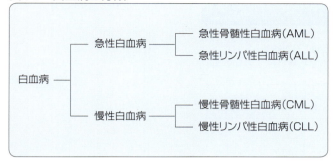

FAB分類も重要である。

予後因子

1. 急性骨髄性白血病（AML）の予後因子

- 急性骨髄性白血病（AML：acute myelocytic leukemia）の予後因子では、FAB分類、年齢、骨髄異形成症候群の合併、二次性白血病、染色体異常など、また治療開始時の感染症の合併、中枢神経白血病、診断時の白血球数、細胞の性状なども重要である。これらの予後因子別の生存率が明らかになってきている（表12）。
- 高齢者の定義の違いはあるものの、65歳ないし70歳以上の高齢者での予後は不良である。
- 初診の段階での染色体検査は、予後を推測するのに最も重要な因子であり、必須である。

2. 急性リンパ性白血病（ALL）の予後因子

- 高齢者に多いフィラデルフィア（Ph[1]）染色体 t（9；22）が存在するものは、圧倒的に予後が悪いといわれていたが、最近では有効な分子標的薬イマニチブを通常の化学療法と併用することで、治療成績が改善している。乳児では、t（4；11）をもつものが認められ、同様に予後が悪い。
- 小児の急性リンパ性白血病（ALL：acute lymphatic leukemia）を、患者に合った治療をするために層別化するうえでの予後因子を大別すると、「①患者固有の情報（年齢、性）、②白血病細胞の性質（発症時の白血球数、

表10 急性白血病の分類（FAB分類）

	病期	特徴的な所見・観察ポイント
急性白血病（骨髄性）	M_0：骨髄芽球性白血病（未分化型）	・白血球減少による感染（発熱）
	M_1：骨髄芽球性白血病（低分化型）	・赤血球減少による貧血（めまい、ふらつき）
	M_2：骨髄芽球性白血病（分化型）	・血小板減少による出血傾向の増大（出血）
	M_3：急性前骨髄球性白血病	・白血病細胞の浸潤による各症状
	M_4：急性骨髄単球性白血病	・M_0は急性リンパ性白血病と間違えやすい。難治性
	M_5：急性単球性白血病	・M_3はDICを併発しやすいために特に出血傾向に注意する。ATRAが著効し、予後良好
	M_6：赤白血病	・$M_4 M_5$は粘膜への浸潤を起こしやすい（特に歯肉浸潤）。歯肉の腫脹・疼痛の観察
	M_7：急性巨核芽球性白血病	・骨髄不全はリンパ性に比べ早期に起こり、程度も強い
		・$M_6 M_7$は芽球が腫瘍化する予後不良
急性白血病（リンパ性）	L_1：小細胞性白血病	・急性白血病の症状に加えリンパ節腫大がある
	L_2：大細胞性白血病	・小児では脾腫が多い。また四肢痛、関節痛も多くリウマチ熱症状が目立つ
	L_3：Burkitt型白血病	・骨髄性に比べてリンパ節浸潤が起こりやすい

＊L_1は小児に多く、L_2は成人に多い。

白血球細胞の染色体異常または遺伝子異常、表面膜マーカー）、③初期治療への反応（プレドニゾロンへの反応性、寛解導入治療中の骨髄芽球の減少率）、④髄外浸潤」[1]となる。
- 成人では、急性骨髄性白血病と同様に、年齢が高くなるほど予後は悪い。

病期

- 初発（未治療）：白血病そのものに対して、一度も治療を受けていない病期であり、症状が高頻度に認められ、白血病細胞が全身に多数認められる。

表11　WHO分類での急性白血病

急性骨髄性白血病（AML）	
1．特異的染色体相互転座を有するAML	a．t(8；21) b．急性前骨髄性白血病［t(15；17)を有す］ c．好酸球増多を伴うAML［inv(16),t(16；16)を有す］ d．11q23を伴うAML
2．多血球系異形成を伴うAML	a．骨髄異形成症候群から転化したAML b．多血球系異形成を伴う初発AML
3．治療関連AML,MDS	a．アルキル化剤関連AML b．etoposaide関連AML c．その他
4．上記以外のAML	a．最未分化型 b．未分化型 c．分化型 d．急性骨髄単球性白血病 e．急性単球性白血病 f．急性赤白血病(A.未分化型、B.未分化型) g．急性巨核球性白血病 h．急性好塩基性白血病 i．骨髄線維症状を伴う急性汎骨髄症 j．腫瘤形成性急性骨髄性白血病
急性混合白血病	
急性リンパ性白血病（ALL）	
1．前駆B細胞性急性リンパ性白血病	a．t(9；22) b．11q23型 c．T(1；19) d．T(12；21)
2．前駆T細胞性急性白血病	
3．バーキット型急性リンパ性白血病	

表12　白血病の寛解率と生存率

種類	年齢の中央値	初回寛解率	治療を受けた患者の生存率の中央値
急性骨髄性白血病（AML）	50〜60	60〜70%	10〜15（月）
急性リンパ性白血病（ALL）	4	成人：65〜85%	成人：2（年）
		小児：90%	小児：5（年）
慢性骨髄性白血病（CML）	49	90%	3（年）
慢性リンパ性白血病（CLL）	60	90%	4〜6（年）

小島操子，佐藤禮子監訳：がん看護コアカリキュラム．医学書院，東京，2007：546，表31-5．より引用。

- （完全）寛解：治療によって、骨髄や末梢血液に白血病細胞がほとんど認められず、赤血球、血小板なども正常に戻った状態で、症状も消失している。
- 骨髄が正形成の状態で骨髄中の白血病細胞が5％以下であり、正常な造血（末梢血）の回復を含め、その状態が最低4週間持続した状態をいう。
- 正常な造血の回復とは、骨髄生検を行い、細胞密度20％以上であり、末梢血で好中球1500/μL以上、血小板10万/μL以上の状態をいう。
- 再発とは、治療によって、いったん寛解に達したものの病気が再燃し、白血病細胞が再び増加している状態を指す。
- 治療抵抗性（refractory）とは、治療しているにもかかわらず、白血病細胞の減少が不十分でなかなか寛解状態

- に達しないものをいう。
- 予後因子を総合して、骨髄移植を行うか否か決定する必要がある。
- 治療中は、急性転化、腫瘍崩壊症候群に陥る危険性に注意を払い、観察する。

観察ポイント

> **アセスメントのポイント**
> - 特徴的な症状はなく無症状であることも多いが、急性白血病では発熱、易感染、貧血、出血傾向など頻繁にみられる症状もあるため、初発症状を早期に発見することが重要である。

- 急性白血病の症状は大きく分けて、正常な細胞を分化・産生できないために起こる症状と、白血病細胞の増加によって起こる症状に分かれる。
- 無症状であることもあり、たまたま行った血液検査で異常が認められ、発見される場合も多い。

1．正常血液細胞減少に伴う症状

- 正常白血球の減少（特に好中球の減少）によって易感染状態となり、敗血症、口内炎、肺炎、尿路感染などを容易に起こし、治りにくい。バイタルサイン、血液データ（好中球、CRP、Alb、γ-グロブリンなど）、その他の感染徴候（発熱、発赤、疼痛、リンパ節腫脹など）に注意し、感染がみられたときにはすみやかにその原因を把握する。
- 熱型としては、稽留熱・弛張熱を示す。同時に悪寒戦慄、発汗を伴うことが多い。37～37.5℃の微熱が続くときは感染の可能性を疑い、38℃以上の発熱が続くときには敗血症などの重篤な感染症を疑う。
- 細菌感染があり、急速な血圧の低下がみられるときは、エンドトキシンショック（敗血症性ショック）を疑う。
- エンドトキシンショックとは、細菌が死滅し、細菌の体内にあった毒素が血中に入ることによってショック症状をきたすものである。初期に温ショック（warm shock）を起こし、冷ショック（cold shock）へ移行する。細菌による臓器障害によって、DIC（播種性血管内凝固症候群）、呼吸不全、腎不全を起こしやすい。
- 温ショック症状は、悪寒戦慄を伴う発熱、血圧低下、心拍出量増加、末梢血管の拡張により四肢暖感、手掌・足底の紅潮・乾燥である。
- 冷ショック症状は、四肢冷感、チアノーゼ、血圧低下、乏尿、意識混濁、代謝性アシドーシスの進行である。
- 赤血球の産生低下によって貧血をきたし、血小板の産生低下によって出血傾向をきたす。

2．白血病細胞の異常増殖

- 白血病細胞が産生するサイトカインによって体温調節中枢が刺激を受け、発熱（高熱）したり、血液凝固が促進されて血栓が産生され、循環障害をきたす。そのため、ショック症状に注意し、貧血やその他の原因との鑑別に注意する。
- 小児白血病では、出血斑、鼻出血、骨・関節痛、リンパ節腫大、肝脾腫や腹痛、髄液浸潤による頭痛や神経症状がみられる。
- 白血病細胞は増殖を続けるだけでなく、増殖する細胞が多いぶん、自壊していく細胞も多い（白血病細胞の代謝）。その結果、細胞中の酵素や尿酸などが肝臓・腎臓などの排泄器官の処理機能を上回る高値となることがある。症状としては、以下のようなものが挙げられる。
  ①AST（GOT）・ALT（GPT）・LDH（乳酸脱水素酵素）などの上昇。
  ②尿酸の上昇により、尿酸アシドーシスとなり、腎排泄障害、腎不全を引き起こす。
  ③DICによる出血、フィブリノーゲンの低下、FDPの上昇。
- FAB分類におけるM₃では、DICの合併による出血傾向が特徴的にみられる。
- AMLでは、緑色腫という白血病細胞の浸潤がみられることがあるが、ALLに比べ一般的に臓器浸潤による症状は少ない。

〈文献〉
1. 北川誠一：構造と機能．日野原重明，井村裕夫監修，看護のための最新医学講座 第2版 9血液・造血器疾患，中山書店，東京，2006：2-23.
2. 神田善伸：急性骨髄性白血病（成人）．日本造血細胞移植学会ガイドライン委員会編，造血細胞移植学会ガイドライン 第3巻，医薬ジャーナル社，大阪，2014：12-27.
3. 宮村耕一，上田恭典：急性リンパ性白血病（成人）．日本造血細胞移植学会ガイドライン委員会編，造血細胞移植学会ガイドライン 第3巻，医薬ジャーナル社，大阪，2014：43-56.
4. 押味和夫：貧血とは．やさしい血液疾患 第5版，日本医事新報社，東京，2009：22-28.
5. 木崎昌弘：血液の生理と造血のしくみ．系統看護学講座 専門分野Ⅱ 成人看護学4血液・造血器 第14版，医学書院，東京，2015：18-24.
6. 勝部敦史：急性骨髄性白血病．がん看護 2009；14（2増刊）：145-149.
7. 須永真司：病態生理がわかればケアがわかる みるみるナットク 血液疾患．文光堂，東京，2011.
8. 小島操子，佐藤禮子監訳：がん看護コアカリキュラム．医学書院，東京，2007.
9. 日本小児血液学会編：小児白血病・リンパ腫の診療ガイドライン2011年版．金原出版，東京，2011：21.

column

最新統計でみる白血病

　白血病は、造血細胞が骨髄中で腫瘍化し、増殖する病気である。急性白血病と慢性白血病に分けられ、それぞれに骨髄性とリンパ性がある。
　わが国における白血病の罹患は、白血病全体では男性7,060例、女性5,209例（2011年）であり、急性骨髄性白血病の発症率が最も高い。また、死亡率は男性7.9％、女性5.2％（全年齢、2013年）、人口動態統計によると死亡数は年間約8,100人（2013年）であり、近年の死亡率はわずかに減少傾向にある。

1. 独立行政法人国立がん研究センターがん対策情報センター：最新がん統計.
http://ganjoho.jp/reg_stat/statistics/stat/summary.html (2015年9月1日アクセス).

筋・骨格系：運動器

運動器の構造と機能

運動器の構造と機能

- 運動器には、骨、筋、神経が含まれ、その主な働きは運動機能・姿勢の保持である。また、それぞれは関連しながら機能しており、独立して働いているわけではない。
- 運動器は、日常生活動作（ADL）と密接に関係しており、たとえ局所的な障害でも、心理的・社会的な側面、日常生活動作に多大な影響を与える。

各運動器の構造と機能

1. 骨（図1、2）

- 骨は、外層から骨膜、骨質（皮質骨〈緻密骨〉、海綿質）、そして髄腔に分けられる。骨膜は腱への付着部と骨端以外の関節面を覆っている被膜であり、内部には骨形成層、毛細血管、神経があり、小児期では骨の横径の成長に関

図1　全身の骨格

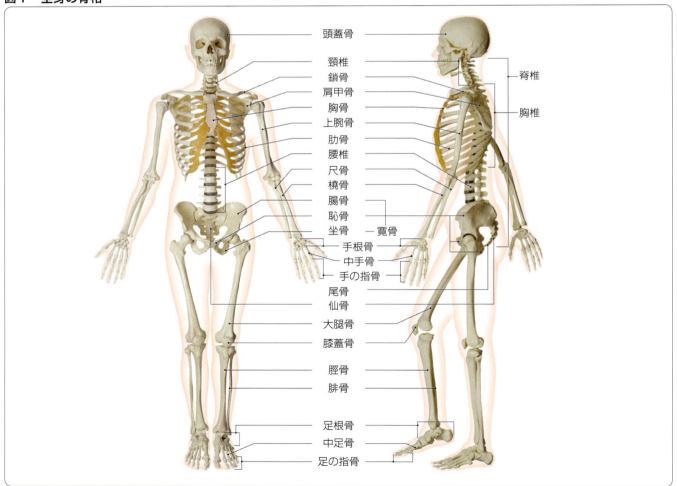

図2 骨・筋・腱の構造

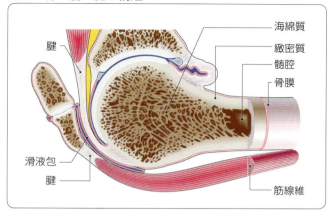

図3 関節の構造

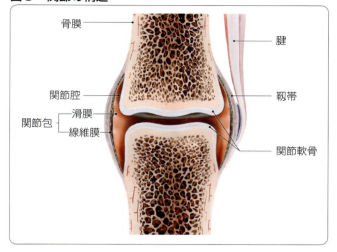

与する。
- 骨は、体の支柱の役割をなし、他器官を防御する機能も果たしている。
- 髄腔は骨髄で満たされており、骨髄は造血機能を有する。
- 骨は、カルシウム、リン、マグネシウムの貯蔵庫である。
- 骨組織は、ビタミンD、ホルモン（エストロゲンなど）、サイトカインなどによって骨形成と骨吸収のバランスが制御されているが、骨吸収が優位になると骨量がしだいに減少し、骨粗鬆症が起こる。骨量は20〜30歳代でピークに達し、以降は生理的加齢変化として減少していく。
- 加齢による骨代謝の変化に影響する原因として、①閉経に伴うエストロゲンの欠乏、②食事からのカルシウム摂取の減少、③ビタミンDの反応性低下→腸管からのカルシウム吸収能低下→骨負荷減少のため骨吸収が優位になる、などがある。

2. 筋・腱（図2）

- 筋とは、多数の筋原線維の集合である筋細胞（筋線維）が結合組織によりまとめられた筋線維束である。運動を司るのは、随意筋の骨格筋（横紋筋）である。
- 筋には骨格筋のほかに、不随意筋の平滑筋がある。心筋は自分の意志でコントロールできないが、骨格筋と同様の横紋を有する横紋筋である。
- 腱とは、骨格筋が強靱で弾性の少ない線維性組織となって骨に付着したもので、骨の結合組織や骨膜に癒合している。
- 筋収縮のエネルギーにはATP（アデノシン3リン酸）が使用される。ATPは、筋細胞内などのグリコーゲンが代謝系を経て分解される過程で生成される。
- 筋が運動をしていないときも、常時一部の筋が収縮（筋緊張）して、姿勢を保持している。

3. 関節（図3）

- 関節とは骨と骨との連結部をいい、骨格を形成する。不動関節と可動関節がある。不動関節は、骨が連続的に連結し、可動性がないか、あるいはごくわずかである。可動関節は、関節と骨の連結部に関節腔があり、可動性がある。可動関節は、骨、滑膜、靱帯などで構成され、一般的にはこちらを関節と呼ぶ。
- 関節には、関節面をカバーする関節軟骨と呼ばれる線維性軟骨がある。関節軟骨には血管は存在せず、栄養は関節液から浸透する。関節軟骨は、荷重支持・衝撃吸収などの役割をもつ。
- **関節包**：関節周囲を取り囲む結合組織性の膜である。痛覚や深部知覚が分布している。関節包は靱帯に補強され、関節の支持性に役立っている。
- **滑膜**：関節包の内面を覆う組織であり、表面には絨毛がある。
- **関節液**：透明で淡黄色である。粘稠性が高く、関節腔内に2mLほど存在する。滑膜と関節の潤滑としての役割のほかに、軟骨に栄養を供している。
- **靱帯**：関節内外にある線維性組織で、関節の支持性を保

図4 脊髄の形態とデルマトーム

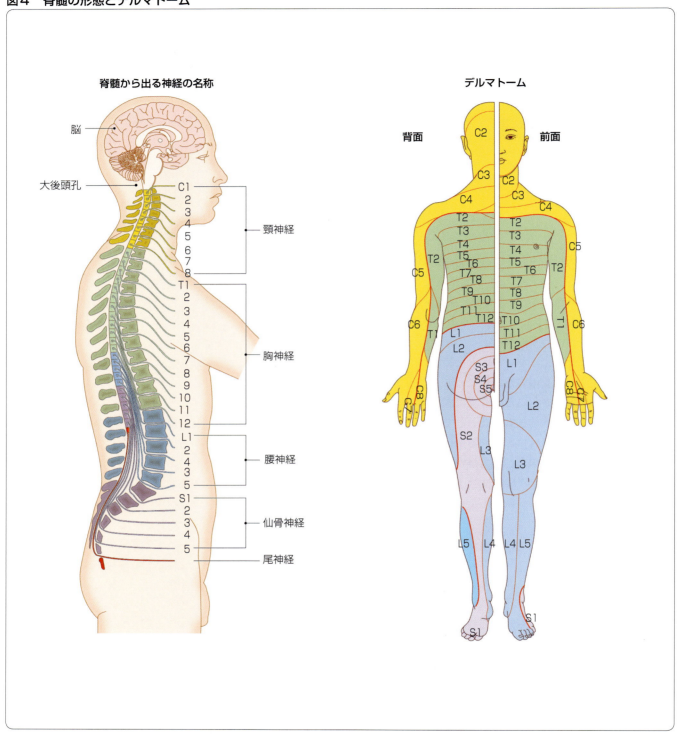

持するほか運動を制御する機能などがある。
● 関節運動には、屈曲・伸展、外旋・内旋、外転・内転、回外・回内がある。

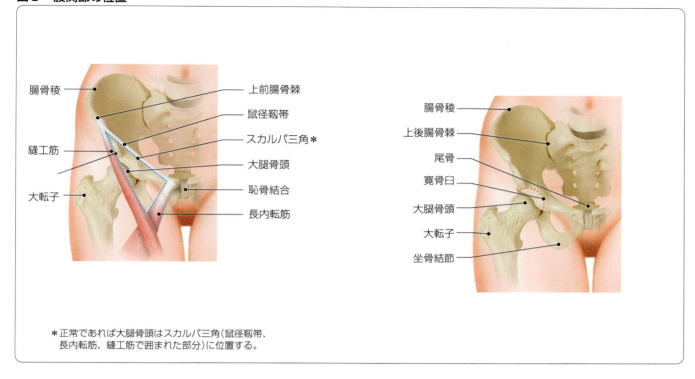

図5　股関節の位置

＊正常であれば大腿骨頭はスカルパ三角（鼠径靱帯、長内転筋、縫工筋で囲まれた部分）に位置する。

4．脊椎（脊柱）

- 脊椎（脊柱）は、頸椎（7個）・胸椎（12個）・腰椎（5個）・仙骨（5個の仙椎が癒合）・尾骨（3〜5個の尾椎が癒合）からなる。
- 椎骨は、椎体間にある椎間（円）板によって分けられている。個々の脊椎骨は前方の円柱状の椎体と、後方のアーチ状の椎弓からなる。椎体は下になるほど大きく、荷重に耐えうる構造になっている。
- 第1頸椎を環椎といい、後頭骨と関節を形成している。また、第2頸椎を軸椎という。環椎と軸椎は、首の回旋運動に関連している。
- 椎骨の椎弓に囲まれている孔を椎孔といい、椎孔でつくられたトンネル（脊柱管）の中を脊髄が通る。脊椎は、椎間円板や各種靱帯などによって支持されている。
- 脊椎は、伸展、屈曲、側屈、回旋などの関節運動を行い、最も大きく作用する筋は、脊柱の背側に沿う固有背筋の1つである脊柱起立筋である。
- 脊椎の主な機能は、体幹の支持と脊髄の保護である。
- 脊椎（特に腰椎）にはヒトが直立歩行になったことで過大な荷重がかかるようになったため、加齢に伴いさまざまな退行性変化が生じる。腰痛の罹患率は約80％に及ぶ。

5．脊髄

- 脊髄は、外側から硬膜、クモ膜、軟膜で覆われている。クモ膜下腔には、脳脊髄液が循環している。脊髄には頸髄・胸髄・腰髄・仙髄があり、その両側からそれぞれ脊髄神経が出ている。その脊髄は第1〜2腰椎の高さで終了し、それ以下は、神経線維（馬尾神経）が、脊髄硬膜内にある。
- 脳と脊髄を中枢神経といい、脊髄から身体各部へ伸びて刺激を伝達する神経を末梢神経という。それぞれの脊髄神経の知覚神経には皮膚支配領域がある（デルマトーム、図4）。
- 脊髄には、反射中枢と上行性伝導路＝求心性感覚伝導路、下行性伝導路＝遠心性運動伝導路がある。

6．上肢・下肢

- 上肢には、胸鎖関節、肩関節、肘関節、橈骨手根関節が

図6　膝関節の構造

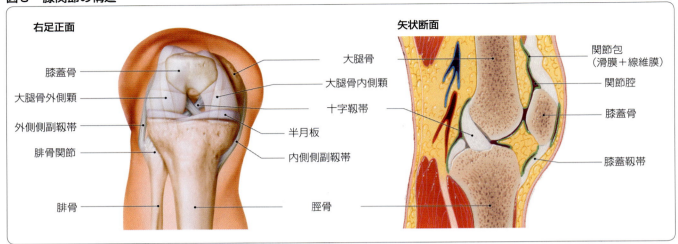

- ある（構成する骨は、図1を参照）。肩関節挙上は第4頸神経（C4）の支配であり、頸椎手術後、合併症としてC4麻痺が起こり得る。
- 下肢には、仙腸関節、股関節、膝関節、距腿関節、足関節（横足根関節など）がある。
- 股関節は、骨盤（寛骨）と大腿骨をつなぐ関節で、大腿骨骨頭部が臼蓋（寛骨臼）にはまっている。球関節であるため可動域が大きい。寛骨臼は腸骨、坐骨、恥骨が癒合したものである（p.169、図5）。
- 膝関節は、大腿骨と腓骨、脛骨、膝蓋骨で構成されている。大腿骨と脛骨の関節運動には屈曲、伸展のほかに、体の長軸方向へのわずかな回旋がある。
- 脛骨上端の内・外関節面の中間には半月板があり、荷重の均等化をなしている。
- 靱帯は普通、関節の外にあるが、股関節や膝関節では内部にある（関節内靱帯）。十字靱帯といい、複雑な運動を可能にしている（図6）。

観察・アセスメントのポイント

全身状態

アセスメントのポイント
- 骨・関節・神経系障害の場合、変形や機能障害という特有の徴候とともに、障害の原因や部位から波及したさまざまな症状が現れる。体の外側からの観察でその状態を把握できることが多いので、特に外傷で救急搬送されてきた患者の場合は、頭からつま先まで観察が必要である。

1. 意識状態
- 骨折からショック症状に陥る場合がある。ショック症状が続くときは、内臓損傷などの副損傷があるかどうかを観察する。

2. 視診
- **体型（肥満、痩せ〈るいそう〉）**：肥満体型では関節や腰椎の退行性疾患が多く、例えば大腿骨頭すべり症という病気は肥満の男児に多い。体型をみることが、診断の一助となる。膝にかかる荷重は体重の4倍といわれ、肥満によってさらに負担は大きくなる。整形外科での栄養面へのかかわりは、肥満対策の食事指導が多い。
- **歩行姿勢**：正常な歩行姿勢を保てない状態を跛行という。跛行は疼痛、麻痺、脱臼などで生じ、疾患に特徴的なものがある（表1）。
- **骨盤の傾斜**：骨盤の傾斜の有無を正面、後面から観察する。傾斜がある場合、股関節疾患や外傷による下肢長差、股関節の屈曲拘縮、中殿筋の筋力低下などが原因の場合がある。
- **皮膚の状態**：炎症（5徴候：腫脹、発赤、疼痛、熱感、機能障害に関してはp.173を参照）の有無、循環不全による蒼白、血管腫の有無、腫瘍、創傷（高齢者では褥瘡の有無も）、静脈瘤の有無を観察する。
- **浮腫や腫脹**：上肢では上腕骨顆骨折や前腕骨折、下肢では下腿骨折や高位脛骨切り術後などによって生じ、循環障害にいたる危険性がある。

表1　歩行障害の種類と原因

種類	原因
逃避性跛行（疼痛回避歩行）	外傷などにより、患肢に荷重すると、疼痛を生じることによる
下肢短縮による跛行（墜落歩行）	脱臼や外傷により、下肢の短縮が3cmを超えると生じやすい
関節変形・拘縮による跛行	膝や股関節の拘縮を代償するために生じる
関節不安定による跛行	靱帯損傷や変形などによる不安定性のために生じる
麻痺性跛行	末梢神経の麻痺やポリオのため生じる。下垂足の場合、鶏歩行（患側の股関節を大きく屈曲し、膝を高く上げながら歩く）となる
筋力低下による跛行（トレンデレンブルグ歩行、デュシェンヌ歩行など）	変形性股関節症（臼蓋と大腿骨頭との接触面積が小さいため）などで、中殿筋の筋力低下をきたすものなどに生じる
痙性跛行	下肢の深部腱反射の亢進による ・脊髄疾患：痙性歩行（両下肢の横幅を広げ、突っ張るように歩く） ・小児脳性麻痺：はさみ足歩行（左右の脚を交差してはさみのような動きで歩く） ・クローヌス（錐体路障害により反射が著明に亢進した状態）：小刻み歩行（歩幅を狭く突進するように歩く）
失調性跛行	小脳の障害などで運動失調を示すものにみられる。歩幅を広げた不安定な歩行であり、歩行リズムが失われる

- 阻血性拘縮（フォルクマン拘縮）：わずか2～3時間で不可逆性の急速な壊死を生じるので、迅速な観察が重要である（図7）。筋肉への循環障害によって筋組織の壊死や線維化が起こり、屈曲拘縮変形と著明な筋萎縮を起こす。循環障害が強ければ、痛みが強い。

3. 触診

- 皮膚温：炎症性疾患では、患部に熱感がある。そのうえで炎症の4主徴の腫脹、疼痛、発赤があるかを確認する。
- 筋・腱：麻痺している筋肉はやわらかく触知される。筋腹が断裂していると断裂部位に陥凹を触れる。また、腱断裂したものも陥凹が触れる。
- 骨：骨の変形（欠損、連続性、弯曲、隆起）を確認する。

- 関節（表2）：関節可動域、関節拘縮、関節弛緩、関節水腫、関節強直、動揺関節の有無を確認する。

4. 併存疾患の有無

> **アセスメントのポイント**
> - 手術療法を受ける際、特に高齢者の場合、内科的併存症の有無は治療法の決定に大きな影響を与える。
> - 手術前の併存症は手術中・後の合併症の危険性を高める原因となるため、事前にしっかりと把握しておくことが重要である。

- 栄養状態：術後はタンパク異化反応などの生体反応が秩序正しく行われることにより、創部の修復が進められる。低栄養状態では、生体反応が停滞し、免疫機能が低下するため、縫合不全や重症感染症を引き起こす可能性が高くなる。手術侵襲を乗り越えるために、術前から栄養状態を良好にする必要がある。また、骨折ではかなりの内出血を伴うため、貧血の有無も重要である。身長・体重、過去数か月の体重変化、検査値（TP、Alb）、貧血の有無を観察する。あわせて、手術を受ける患者の場合、止血・凝固機能の低下により損傷部位からの出血が止まらない可能性がある。術前の止血・凝固機能（APTT、PTなど）評価は重要である。
- 呼吸機能：長期の安静臥床、全身麻酔の影響、頸椎の高度障害では、呼吸筋の低下をきたす場合がある。呼吸機能の低下は呼吸器合併症を引き起こす危険性が高い。術前から呼吸状態（呼吸数、1回換気量、肺活量、1秒率）、血液ガス分析、胸部X線写真、喫煙習慣の有無を

図7 阻血性拘縮の早期徴候

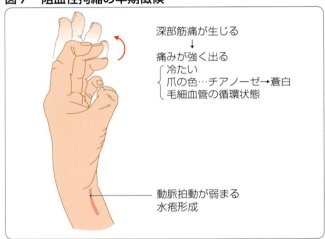

加藤光宝, 石川美智子：主要症状別観察. 加藤光宝編, 新看護観察のキーポイントシリーズ 整形外科. 中央法規出版, 東京, 2011：98, 図表5-8. より転載.

表2 関節可動性の異常

症状	原因	疾患
関節拘縮	関節包および関節外の軟部組織が原因で、可動域が制限された状態	関節包や靱帯の癒着、麻痺、先天性内反足、瘢痕拘縮など
関節弛緩	正常な関節可動域を超え、関節が可動すること。コラーゲン線維の合成異常のため、靱帯や関節包の弛緩を生じる	マルファン（Marfan）症候群、エーレルス-ダンロー（Ehlers-Danlos）症候群など
関節水腫	炎症が起きると、関節内に水腫を生じる	炎症
関節強直	関節包内の骨、軟骨が原因となり、関節の可動域制限をきたしている状態	関節リウマチ、関節内骨折、強直性脊椎炎など
動揺関節	関節の安定因子（筋、靱帯、関節面形態）に障害を生じ、生理的関節可動域を超えたり、異常な可動性を生じる状態	神経性、靱帯性、骨性、関節性がある

みる。
- **循環機能**：高血圧の既往、脈拍数、不整脈の有無、脈の硬度、下肢の浮腫、心電図所見、運動負荷テストをみる。
- **腎機能**：高齢者や腎機能が低下している患者は、手術による血圧の低下、腎毒性薬物の使用、電解質バランスの乱れなどにより、術後に急性腎不全に陥る場合がある。脊髄神経障害による排泄異常との鑑別も必要となる。排尿状態（排尿回数、尿量）、尿比重、尿一般検査（尿タンパク、潜血、尿糖）、浮腫の有無、腎機能検査所見（BUN、Cre）が重要になる。

変形

> **アセスメントのポイント**
> - 変形は、その後の運動障害の予後にもかかわるため、変形の原因、経過、増減の観察が重要である。

- 変形は、原因のある組織によって、火傷（やけど）などの瘢痕による皮膚性拘縮、結合織性拘縮、筋性拘縮、神経性変形、骨性変形に分けられる。先天性と後天性があり、重要となるのは後天性である。
- 下肢の変形を把握するには、脚長差を測り、大転子や骨頭の位置を確かめて異常可動性やその方向をみる。
- 脱臼には、前方脱臼と後方脱臼がある。例えば、股関節の前方脱臼では患肢は外転、伸展、外旋変形を生じ、後方脱臼では内転、屈曲、内旋変形を生じる。
- 加齢により変形性関節症が起こる。関節軟骨の退行性変化や外傷などのさまざまな要因によって、関節の変形、拘縮、強直を生じる。
- 骨・関節自体に炎症はなくても、関節の近くに炎症があると、疼痛を減らそうと特異な肢位をとることがある。

炎症

1. 腫脹

- 腫脹は、炎症の4主徴の1つであり、発赤や疼痛を伴う場合が多く、その大きさと範囲が重要となる。また、浮腫との鑑別が必要である。腫脹では、圧迫しても圧痕が生じない。肘、膝以下の中・小関節のわずかな腫脹にも、注意する必要がある。
- 腫脹は、外傷、炎症、血管病変、腫瘍などで生じる。
- 観察時には、反対側の同部位や周囲と比較するとわかりやすい。

2. 発赤

- 発赤は、強い炎症が生じることにより起こるが、暖房器具や温湿布などによって発赤することもあるので、生活状態に注意する必要がある。

3. 疼痛

- 疼痛は、その原因、部位、性質、持続性などによって鈍痛、圧痛、放散痛、叩打痛、介達痛、運動痛などがある。
- 疼痛の感覚は個人差があり、精神状態によっても変化する。疼痛は訴えだけでなく、表情やしぐさ、血圧や脈拍などの一般状態からも把握する必要がある。
- 重度の循環障害によっても疼痛が生じる。漸増する（しだいに増える）強い疼痛は組織の低酸素状態の重要なサインであるので、医師に連絡する。

神経障害

> **アセスメントのポイント**
> - 運動障害の有無、知覚障害の有無、深部腱反射の異常などの観察により、神経障害の原因が脳性か脊髄性か神経根性か、神経叢由来か末梢神経性かのおよその判断が可能になる。
> - これらの観察は、術中・術後の不良肢位、安静臥床、ギプス固定などによる末梢神経障害の発生を予防するためにも重要である。

- 神経障害は、運動疾患患者の看護を行ううえで重要な観察項目である。

図8 上肢神経障害のチェック

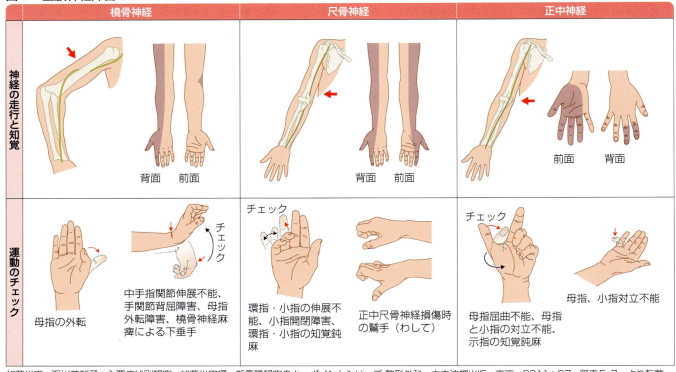

加藤光宝, 石川美智子：主要症状別観察. 加藤光宝編, 新看護観察のキーポイントシリーズ 整形外科. 中央法規出版, 東京, 2011：97, 図表5-7. より転載.

1. 上肢の神経障害（図8）

- 浮腫や腫脹が強い場合は、上肢の神経障害の発症の危険が高くなる。20〜30分ごと、動きが良好なら2〜3時間ごとに観察するのが望ましい。小児の場合、訴えが正確とは限らないため、泣き方や痛み方などに注意する。
- **高挙の状態と肘の角度**：高挙の状態では、患部を心臓より高くするのが原則である。高挙肢位の肘の角度がつきすぎないように注意する。また、90度以上になると静脈のうっ滞につながり、患肢の浮腫や腫脹を悪化させるので注意する。

2. 腓骨神経障害

- 腓骨神経は腓骨頭の上を走行しているため、下肢が外旋位になると、腓骨頭部とともに布団やあて物で圧迫される。したがって、膝蓋骨が真上を向くように肢位を維持するようにする（図9）。
- 腓骨神経障害には、足関節の背屈が制限され、爪先が挙がらなくなる下垂足などがある。
- **知覚異常**：腓骨神経の固有知覚領域（図10）の触覚や痛覚を手または注射針の先で触れてテストする。母趾や足部に知覚異常（しびれ、疼痛、知覚脱失など）がないかを患者に聴く。異常がある場合は障害のサインであるので、注意深く観察する。
- **運動の異常**：腓骨神経は、前脛骨筋、長趾伸筋、総趾伸筋を支配している。足関節の背屈、蹞趾の背屈ができることを観察する。蹞趾の背屈は基節に検者が指を当て、動くことをみる。弱い場合は、基節部で長趾伸筋の収縮をみる。

3. 運動障害

> **アセスメントのポイント**
> - 運動障害は、障害部位によってその現れ方や随伴症状が異なるため、障害の程度や部位、日常生活の阻害状況を観察することが重要となる。
> - 二次的に関節拘縮、筋肉の廃用性萎縮、骨粗鬆症、

図9　腓骨神経障害の予防：腓骨頭の圧迫回避

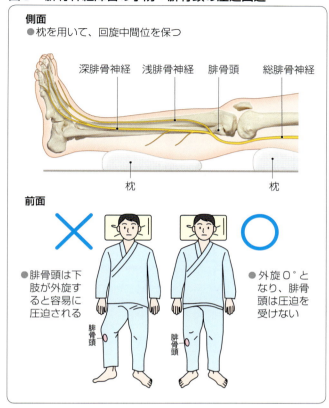

表3　運動麻痺をきたす代表的疾患

麻痺の型	代表的疾患
単麻痺	限局性の脳腫瘍、前大脳動脈閉塞、ポリオ、単神経麻痺（橈骨神経麻痺、正中神経麻痺、腓骨神経麻痺、顔面神経麻痺）
片麻痺	脳出血、脳梗塞、脳腫瘍
交代性片麻痺	脳幹部出血、脳幹部梗塞
四肢麻痺	重症筋無力症、進行性筋ジストロフィー症、頸外傷
対麻痺	脊髄腫瘍、筋萎縮性側索硬化症、脊髄損傷

塩見文俊，能川ケイ編：看護のための症候学．学研メディカル秀潤社，東京，2001：236，表2．より引用．

> 起立性低血圧などの廃用症候群を起こしやすいため、その予防に努める必要がある。
> ● 身体に障害をもつという現実は、自己概念をゆがめ、自己評価を低くし、回復意欲も低下しやすい。精神症状のモニタリングも重要である。

図10　固有知覚領域

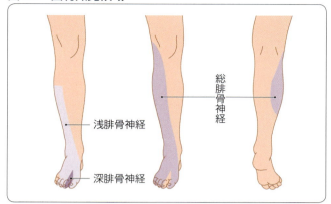

- 運動障害とは、神経症状の1つである。随意筋に関して意思運動が円滑に行われなくなった状態をいう。中枢神経、末梢神経、神経・接合部位、筋肉のどの部位に異常があっても生じる。
- 錐体路とは、大脳皮質の運動領域から筋線維までの経路であり、骨格筋の随意運動に関与する。この上位（第一次）運動ニューロンの下行路（大脳皮質運動野→内包→橋→錐体交叉→脊髄側索→脊髄前角、図11）に関する障害を錐体路障害という。
- 錐体外路は、錐体路以外の経路（小脳、基底核、前庭、網様体など）であり、骨格筋の不随意運動に関与する。
- 主に錐体路障害によって生じた運動障害を、運動麻痺という（表3、図12）。

4．中枢神経麻痺と末梢神経麻痺との鑑別（表4）

1）反射弓・深部腱反射

- 反射弓とは、特定経路を伝わる活動電位であり、受容器→感覚ニューロン→反射中枢→（介在ニューロン）→運動ニューロン→末梢・効果器の経路で伝わる。
- 反射弓のどこかに異常があると、反射は減弱または消失する。
- 反射弓は、錐体路によって抑制され、随意運動が可能になっている。その錐体路に異常があると反射弓を抑制できず、深部腱反射が亢進する。
- 筋肉や腱を鋭く叩くと、脊髄反射により筋収縮が起こる伸張反射を深部腱反射（腱反射）という。

図11 随意運動の伝わり方

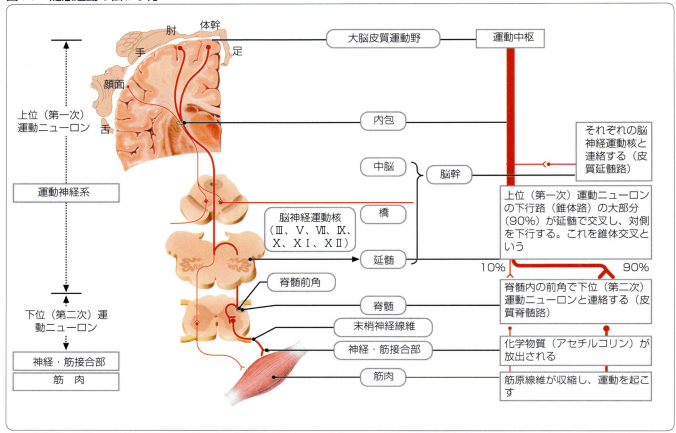

高木永子監修：看護過程に沿った対症看護 病態生理と看護のポイント第4版．学研メディカル秀潤社，東京，2010：392，図1．より転載。

図12 運動麻痺の分類

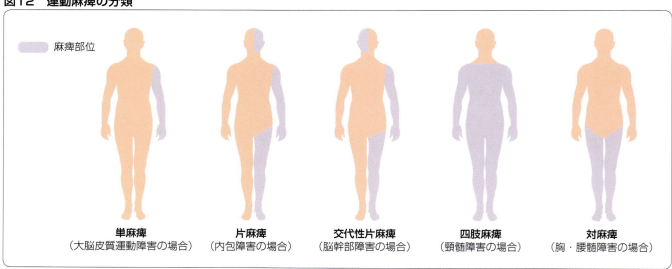

表4　中枢神経麻痺と末梢神経麻痺との鑑別

運動麻痺の形態	中枢性麻痺	末梢性麻痺
腱反射	亢進（膝間代および足間代）	減弱ないし消失
病的反射	出現する	なし
筋緊張	亢進（けいれん・拘縮・痙性麻痺）	減退または消失（弛緩性麻痺・被動性増大・伸長性亢進）
筋萎縮	不変または廃用性萎縮	高度の筋萎縮
線維性攣縮*	なし	出現（前角障害のときのみ）
感覚（知覚）障害	半身知覚麻痺・深部知覚障害	末梢神経の支配領域に起こる
麻痺の程度	不完全麻痺	完全麻痺
麻痺の出現様式	片麻痺・単麻痺・対麻痺	末梢神経の麻痺か髄節性麻痺

＊線維性攣縮：皮膚の上からみられるピクピクとした筋肉の自発的収縮。多くは筋萎縮を伴う。
塩見文俊，能川ケイ編：看護のための症候学．学研メディカル秀潤社，東京，2001：233，表1．より引用。

- 深部腱反射は、運動麻痺が中枢性（第一次運動ニューロン）か末梢性（第二次運動ニューロン）かを鑑別するのに重要である。つまり、一次ニューロンの障害では、深部腱反射の亢進、巧緻性の低下が生じ、二次ニューロンの障害では、深部腱反射の低下または消失、筋力低下や筋萎縮を生じることになる。
- 大腿四頭筋、下腿三頭筋（アキレス腱反射）、上腕二頭筋、上腕三頭筋などの反射をみることによって、病変の部位が決定される。

2）病的反射
- 防御反応として、神経系疾患、特に錐体路障害に病的反射が現れる。
- バビンスキー反射とは、足底の外側縁を踵から指に向けてとがったものでゆっくりこすると母趾が背屈し、他趾は扇を広げたときのように開く（開扇現象）。
- チャドック反射、シェーファー反射など、多数の足底皮膚反射がある。

3）筋緊張
- 中枢神経麻痺：初期に弛緩し、しだいに痙性が増す。
- 末梢神経麻痺：例外なく弛緩する。

4）筋萎縮
- 筋萎縮とは、筋肉が減少することである。廃用性（非活動性）萎縮、神経原性萎縮、筋原性萎縮に分けられる。
- 神経原性萎縮では、脊髄前角、末梢神経の障害によって、支配領域の筋肉が萎縮する。
- 筋原性萎縮は、筋線維の障害によって起こる。代表的疾患には、進行性筋ジストロフィーなどがある。

5）感覚（知覚）障害
- 末梢神経麻痺では、知覚障害を伴う。末梢神経には第二次運動ニューロンだけでなく、知覚ニューロンも含まれるためである。

5．錐体外路系障害

- **運動減少・筋緊張亢進**：筋力低下はみられない。他動運動に対して屈伸両方向に抵抗を認める筋固縮を示す。
- **運動亢進・筋緊張低下**：運動亢進とは、意思と無関係に起こる異常運動過多をいう。不随意運動が主体で、筋トーヌスの異常を伴うものが多い。
- **舞踏病様運動**：不随意運動の1つ。不規則で急激な非対称性の迅速な動きであり、踊っているようにみえる。顔や四肢に生じ、筋トーヌスの低下を伴う。
- **アテトーゼ**：不随意運動の1つ。ゆっくりとした持続的な動き、主に手指、足趾、舌などのくねらせるような動きがみられる。
- **ジストニー**：不随意運動の1つ。主に体幹、頸部をゆっくりとねじるように回転させる不随意運動と、強い不随意筋収縮の持続によって生じる姿勢異常が特徴である。
- **バリズム**：不随意運動の1つ。両上下肢に起こる突発的な激しい運動。上肢では、肩を中心にふり回すような運動、下肢では蹴るような運動がみられる。
- **ミオクローヌス**：1つまたは多数の筋の電撃様の短時間の不随意収縮が起こる。
- **振戦**：体の一部または全身が不随意的に律動的に（周期

図13 良肢位

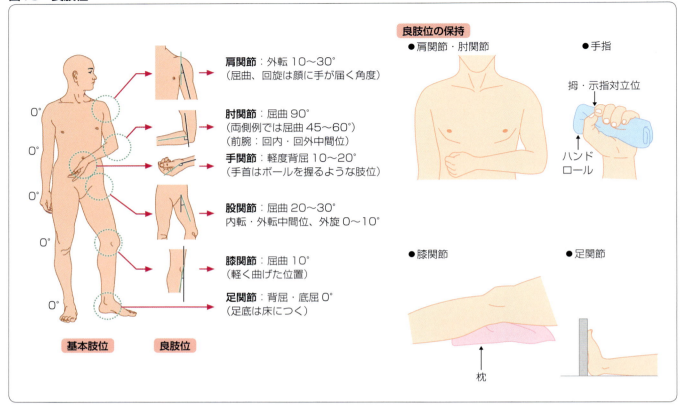

的にくり返して）ふるえる現象をいう。一般には手、頭、下顎、舌、足、まれに体幹にみられる。振戦は、静止時振戦、姿勢時振戦、動作時振戦に分類される。

良肢位と関節可動域

アセスメントのポイント
● 拘縮や二次的変形などの予防を正しく行うために、良肢位や関節可動域（ROM：range of motion）について十分な知識をもつことが重要である。

● 良肢位とは関節が強直しても（関節が不動となっても）日常生活に比較的不便がなく苦痛のない肢位をいう（図13）。
・肩関節：外転10～30度、屈曲・回旋は手が顔に届く程度
・肘関節：屈曲90度、前腕の回内・回外は中間位
・手関節：背屈10～20度
・股関節：屈曲20～30度、内転・外転中間位、外旋0～10度
・膝関節：屈曲10度
・足関節：背屈・底屈0度
・手：ボールを握るような各関節を軽度、屈曲した肢位が望ましいとされる。

● 関節可動域の種類には、①自動（active、患者自身が関節を動かす）、②他動（passive、ほかからの外力により関節を動かす）がある。

● 関節可動域の評価は、必ず自動と他動で行う。他動だけでは、日常生活動作（ADL）の評価ができないことがあるためである。

● ADL評価基準としては、さまざまな評価法があり、用いられているが、単に個々の動作の評価手段とするのではなく、さらにここまでできる人にどのような援助を行うのかを常に考えることが大切である（表5）。

表5 部位別ADLの観察ポイント（術前）

部位＼ADL項目	起居	移動	食事	更衣	整容	トイレ	入浴
上肢	—	—	・箸、スプーンを使用することができるか	・不自由なことは何か	・自立できないことは何か	・不自由なことでできないことは何か	—
体幹	・自力で体位変換が可能か ・坐位を保持することができるか	・杖または支持（人による介助、手すり、つかまり歩行）が必要か ・いざるなどの方法を使ってでも移動できるか	・箸、スプーンを使用することができるか	・丸首のシャツの着脱が1分以内にできるか	・歯みがき、水を使っての洗面が可能か	・トイレ（和・洋）を使用することができるか	・1人で転倒などの危険なく入浴できるか
下肢 [膝関節 股関節]	・正座、しゃがみこみは可能か	・杖または支持が必要か	—	・靴下の着脱が自力でできるか	—	・和式トイレが使えるか ・自立するために整えることは何か	—

加藤光宝，村田ひとみ，廣田真由美：観察上の基礎知識．加藤光宝編，新看護観察のキーポイントシリーズ 整形外科．中央法規出版，東京，2011：42，図表2-12.より転載．

表6 間欠性跛行の鑑別

鑑別項目	馬尾性神経障害	下肢血管障害
下肢の主な自覚症状	しびれ	疼痛
症状の回復動作	腰を前屈する	休むだけでよい
足背動脈の触知	正常	触れにくい
腰痛	あり	なし
下肢神経症状	あり	なし

歩行障害と間欠性跛行

アセスメントのポイント
● 歩行障害は歩行の姿勢、持続性、その他の症状を観察することによって、原因を区別する必要がある。

- 歩行障害は、股・膝などの関節障害、脳・脊髄・馬尾神経障害、下肢の血管障害などが原因である。
- 間欠性跛行とは、持続して歩けないため、休み休み歩くことである。馬尾性神経障害によるものと、閉塞性動脈硬化症などの下肢血管障害によるものがあり、鑑別が重要である（表6）。
- 下肢血管障害による間欠性跛行は、下肢の阻血状態の回復のため、単純に休むことが目的である。
- 馬尾性神経障害による間欠性跛行は、腰部脊柱管腔を広くし、馬尾への圧迫を軽減するため、休む際に腰を前屈する動作を行う。

検査

1. X線検査

- X線吸収差を利用し、骨の形態や骨梁・骨皮質などの状態や骨質などを把握することができる。
- 骨折では、骨折線と骨転位がみられ、疲労骨折や骨形成不全の骨折線様透明層のX線像では骨折線様の吸収像が確認できる。これは、力が働いた部分での骨の抵抗力が作用力に屈した結果として起こり、改変層という。
- 脂肪層は淡い層として筋肉と区別でき、脂肪腫は淡影の塊として筋層と区別される。筋肉は、脂肪より濃い影を作り、アキレス腱や膝蓋腱のような大きな腱は脂肪層との対比によって見分けることが可能である。

表7　関節液の疾患別特徴（一部文献1から引用）

疾患別関節液の変化	外観	赤血球数	粘度	白血球数	主な白血球型	ムチン塊形成	グルコース（mg%）	タンパク量（g/dL）	その他
正常	透明（麦わら色）	数個	高	200	単核	良	90	1.7	
外傷性関節炎	軽度混濁（麦わら〜赤）	2,000	高	1,500	単核	良	90	4.0	軟骨細片
神経病性関節症	透明（赤色）	90,000		750	単核	可	80	3.4	
変形性関節症	透明、軽度混濁（黄色）	11,000	高	700	単核	良	90	3.4	軟骨細片
血友病性関節症	混濁（赤色）	2,500,000	低	5,000	多核	不可	60	5.9	
痛風	混濁（黄色〜乳濁）	50,000	低	30,000	多核	不可	86	4.0	尿酸結晶
リウマチ熱	軽度混濁（黄色）	60,000	低	50,000	多核	良	90	3.7	
慢性関節リウマチ	混濁（黄色〜緑色）	2,000	低	15,000	多核	不可	78	4.7	RA細胞
結核性関節炎	混濁（黄色）	28,000	低	20,000	多核	不可	27	5.3	まれに結核菌
化膿性関節炎	非常に混濁（灰色〜血性）	30,000	低	80,000	多核	不可	21	4.8	起炎菌
淋疾性関節炎	混濁	1,000		100,000	多核	不可	29	5.6	淋菌
SLE	軽度混濁（麦わら色）		高	5,000	多核	良			LE細胞
偽痛風	軽度混濁（黄色）		低	3,000	多核	不可〜良			リン酸塩結晶

阿部正隆：関節液の検査．辻陽雄，高橋栄明編，整形外科診断学 改訂第3版，金原出版，東京，1999：584，表8-B-1．より引用。

2．断層撮影検査、CT検査

- 断層撮影検査は、骨の内部構造や脊椎における病変の発見のために行う。骨の軟化、骨融解（炎症性破壊、腫瘍性破壊、骨嚢胞など）の状態をみることができる。
- CT検査は、X線のみでは診断の難しい場合に行われる。単純CT、造影剤コントラストCT、CT脊髄造影法などがあり、鮮明な画像と軟組織の輪郭も鮮明にとらえることができる。

3．MRI検査

- MRIは、脊椎・脊髄疾患、骨・軟部腫瘍、大腿骨頭壊死などが疑われる際に行われる。
- MRIは、骨によるアーチファクト（artifact：偽像。画像記録の際に用いられた技術により、自然発生的でなく単に偶発的に生じたもの）が少ないため、CTより脊髄自体や内部構造の検査に適している。しかし、石灰化のある病変や骨棘形成の状態などの把握に関しては困難である。
- ペースメーカーが埋め込まれている人やプレート固定をされている人には、行えない。

4．脊髄造影検査（ミエログラフィ）

- 脊髄腔の通過障害が推察されるさまざまな疾患に対して、その圧迫部位の状態・高位・広がりを確認するために行われる。通常は腰椎穿刺や後頭窩穿刺で脊髄液を採取したあとに造影剤を注入し、X線撮影を行う。造影剤の使用により、けいれん発作や意識障害を起こす場合もあるので注意する。
- 一般に水溶性のヨード造影剤が用いられるので、検査前にはヨード剤に対する過敏反応のテストが行われる。
- ヨード造影剤は脊髄液より比重が重く、検査後は脳内への滲出による髄膜症状を防ぐため、頭部を10〜15°挙上し、2時間床上安静とする。
- 脊髄造影の副作用は頭痛、悪心・嘔吐、眩暈（めまい）、振戦などである。重症になると意識障害、けいれん発作なども生じる。48時間以内には回復するが、重度な副作用は高濃度の造影剤が頭蓋内に入ると高頻度に生じる。

5．シンチグラフィ

- **骨シンチグラフィ**：骨腫瘍、骨髄炎、骨折の治療過程、骨壊死、関節炎などの診断や活動性の判定を行うために

用いられるラジオアイソトープ（放射線同位水素）を用いた画像診断法である。
- **腫瘍シンチグラフィ**：悪性腫瘍の評価に用いられ、ラジオアイソトープを含んだガリウム-67-クエン酸ガリウム（^{67}Ga）を標識薬剤としている。悪性リンパ腫などの^{67}Ga集積の強い腫瘍の診断、病期決定などを評価する。また、感染症や炎症性病変の活動性の評価にも用いられる。

6. 筋力検査：徒手筋力テスト（MMT）

- 各筋の筋力の評価のために、検者が抵抗を加えてほかの筋力の影響を除いたテスト評価法である。6段階に分けられ、患者の意思で目的とする筋肉を収縮させ、その力を評価する。（p.52、表8を参照）
- 患者の理解と協力が必要な検査である。また、全身の広範囲なテストのため、検査後の患者の疲労が大きい。

7. 関節穿刺

- 適応は、関節炎（細菌培養、代謝物の結晶証明、関節液の成分分析のため）、半月板損傷・退行性疾患（関節造影、薬液注入、関節水腫の除去のため）である。
- 穿刺により化膿性関節炎を生じることがあるので、無菌的に行う。皮疹や挫創を伴う感染のある部位は避ける。
- 穿刺はすみやかに行う。吸引すると滑膜や関節内の浮遊物が針先に詰まることがあるため、針先の位置を変えたり吸引した液を少し戻すなどして対処する。
- 関節液の成分を調べることは、疾患を推測する一助となる。外観から、透明度、混濁度、色調、粘度を観察する（p.180、表7）。

資料　検査の基準値一覧③：生化学検査2

項目	略語：英語名	基準値
血清ナトリウム	Na：serum sodium	135～147mEq/L
血清カリウム	K：serum potassium	3.6～5.0mEq/L
血清カルシウム	Ca：serum calcium	8.5～10.0mg/dL
血清鉄	Fe・SI：serum iron	50～160μg/dL
総鉄結合能	TIBC：total iron binding capacity	250～400μg/dL
血清クロール	Cl：serum chloride	98～108mEq/L
血清マグネシウム	Mg：serum magnesium	1.8～2.4mg/dL
総タンパク	TP：total protein	6.5～8.0g/dL
血清タンパク分画	serum protein fraction	アルブミン：60～71% α₁グロブリン：2～3% α₂グロブリン：6～10% βグロブリン：7～11% γグロブリン：11～21%

項目	略語：英語名	基準値
尿素窒素	BUN/UN：blood urea nitrogen	8～20mg/dL
血清尿酸	UA：uric acid	男性：3.5～7.0mg/dL 女性：2.5～6.0mg/dL
血清クレアチニン	Cr・SCr：serum creatinine	男性：0.6～1.1mg/dL 女性：0.4～0.8mg/dL
血清ビリルビン（胆汁色素）	serum bilirubin	総ビリルビン：0.2～1.0mg/dL 直接ビリルビン：0～0.3mg/dL 間接ビリルビン：0.1～0.8mg/dL
血糖（グルコース）	BS：blood sugar/glucose	65～110mg/dL （早朝空腹時血漿血糖：FBS）
糖負荷試験	GTT：glucose tolerance test	140mg/dL未満（75gOGTT）
ヘモグロビンA1c	HbA1c：hemoglobin A1c	4.3～5.8%
インスリン インスリン抗体	IRI：insulin immunoreactive insulin/Iinsulin antibody	5～11μU/mL

（検査の基準値一覧はp.55、122、201もあわせて参照）

筋・骨格系（運動器）の関連図

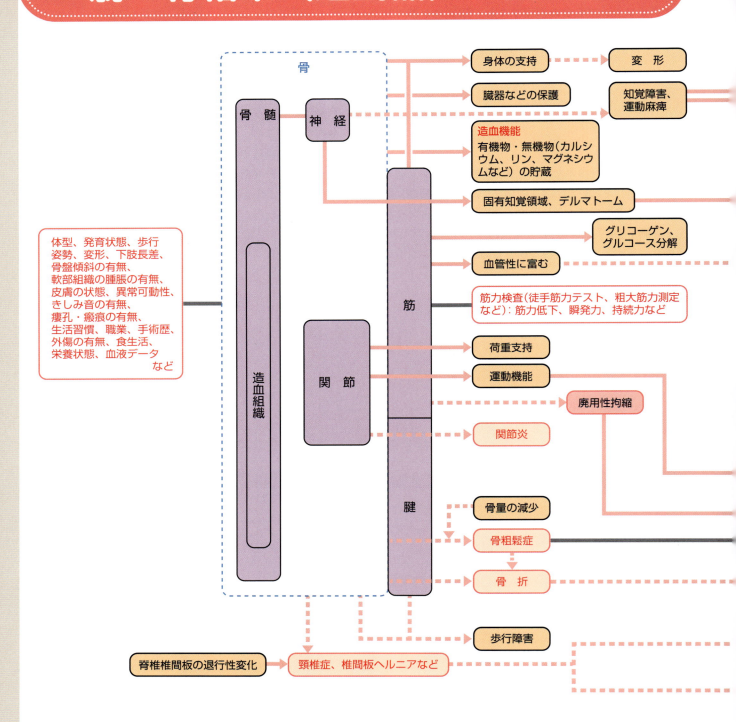

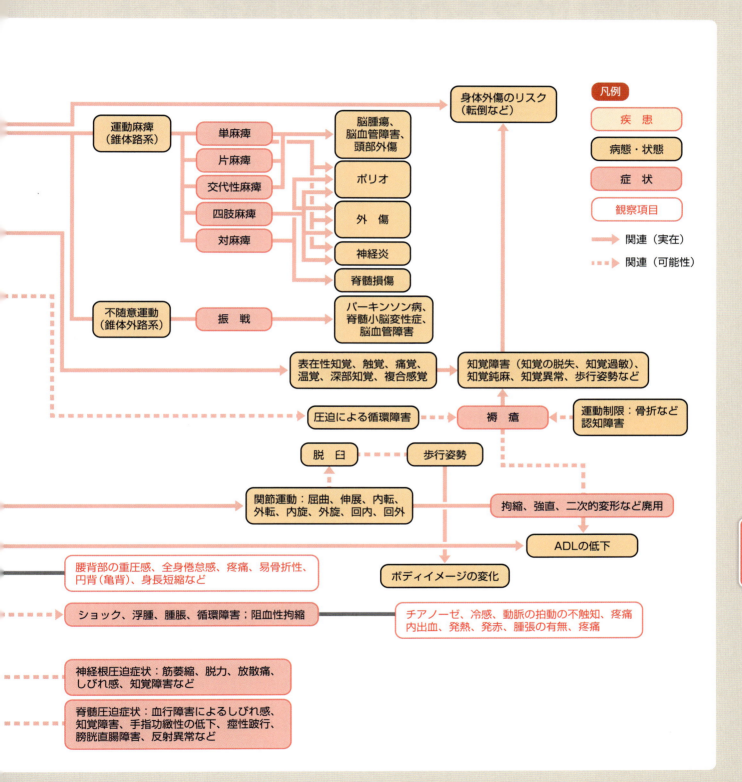

関節リウマチの病態と観察ポイント

関節リウマチの原因と病態生理

- 関節リウマチ（RA：rheumatoid arthritis）は、自己免疫性疾患であり、原因は不明だが、遺伝的要因やウイルスなどの微生物感染やホルモン異常、ストレスなどの外的因子をきっかけとした免疫異常反応によって起こるとされている。青・壮年期の女性に多い。
- 関節リウマチは、以下の機序で生じる。感染などによる滑膜細胞増殖で活性化されたリンパ球（T細胞などの免疫担当細胞）に刺激を受けたマクロファージ、滑膜細胞がT細胞とともに血管から遊走した滑膜組織内で、免疫応答により炎症性サイトカインを産生する。このリウマチ性炎症反応が慢性化して、関節破壊、変形に至る。
- 前駆症状として易疲労感（全身倦怠感）、食欲不振、体重減少、全身性の痛み、こわばり感などがある。また、局所的には多発性・進行性の関節炎症状が起こる。
- 発病初期には、手の小関節、手、膝、足関節に起こりやすく、両側性、対称性のことが多いといわれる。

関節リウマチ特有の主な症状（表8）

1. 全身症状

- 関節リウマチの全身症状には、全身倦怠感、微熱などがある。

2. 関節

- **関節炎**：RAの関節炎の特徴は、多発性、対称性、持続性で骨破壊に至ることにある。つまり、多数の関節が長期間持続的に炎症を起こしていると、結果として関節可動域の異常や変形、亜脱臼、筋力低下による機能障害になり、日常生活動作が低下する。RAの関節炎の好発部位は、手指・手首の小関節である。
- 疼痛回避のために、日常生活運動が少なくなり、筋萎縮や骨萎縮が起こる。
- **関節変形**：ボタン穴・スワンネック変形、尺側偏位、オペラグラス変形、外反母趾、槌指などの特徴的な変形が認められる（図14）。
- 起床時、関節がこわばり、動かしづらい感じがあるが、日常動作により消失する。短時間の朝のこわばりはRA以外にも見受けられるが、長く続くとき（1時間以上）はRAの可能性が高い。原因としては滑膜内うっ血や関節包（嚢）の肥厚などがある。

表8　米国・欧州リウマチ学会合同関節リウマチ分類基準（2010年）

●対象
1. 1関節以上で臨床的に滑膜炎（腫脹）を認める
2. 滑膜炎が他の疾患による要因では説明できない場合

合計6点以上で関節リウマチと診断する	
1. 罹患関節*	（スコア）
中・大関節1か所	0点
中・大関節2～10か所	1点
小関節1～3か所	2点
小関節4～10か所	3点
少なくとも1つ以上の小関節領域に10か所以上	5点
2. 血清学的検査	
RF、抗CCP抗体ともに陰性	0点
RF、抗CCP抗体の少なくとも1つが低値の陽性（≦正常値上限の3倍）	2点
RF、抗CCP抗体の少なくとも1つが高値の陽性（＞正常値上限の3倍）	3点
3. 急性期反応物質	
CRP、赤沈ともに正常	0点
CRP、赤沈のいずれかが異常	1点
4. 滑膜炎の症状持続期間	
6週未満	0点
6週以上	1点

＊中・大関節：肩・肘・股・膝・足関節、小関節：MCP・PIP・第2～5趾MTP・母指IP・手関節
RF：リウマトイド因子、CCP：環状シトルリン化ペプチド

図14 指の関節変形

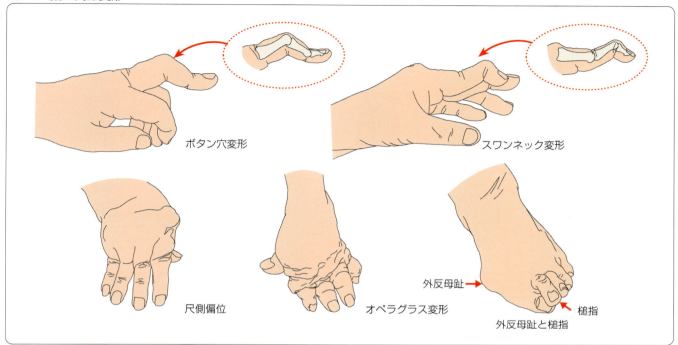

ボタン穴変形　スワンネック変形　尺側偏位　オペラグラス変形　外反母趾　槌指　外反母趾と槌指

3．その他の主な症状

- **骨粗鬆症**：疼痛などによる体動制限、ステロイドの服用、るいそう、カルシウム不足などにより関節周囲と全身性の骨粗鬆症が生じる。これに伴う病的骨折はしばしば患者のADLを障害することになるので、その進展の予防には十分な注意が必要である。
- **リウマトイド結節**：関節リウマチ患者の血清中に多くみられる。リウマトイド因子（RF：rheumatoid factor）とは、免疫グロブリンの一種であるIgG分子のFc部分に結合する自己抗体である。免疫学的検査において、RAでは高率（約80％）に検出され、高力価の症例では一般に重篤で予後不良とされる。治療による病態の改善によって低下・陰性化する（図15）。関節伸側などの皮下や腱鞘に生じる肉芽腫性結節で、一般には無痛性で、リウマチの活動期に出現する。
- リウマトイド結節は、肘関節や肺内、心筋・心内膜などに生じる。心筋・心内膜に生じる場合、伝導障害や弁膜症の原因となる。
- 関節以外の症状の主なものは、以下のとおりである。

図15 リウマトイド結節

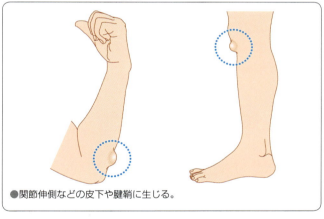

●関節伸側などの皮下や腱鞘に生じる。

- 皮膚症状：リウマトイド結節、皮膚血管炎、爪周囲紅斑など
- 眼症状：上強膜炎、強膜炎、虹彩炎など
- 呼吸器症状：間質性肺炎など
- 循環器症状：心外膜炎、胸膜炎など
- 神経症状：脊髄障害、圧迫性神経障害、多発性単神経炎など

関節リウマチの病態関連図

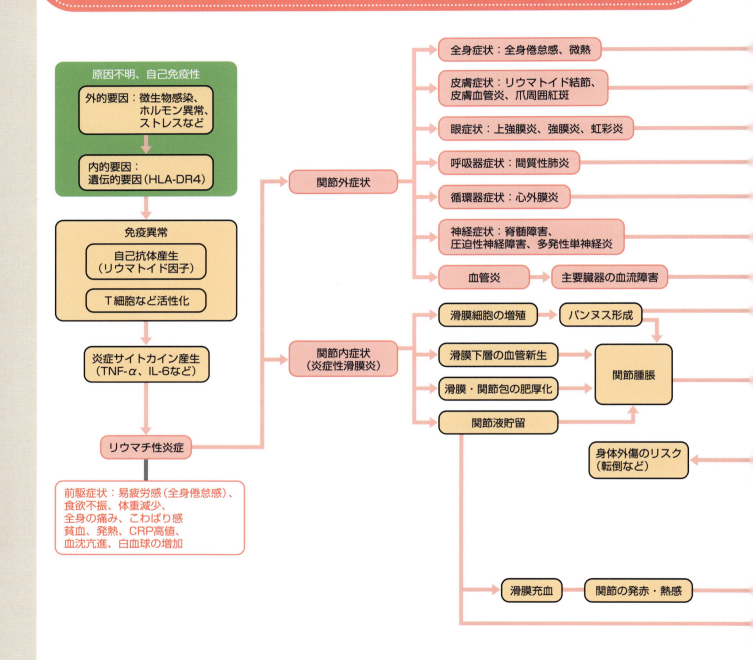

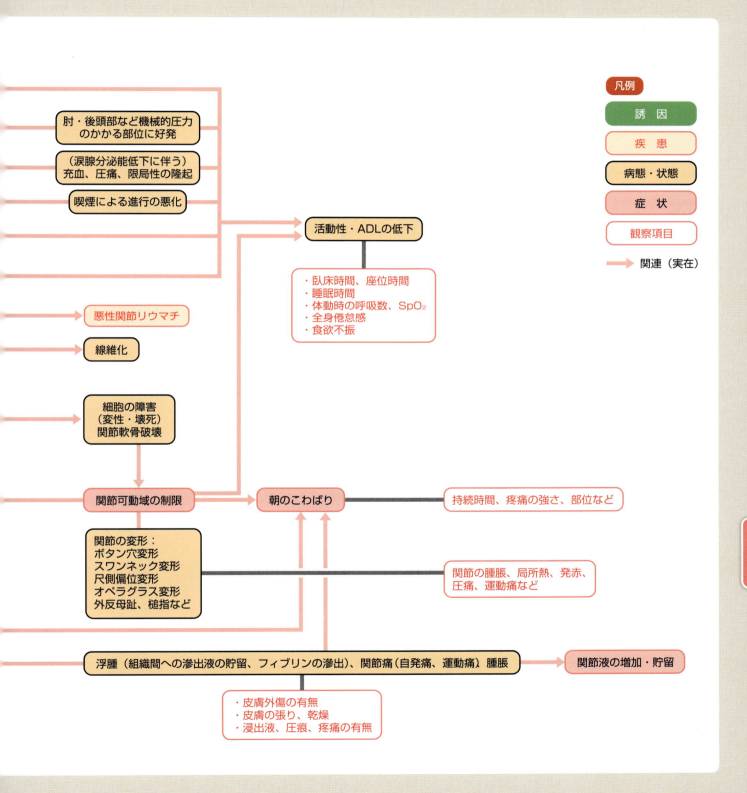

〈文献〉
1. Ropes MW, Bauer W. Synovial Fluid Changes in Joint Disease. Cambridge, Massachusetts：Harvard University Press, 1953.
2. 林美穂：運動器．プチナース 2003；12（6）（臨時増刊号）：66-79.
3. 加藤光宝，村田ひとみ，廣田真由美：観察上の基礎知識．加藤光宝編，新看護観察のキーポイントシリーズ整形外科，中央法規出版，東京，2011：35-53.
4. 箭野育子編著：新ナーシングレクチャー骨・関節系の症状・疾患の理解と看護．中央法規出版，東京，2013.
5. 土方浩美編：ポケット版整形外科ケアマニュアル，照林社，東京，2000.
6. 加藤光宝，石川美智子：主要症状別観察．加藤光宝編，新看護観察のキーポイントシリーズ整形外科，中央法規出版，東京，2011：25-26，97.
7. 塩見文俊，能川ケイ編：看護のための症候学．学研メディカル秀潤社，東京，2001：226-239.
8. 高木永子監修：看護過程に沿った対症看護病態生理と看護のポイント 第4版．学研メディカル秀潤社，東京，2010：92-393.
9. 横井郁子：診断・検査時の観察．加藤光宝編，新看護観察のキーポイントシリーズ整形外科，中央法規出版，東京，2011：55-61.
10. 阿部正隆：関節液の検査．辻陽雄，高橋栄明編，整形外科診断学 改訂第3版，金原出版，東京，1999：584.
11. 合地研吾：慢性関節リウマチ．臨牀看護 1999；25（6）（臨時増刊号）：970-973.
12. 川合眞一：慢性関節リウマチ．永井良三，大田健総編集，疾患・症状別今日の治療と看護 改訂第3版，南江堂，東京，2013：902-910.
13. 斉藤栄造：関節リウマチ．川合眞一，森脇美登里編，リウマチ・膠原病の治療と看護，南江堂，東京，2001：125-131.
14. 横井郁子，加藤光宝：看護観察総論．加藤光宝編，新看護観察のキーポイントシリーズ整形外科，中央法規出版，東京，2011：11-32.
15. 阿部篤子：関節リウマチ．加藤光宝編，新看護観察のキーポイントシリーズ整形外科，中央法規出版，東京，2011：310-317.
16. 鍔田利恵子：関節リウマチ．プチナース 2004；13（2）：36-44.
17. 藤田恒夫：入門人体解剖学 改訂第5版．南江堂，東京，2012：19-96.
18. 清水富永，高岡邦夫：加齢変化と疾患．中村利孝編，看護のための最新医学講座18 運動器疾患 第2版，中山書店，東京，2005：31-39.
19. 平林茂：四肢疾患．中村利孝編，看護のための最新医学講座18 運動器疾患 第2版，中山書店，東京，2005：39-51.
20. 高橋正明監修：STEP整形外科 第4版．海馬書房，東京，2013：3.

column

筋肉の質と種類：赤筋、白筋

　白身の魚というとタイ、赤身ならマグロ、ということになる。なぜ、白身、赤身なのだろうか。それは、筋肉の色である。筋肉でいうと、赤筋線維、白筋線維といわれ、筋肉の質が違うのである。

　例えば、長期間継続して動かす筋肉は赤筋で、瞬間的に動かす筋肉は白筋といえる。赤筋は、少ないエネルギーで長時間働くことが可能なため、マグロのように長時間泳ぎ続ける魚の筋肉は赤身になっている。一方で、明石海峡を泳ぐタイは瞬発力が必要なため白身になる。「速く動かすことは可能だが、疲れやすい筋肉」ということになる。

　赤筋は、ミオグロビンやミトコンドリアを多く含んでいる。クエン酸回路によってエネルギーを得るために、酸素をより必要としているためである。ミオグロビンは赤血球のヘモグロビンと同様に、酸素と結合して筋肉における酸素の供給源となっているのである。

　しかし、ヒトの体では、この両方の筋線維が混ざっているといえる。瞬発力が必要な上腕二頭筋や下腿の腓腹筋には白筋が多い。赤筋としてはほとんど休むことなく収縮をくり返し持久力のある筋肉になる。例えば、眼球部にある外眼筋、のどにある咽頭筋、耳のなかにある耳小骨筋などである。

　陸上競技でみても特徴的である。短距離走選手は、大腿四頭筋などの膝関節を伸ばす筋肉として白筋が多く、マラソン選手では比較的赤筋が多い。

　骨格筋は、筋細胞、すなわち10～100μmの細い筋線維の束で、その筋線維は1～2μmとごく細い筋原線維によって構成されている。筋原線維はアクチンと呼ばれる細いフィラメントとミオシンと呼ばれる比較的太いフィラメントからなっている。筋肉の収縮は、この2つのフィラメントがスライドすることによって生じる。

　筋収縮に必要なエネルギーは、筋細胞内にあるアデノシン3リン酸（ATP）という物質によって供給される。このATPが減少して乳酸などが筋肉に蓄積されると、筋肉の疲労が起こるのである。

生殖器系：女性生殖器

女性生殖器の構造と機能

女性生殖器の構造（図1、2）

- 女性の生殖器系は、卵管、卵巣、子宮、腟、外陰部、それに加えて乳房で構成されている。
- 大きくは、卵巣、子宮、腟などの内性器、大陰唇、小陰唇や腟前庭などの外陰部の外性器に分けられる。

各器官の構造と機能

1．外性器

- 外性器は、外陰部の大陰唇、小陰唇、腟前庭、陰核などを指す。
- 大陰唇は、恥丘から会陰に及ぶ間の左右の隆起であり、小陰唇を覆っている。小陰唇は、左右2枚のヒダで、大陰唇より薄く小さい。
- 腟前庭は、小陰唇に覆われており、陰核、外尿道口、腟口などがある。会陰は、腟口と肛門の間である。

図2　女性生殖器とその構造

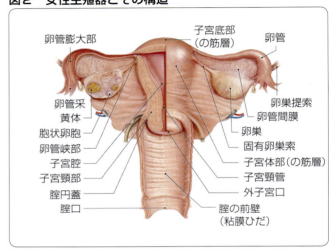

図1　女性生殖器（縦断面）

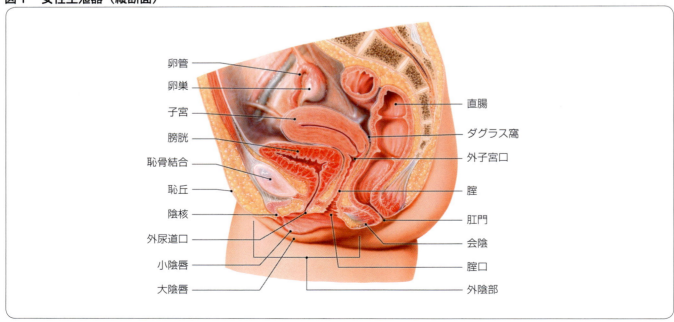

2．内性器

1）卵巣・卵管
- 卵巣は、ソラマメ大（約3cm）の細長く丸い左右1対の器官である。
- 卵巣は、固有卵巣索によって子宮に固定され、卵巣提索によって骨盤側壁に固定・支持されている。
- 卵巣では、卵母細胞が順に成熟卵胞（グラーフ卵胞）となり、通常1個だけが完全に成熟して排出される（排卵）。
- 卵管は、約10cmの管で子宮上部の両端から卵巣の側方へ走行している。
- 卵管は、子宮から伸びた部分は細く（卵管峡部）、その後太く広がり（卵管膨大部）、さらに最後は指のように分かれて房状になる（卵管采）。卵管膨大部で、ほとんどの受精が行われる。
- 卵管の内腔には線毛上皮が、中間層には筋層があり、これらの線毛運動と蠕動運動で卵子は子宮に運ばれる。

2）子宮
- 子宮は骨盤の中央に位置し、長さ7.5cm、幅4cm、厚さ2.5cmほどの洋ナシ形の器官である。
- 上方から、子宮底部・体部・頸部に分けられる。頸部は下部1/3を占め、体部との境界で狭くなる。頸部の下端は丸く腟のなかに突出し、子宮腟部と呼ぶ。
- 子宮壁は、子宮内膜と筋層、外膜からなる。内膜は円柱上皮で覆われている。子宮内膜の厚さは月経周期によって変化する。筋層は平滑筋で構成され、血管が網状にめぐっているため、平滑筋収縮により止血が行われる。

3）腟
- 腟は長さ約9cmの管で、垂直面に対し約45度後傾している。子宮との連続部に深いくぼみがある（腟円蓋）。
- 腟には、常在菌としてデーデルライン桿菌が存在する。デーデルライン桿菌は腟粘膜上皮のグリコーゲンを分解し、乳酸を作る。分泌液は酸性を呈し、菌の侵入を防ぐ。

3．乳房（図3）

- 乳房は、大胸筋の前方に存在する2つの膨らみである。
- 乳房は、乳腺（乳腺腺房）、乳汁の導管である乳管、乳頭、脂肪組織で構成されている。乳腺は乳腺葉と呼ばれる腺組織単位をもち、乳腺葉は15〜20程度存在する。

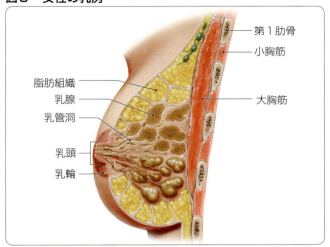

図3　女性の乳房

- 乳汁は、乳腺葉から乳管へと運ばれ、乳管は乳頭に開口する。乳汁分泌は、下垂体から分泌されるプロラクチンによって促進される。
- 乳房は、卵巣から分泌されるエストロゲン（卵胞ホルモン）とプロゲステロン（黄体ホルモン）によって、成長、発育が促されている。
- 病変の部分を示すときなど、乳頭を円の中心として、4つの部位（外上部・外下部・内上部・内下部）と乳輪部に分けて表現される。乳がんは、外上部に発現することが多い。
- リンパ液の多くは、腋窩リンパ節に流入する。部位によっては、鎖骨上窩リンパ節や反対側腋窩リンパ節に向かうこともある。乳がんでは、ここが転移経路になる。

4．女性ホルモン

- 女性ホルモンの分泌と調節機構を図4に示す。
- 視床下部から性腺刺激ホルモンが分泌されることにより、脳下垂体から卵胞刺激ホルモン（FSH）と黄体形成ホルモン（LH）が分泌される。さらにFSHとLHにより、卵巣が刺激されエストロゲン、プロゲステロンの2つの女性ホルモンが分泌される。女性ホルモン分泌量が少ない場合はFSHとLHを増量、多い場合は減量するようフィードバックし、脳は視床下部に指令を出す。
- 大脳皮質・視床下部・下垂体・卵巣・子宮が、放出ホルモン・性腺刺激ホルモン・エストロゲン・プロゲステロ

図4 女性ホルモンの分泌と調節機構

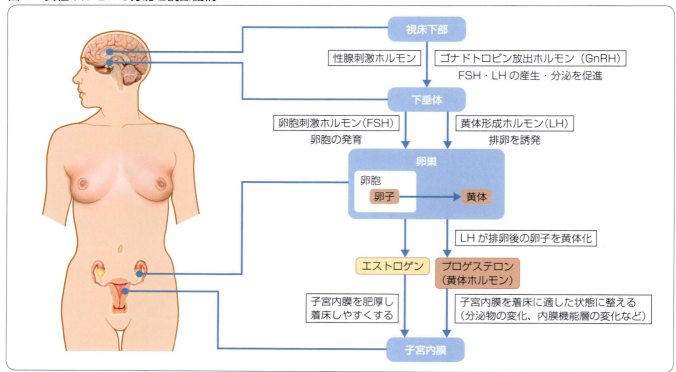

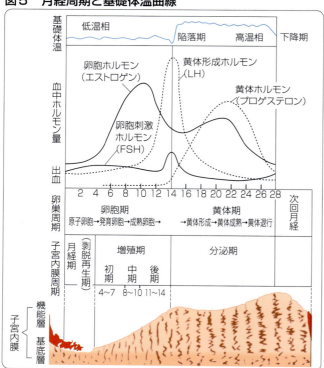

図5 月経周期と基礎体温曲線

宮腰由紀子：月経異常．前原澄子編，新看護観察のキーポイントシリーズ母性Ⅱ．中央法規出版，東京，2011：292，図表5-9．より転載．

ンなどのホルモンを介して連携して排卵を起こす。

月経周期（図5）

- 月経周期は、卵胞期、排卵期、黄体期に分けられる。
- 卵胞期は、月経から14日までの期間で、月経が終了すると、黄体形成ホルモン（LH）と卵胞刺激ホルモン（FSH）がエストロゲン濃度の上昇を促進し、内膜が肥厚しはじめる。
- 排卵期に近づくと、エストロゲン濃度が最大になる。排卵期は周期の中間で、排卵期になると、LH濃度は最大になり、エストロゲン濃度は減少し、排卵が起こる。
- 黄体期は、月経14日以後の約14日間で、LH、FSHが低下する。プロゲステロン濃度の増加に伴い、エストロゲン濃度も再び増加する。内膜は肥厚する。

観察・アセスメントのポイント

問診

- 女性生殖器疾患の場合、問診のみで診断がつく場合もあり、重要なアセスメント項目となる。
- **年齢**：思春期、成人期、更年期など、それぞれの時期によって起こりやすい疾患が異なり、同じ症状でも原因が異なることが多い。
- **月経歴**：初経・閉経年齢、月経周期、持続期間、月経時の症状の有無などを確認する。月経異常や不正出血、ホルモン異常などとの関係を照合できる。
- **結婚歴**：結婚の有無や性交経験の有無を確認する。
- **妊娠歴**：妊娠、分娩の方法、回数、形態、産褥の様子などを確認する。
- **その他**：主訴や現病歴、家族歴などを確認する。

全身状態

- 全身的な異常・変化は、女性生殖器疾患に影響するほか、女性生殖器疾患の原因である可能性もあるため、重要な観察項目である。

1. バイタルサイン

- ホルモン異常の場合は、基礎体温を測定し、高温期、低温期に分かれているか、観察する（図6）。
- 感染や腫瘍などがある場合、しばしば発熱をみる。
- 体重の変化は、栄養状態をよく表す。子宮がんなどの悪性腫瘍の末期では、栄養状態が低下し、急激な体重減少、痩せ（るいそう）がみられる。
- 腹水がある場合は、体重の増減が腹水の貯留の程度を示すため観察する。

2. 全身所見

- 全身の皮膚の状態、眼瞼結膜、粘膜などの状態を視診する。がんの肝臓転移では黄疸がみられる。多量の性器出血では鉄欠乏性貧血、顔色不良になり、眼瞼結膜は蒼白になる。
- がんのリンパ節転移や感染症では、リンパ節の腫脹を認める。乳がんなどの乳房疾患では、腋窩リンパ節を触知することができる。また、腫瘍がある場合、鼠径リンパ節の腫脹がみられることがある。

腹部

- 腹部の大きさや形、腹水の有無、圧痛・下腹部痛の有無、腫瘤感の有無と腫瘤の大きさ、形、硬度、可動性などを観察する。

下肢

- 下肢における静脈瘤の有無、知覚、腱反射を調べる。
- 腫瘍や筋腫が増大すると、骨盤内の血管や神経を圧迫し、下肢の浮腫や静脈瘤を起こすことがある。
- 子宮がんなどの腫瘍の進行により、鼠径リンパ節の障害、

図6　女性の正常な月経と基礎体温曲線

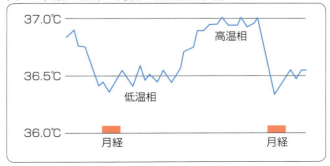

表1 月経異常

種類		異常
初経の時期の異常	早発月経	10歳未満で初経が訪れるもの
	遅発月経	15歳になって以後、初経が起こるもの
無月経	原発性無月経	18歳になっても月経が起こらないもの
	続発性無月経	月経が3か月以上発来しない場合
月経血の量の異常	過少月経	月経血が異常に少量な場合。内分泌機能低下が考えられる
	過多月経	月経血が異常に多い場合。しばしば凝血がみられる。子宮筋腫や内膜症では月経血が増加する
月経期間の異常	希発月経	月経周期が長く、39日～3か月である場合
	頻発月経	月経周期が短く、24日以内のもの
排卵の異常	無排卵性月経	月経のように内膜が剥がれ落ちるが、排卵が起こっていない場合。同時に基礎体温を測定しても高温相がみられない。プロゲステロンの産生低下により生じる。しばしば不正出血もみられ、月経周期も不安定になりやすい

閉塞が起こり、下肢に浮腫が生じる。指で下肢を押し、圧痕の戻りをみたり、脚の太さを測定する。

月経異常

- 月経異常は、子宮の疾患やホルモン異常などが原因となって起こる（表1）。どのような異常がみられるのか、詳細に観察する必要がある。
- 月経困難症は、月経時、特に2日目に腹痛、腰痛などが現れる。全身的にも、頭痛、悪心、便秘などの症状が現れる。子宮筋腫や内膜症が背景となっている場合がある。
- 月経前症候群では、月経の3～10日前から精神症状（易怒的、苛立ち、抑うつ症状）、身体症状（乳房痛、頭痛、下肢の浮腫）がみられる。

不正出血（不正性器出血）

アセスメントのポイント

- 性器出血は、器質的出血以外にホルモン異常による出血など、特徴的な出血があるため、出血状態を観察することで疾患の判別が可能な場合もある。
- 多量の出血の場合、ショックを起こしたり、重篤になる危険性があるので、早急に危険度を把握する必要がある。

- 不正出血は、狭義で月経血以外の出血のことである。
- 不正出血は、①腫瘍や損傷などによる出血（器質的出血）、②ホルモンなど機能的な異常による出血（機能性子宮出血）、③血液系など全身性疾患による出血がある（表2、図7）。
- 出血部位、出血量、出血時間、全身性疾患の有無、妊娠の有無、出産の経験、月経周期などを把握し、年齢や妊娠、月経との関係を検討する。
- 出血多量時は、バイタルサインや意識状態を確認する。

外陰部・帯下

アセスメントのポイント

- 月経周期との関連を考えて、正常な帯下か、異常なものであるかを観察することにより、疾患、特に性感染症との関係をみることができる。
- 疾患の初期では、症状が帯下の変化のみである場合もあり、重要な観察ポイントとなる（表3）。

- 外陰部の瘙痒感、疼痛、皮膚の状態（潰瘍、湿疹、膿瘍の有無など）を観察する。
- 帯下は、頸管粘液、子宮からの分泌物、バルトリン腺・腟分泌液などが外陰へ排出されたものである。帯下は、排卵期には生理的に増加する。
- 帯下の性状（量、色調、臭気、粘稠度など）を観察する。

表2 不正出血の種類

種類		原因
器質的出血	①子宮の器質的疾患による出血	がん、びらん、ポリープ、筋腫などの組織の変化によって起こる。その他、流・早産、前置胎盤などがある
	②卵巣・卵管の器質的疾患による出血	卵巣腫瘍などの組織の変化や、茎捻転、卵管妊娠など
	③腟の器質的疾患による出血	老人性腟炎、がん転移、損傷など
	④外陰部の出血	損傷、外陰がん・絨毛がんの転移、炎症など
機能性子宮出血		性ホルモン機能の異常によって起こる。月経中間期の排卵期や、初経を迎える思春期、閉経を迎える更年期は、ホルモンの変化のため多くみられる
全身性疾患による出血		血友病や白血病、敗血症など、出血性素因の一徴候としてみられる

ナプキン、パッドの汚染や交換状況も確認する。
- 病的な場合、帯下が増加し、外陰部瘙痒感を伴う。腟カンジダ症、腟トリコモナス症では瘙痒感が増強しやすい。
- 帯下の異常、瘙痒感がある場合、前駆症状や頭痛、全身倦怠感、外陰部の痛みなどの随伴症状の有無を観察する。
- 帯下の刺激や瘙痒感により、外陰部皮膚の発赤やびらん、搔破の痕がないか、観察する。

下腹部膨隆・腫瘤感

アセスメントのポイント

- 下腹部の膨隆や腫瘤感は、腹水貯留や腹腔内の血液貯留、膀胱での尿充満などのほか、女性生殖器疾患では子宮や卵巣の腫瘍によっても起こる。そのため、視診や触診によって、原因を診断する。

- 腹水貯留がある場合、触診によって波動を感じることができる。腹水では、同時に全身倦怠感の有無や体重・腹囲を観察していく。

下腹部痛・腰痛

アセスメントのポイント

- 女性生殖器疾患では腹痛の訴えが多い。疼痛の状態を把握することで、原因の推定ができ、診断に役立つ。
- 消化器・泌尿器・腹壁疾患との鑑別が必要である。

図7 不正出血の原因

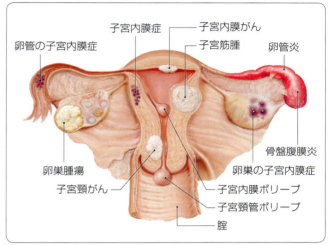

- 疼痛の状態（放射性か限局性か、下腹部の中央か脇腹か、浅在痛か深部痛か）を聴取する（図8）。
- 疼痛の程度を確認する。子宮外妊娠や流産などの産科疾患、急性付属器炎、卵巣腫瘍の茎捻転などは激痛を伴う。子宮筋層炎、子宮内膜症、慢性炎症などは鈍痛を伴う。
- 腹痛の開始時期や持続時間、持続性か発作性かなど、腹痛の発生状況を確認する。
- 腰痛は、腫瘍によって骨盤神経が圧迫されることにより、発生することが多い。その他、子宮内膜症、骨盤内の慢性炎症などでも起こる。

表3　帯下の異常を起こす主な疾患

疾患	帯下の異常
腟カンジダ症	カッテージチーズ様の白色の帯下が現れる
腟トリコモナス症	帯下の増加がみられ、急性期には膿性になり、黄色く泡沫状になる
非特異性腟炎	黄色、白色または水様性の帯下が現れることが多い。細菌としては、大腸菌、ブドウ球菌、連鎖球菌などがある
老人性腟炎	腟の乾燥により、炎症を起こす。膿性の帯下がみられ、血性になることもある
子宮腟部びらん	黄色で膿性や血性の帯下がみられる
子宮がん	水様で、進行によりがん細胞の壊死と腐敗菌の感染が起こると肉汁様に変化する。膿血性になり、悪臭をもつ

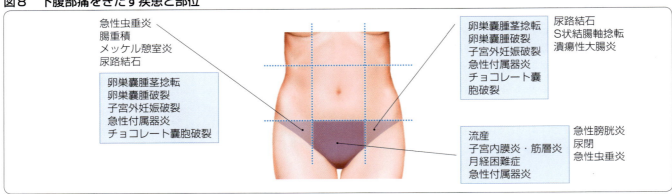

図8　下腹部痛をきたす疾患と部位

貧血

アセスメントのポイント

- 貧血は、性器出血や月経過多などの出血が原因と考えられる。また、貧血に伴い全身倦怠感や頭痛などの症状が現れ、状態の悪化につながることがあるため、早期発見・対処のための観察が重要である。
- 症状がみられない場合や自覚がない場合も、貧血を呈していることが多いため、血液データを同時に観察し、アセスメントしていく必要がある。

- 女性生殖器での貧血は、子宮筋腫・子宮内膜症などによる出血量の増加により生じる鉄欠乏性貧血が多い。
- 症状としては、眼瞼結膜や皮膚の蒼白、心拍出量の増加による動悸、酸素の不足による易疲労感・眩暈（めまい）・ふらつき・頭痛・息切れ、起立性低血圧などがみられる。

排泄障害

アセスメントのポイント

- 女性生殖器は、膀胱や直腸に隣接しており、腫瘍などによる圧迫や浸潤、癒着によって障害が生じることもあるため、排泄状況の観察が必要である。

1）排尿障害
- 排尿障害は、泌尿器系疾患だけでなく、女性生殖器疾患によっても起こる。
- 女性生殖器の腫瘍などの増大や、腫瘍の浸潤によって、尿道圧迫が起こると尿閉になり、膀胱圧迫が起こると頻尿になる。排尿時痛、頻尿、尿量減少がないか確認する。

2）排便障害
- 月経前、月経時は、ホルモンのバランスがくずれて、便秘や下痢を生じることがある。
- 子宮内膜症や子宮がんでは、進行すると直腸などに癒着が生じ、排便痛、排便障害の原因となる。

検査

1．内診

- 第2・3指を腟に挿入し、腟、子宮腟部・頸部を触診する。他方の手を下腹部にあてて触診する双合診も行う。
- 羞恥心やプライバシーに対し配慮する。
- 検査後は、出血に注意していく。

2．直腸診

- 子宮後方側、ダグラス窩（図1）を把握する。処女や腟内の悪性腫瘍で内診できない患者にも適用する。より深く診察するのに、腟と直腸に同時に指を挿入する直腸腟診を行う。第2指を肛門から直腸内に挿入し、子宮周辺、骨盤結合組織や、ダグラス窩の状態を触診する。

3．腟鏡診

- 腟鏡を使って、腟、子宮腟部、外子宮口、子宮頸部の状態を内診より詳しく観察することができる。また、生検を行い、組織や細胞、分泌物の採取を行うこともある。
- 検査後、特に生検を実施した場合は、出血や感染に留意し、出血や分泌物、疼痛の有無を観察していく。

4．超音波検査

- 低侵襲で、子宮内膜内腔、子宮筋層の異常、腫瘍、卵巣の異常、妊娠の有無などを観察できる。
- 経腟超音波検査では、プローブを腟に挿入することにより、詳細な観察ができる。

乳房

1．乳房の形状

> **アセスメントのポイント**
> - 乳房は皮下組織で、視診、触診ができる。そのため、自己検診なども指導されるほど、観察しやすく、異常の発見もしやすい。重要な観察項目である。

- 乳頭、乳房、乳腺それぞれの形、大きさ、および位置、色調、左右対称性を観察する。
- 視診および触診で、陥没や引きつれがないか、確認する。

2．しこり・乳房痛

> **アセスメントのポイント**
> - しこりは、乳房の異常所見のなかで最も多く、さまざまな原因が考えられる。しこりに痛みを伴うかどうかで、疾患を判別することもできる。

- 乳房を触診し、しこりの有無、しこりがある場合は位置、大きさ、硬度、可動性、境界を調べる。
- 腫瘍の場合、しこりを触れる。良性腫瘍では可動性はよく、境界も明瞭である。一方、悪性では癒着の場合、可動性は悪く、境界が不明瞭であることが多い。
- しこりに圧痛があるか、確認する。乳がんでは圧痛は少ないが、乳腺症では痛みを感じる。

3．分泌異常

- 分泌がみられた場合、分泌液の性状（膿性、血性、漿液性）や量を観察する。感染や腫瘍の場合、血性、膿性の分泌物が発生することがある。

4．検査

- 乳がんの検査では視診、触診、検査ではX線検査（マンモグラフィ）、超音波検査が行われる。

5．腋窩リンパ節の腫脹

- 乳がんの転移による腋窩リンパ節の腫脹がないかどうか、腋窩リンパ節を触知する。

生殖器系（女性生殖器）の関連図

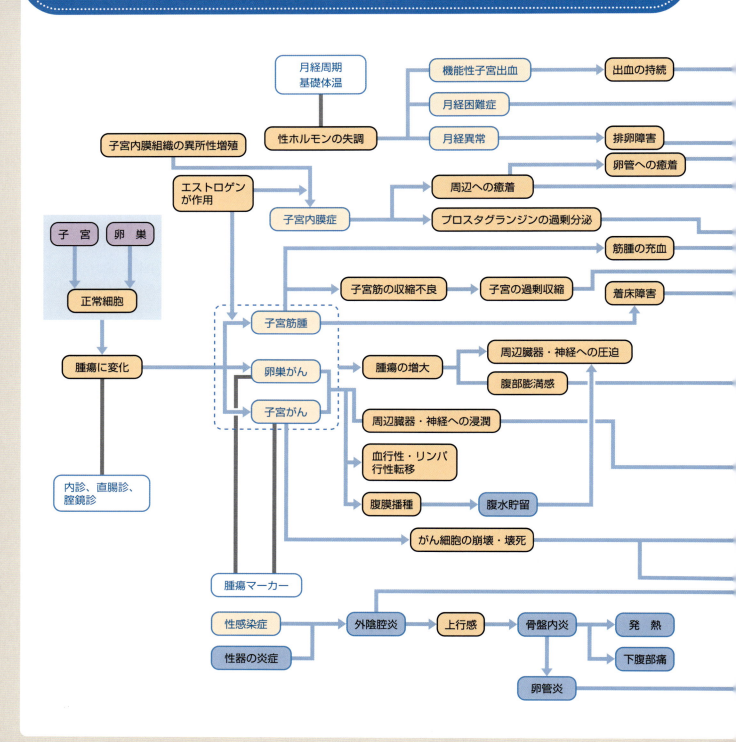

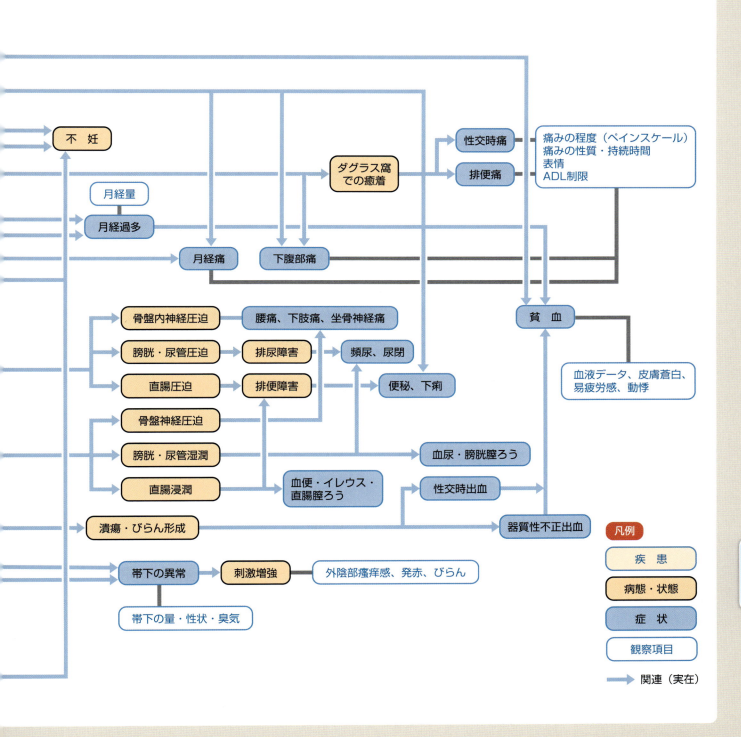

子宮頸がんの病態と観察ポイント

子宮頸がんの病態生理

- 子宮がんは、発生部位によって子宮頸がんと子宮体がんに分けられる（図9）。
- 子宮頸がんは、子宮がんのうち7割を占め、性交渉によるヒトパピローマ（乳頭腫）ウイルス（HPV：human papilloma virus）の感染が原因で発症する。
- 子宮頸がんは、子宮頸部の扁平上皮・円柱上皮接合部に発生する。
- 子宮頸がんは、20歳代後半〜40歳代前半に好発し、発症のピークは30歳代後半である。扁平上皮がんが多く、次いで腺がんが多い。

観察ポイント

- 子宮頸がんは、初期には無症状であることが多く、症状が少ない。
- 不正出血（不正性器出血）：初発では性交などでの接触で起こることが多い。腫瘍の壊死・崩壊により生じる。
- 帯下：初期にはあまり変化がないが、進行により量が増え血性となる。普段と違う帯下に注意する。さらに腫瘍組織の壊死と嫌気性菌の感染が起こると、肉汁様から膿血性になり、悪臭を放つようになる（悪性帯下）。
- 腰痛、坐骨神経痛、下腹部痛、下肢痛：がんの増殖による周辺への圧迫や、がんが骨盤腔内への浸潤による腰仙骨神経叢の圧迫を起こし、疼痛が起こる。
- 排尿・排便障害：膀胱壁や尿管への浸潤が起こり、尿管を狭窄することで頻尿などが起こる。尿路障害が進行すると水腎症に陥ることがある。また、がんの直腸壁浸潤により、便秘や下痢などが起こる。進行し腫瘍の壊死・崩壊により穿孔が生じると、直腸腟ろう・膀胱腟ろうが生じる。
- 臓器症状：リンパや血液を介して遠隔の臓器に転移した場合、臓器症状が生じる。

子宮頸がん標準検査

1．子宮頸部細胞診

- 子宮頸がんのスクリーニングとして利用される。頸部周辺をこすり取り、資料を作成し、パパニコロウ染色して判定する。
- 診断の分類はⅠ〜Ⅴまであり、Ⅲa以上は要精査適応となる。

2．コルポスコピー（子宮腟部拡大鏡診）

- 子宮腟部の形状、性状、出血部位を確認する。子宮頸がんの診断、進行の把握に利用される。その他、子宮腟部びらんなどでも検査を行う。腟に照明のある拡大鏡をあて、子宮腟部を酢酸で加工して観察する。
- 検査後に腟部から出血することがあるので、注意して観察する。

図9　子宮頸がんと子宮体がんの発生部位

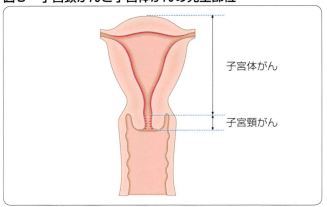

3. MRI・CT検査

- MRI検査は、がんの大きさ、まわりへの浸潤の程度をみることができ、治療方針や手術範囲を決定するのに有用である。
- CT検査は、リンパ節転移や他臓器への転移・腹腔内への浸潤の有無や状態を調べることができる。より正確な診断には造影剤を静脈注射して、造影CT検査を行う。

4. 超音波検査

- 経腹または経腟にて行われる。
- がんの状態や、腫瘍と周囲の臓器の位置や、他臓器やリンパ節への転移の有無を調べる。

〈文献〉
1. 前原澄子編：新看護観察のキーポイントシリーズ　母性Ⅱ．中央法規出版，東京，2011．
2. 藤田恒夫：入門人体解剖学 改訂第5刷．南江堂，東京，2012．
3. 阿部俊子監修，山本則子編：エビデンスに基づく疾患別看護ケア関連図 改訂版．中央法規出版，東京，2014．
4. 山口瑞穂子，関口恵子監修：経過が見える疾患別病態関連マップ．学研メディカル秀潤社，東京，2013．
5. 医療情報科学研究所編：病気が見えるvol.9　婦人科・乳腺外科 第3版．メディックメディア，東京，2014．

資料　検査の基準値一覧④：末梢血液検査

項目	略語：英語名	基準値
赤血球数	RBC：red blood cell (count)	男性：440×10⁴～580×10⁴/μL 女性：380×10⁴～520×10⁴/μL
ヘマトクリット	Ht：hematocrit	男性：40～52% 女性：34～45%
血色素量(ヘモグロビン量)	Hb：hemoglobin	男性：14～18g/dL 女性：12～16g/dL
血小板数	Plt：platelet (count)	14×10⁴～38×10⁴/μL
白血球数	WBC：white blood cell (count)	成人：3700～9400/μL 新生児：10000～30000/μL 幼児：5000～15000/μL
白血球分画	differential count of leukocytes	好中球：40～70% リンパ球：10～50% 好酸球：6%未満 好塩基球：3%未満 単球：6%未満

項目	略語：英語名	基準値
プロトロンビン時間	PT：prothrombin time	11～13秒 活性：70～100% PT-INR：1±0.15
出血時間	bleeding time	1～5分
フィブリノゲン	fibrinogen	150～400mg/dL
フィブリン分解産物	FDP：fibrin/fibrinogen degradation products	FDP：10μg/mL未満 Dダイマー：1μg/mL未満
プラスミノーゲン	plasminogen	75～120%
活性化部分トロンボプラスチン時間	APTT：activated partial thromboplastin time	30～45秒
ヘパプラスチンテスト トロンボテスト	HPT：hepaplastin test TT：thrombo test	ヘパプラスチンテスト：70～130% トロンボテスト：70～130%
赤血球沈降速度(赤沈、血沈)	ESR：erythrocyte sedimentation rate	男性：2～10mm/h 女性：3～15mm/h

（検査の基準値一覧はp.55、122、181もあわせて参照）

子宮頸がんの病態関連図

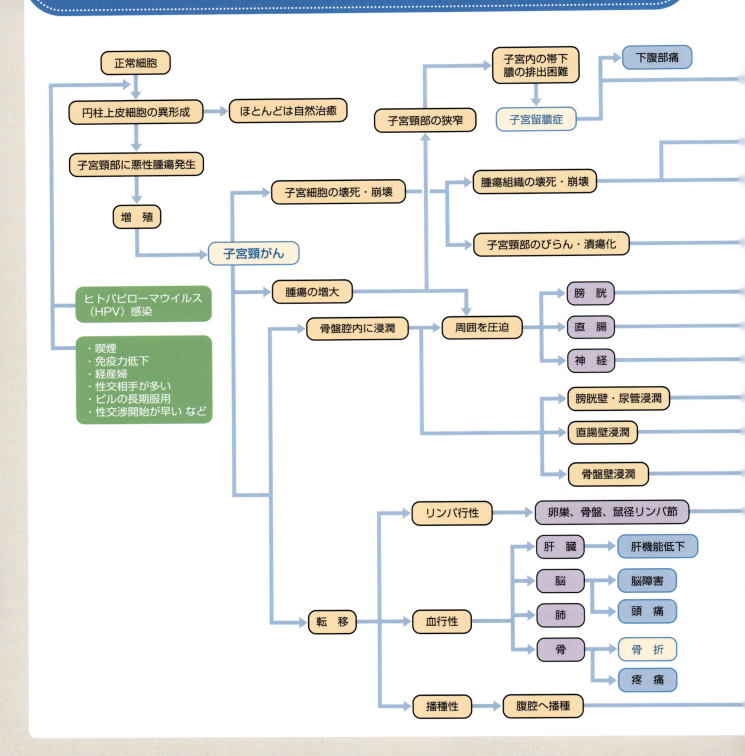

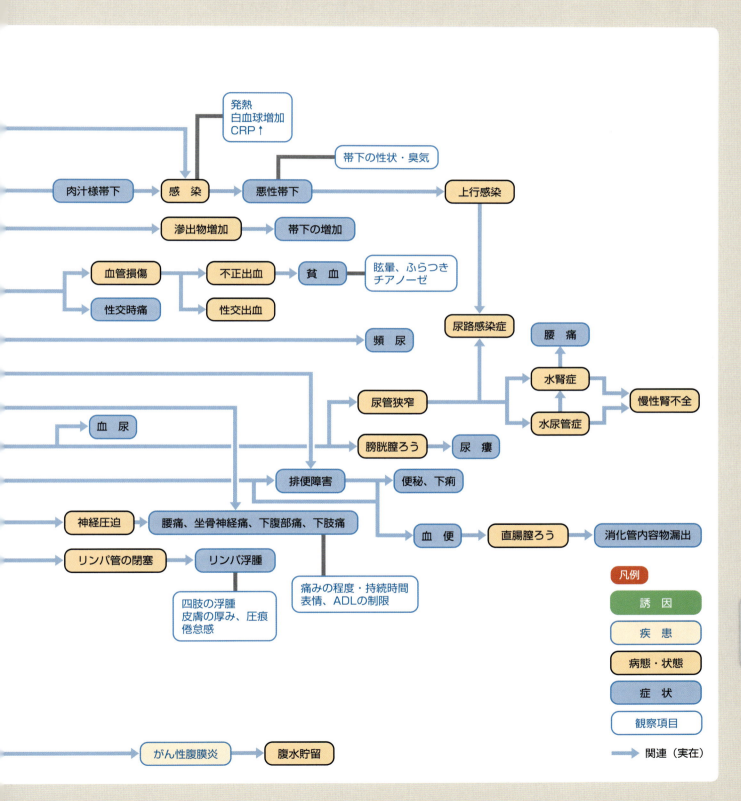

資料　一般用語から医学用語への言い換え一覧

あ
一般用語	医学用語
あくび	欠伸（けっしん）
足の甲	足背（そくはい）
足の付け根	鼠径部（そけいぶ）
汗が出ること	発汗（はっかん）
厚くなること	肥厚（ひこう）
圧力を取り除くこと	除圧（じょあつ）
穴が開くこと	穿孔（せんこう）
誤って飲み込むこと	誤嚥（ごえん）
いきむこと	努責（どせき）
痛み	疼痛（とうつう）
痛みをしずめること	鎮痛（ちんつう）
痛みをとること	除痛（じょつう）
入れ歯	義歯（ぎし）
受け入れること	受容（じゅよう）
うおのめ	鶏眼（けいがん）
うがい	含嗽（がんそう）
訴え	愁訴（しゅうそ）
うみ	膿（のう）
おたふく風邪	流行性耳下腺炎（りゅうこうせいじかせんえん）

か
一般用語	医学用語
かかと	踵部（しょうぶ）
掻き出すこと	掻爬（そうは）
かき混ぜること	撹拌（かくはん）
かさぶた	痂皮（かひ）
噛み砕くこと	咀嚼（そしゃく）
かゆみ	瘙痒感（そうようかん）
体を洗うこと	入浴（にゅうよく）
消えること	消退（しょうたい）
着替え	更衣（こうい）
効き目があること	奏効（そうこう）
傷が開くこと	哆開（しかい）
傷つけること	侵襲（しんしゅう）
管を入れること	挿管（そうかん）
管を抜くこと	抜管（ばっかん）
首	頸部（けいぶ）
苦しみうめくこと	呻吟（しんぎん）
詳しく調べること	精査（せいさ）
げっぷ	おくび
下痢を起こすこと	瀉下（しゃげ）
毛を剃ること	剃毛（ていもう）
氷まくら	氷枕（ひょうちん）

さ
一般用語	医学用語
刺すこと	穿刺（せんし）
寒け	悪寒（おかん）
さらさらしていること	漿液性（しょうえきせい）
しぶり腹	裏急後重（りきゅうこうじゅう）
しゃっくり	吃逆（きつぎゃく）
出産後の人	褥婦（じょくふ）
食事を配ること	配膳（はいぜん）
しらくも	頭部白癬（とうぶはくせん）
尻	殿部（でんぶ）
しわ	皺襞（しゅうへき）
しわがれごえ	嗄声（させい）
すり傷	擦過傷（さっかしょう）
咳	咳嗽（がいそう）
咳をしずめること	鎮咳（ちんがい）
外くるぶし	外踝（がいか）

た
一般用語	医学用語
体重をかけること	荷重（かじゅう）
たこ	胼胝（べんち）
ただれ	糜爛（びらん）
だるいこと	倦怠（けんたい）
痰を吐くこと	喀痰（かくたん）
乳飲み子	嬰児（えいじ）
つば	唾液（だえき）
手くび	手関節（しゅかんせつ）
てのひら	手掌（しゅしょう）
床ずれ	褥瘡（じょくそう）

な
一般用語	医学用語
長びくこと	遷延（せんえん）
なみだ	流涙（りゅうるい）
にきび	面皰（めんぽう） / 痤瘡（ざそう）
にのうで	上腕（じょうわん）
尿をもらすこと	失禁（しっきん）
塗ること	塗布（とふ）
ぬるま湯	微温湯（びおんとう）
ねあせ	盗汗（とうかん）
粘りけがあること	粘稠（ねんちゅう）
ねまき	寝衣（しんい）
残りかす	残渣（ざんさ）
のどが渇くこと	口渇（こうかつ）
伸ばすこと	伸展（しんてん）
飲み込むこと	嚥下（えんげ）

は
一般用語	医学用語
吐き気	悪心（おしん）
歯ぐき	歯肉（しにく）
吐くこと	嘔吐（おうと）
はしか	麻疹（ましん）
鼻づまり	鼻閉（びへい）
鼻みず	鼻汁（びじゅう）
腹まき	腹帯（ふくたい）
貼ること	貼布（ちょうふ）
腫れて大きいこと	腫大（しゅだい）
腫れて膨れること	怒張（どちょう）
腫れもの	腫瘤（しゅりゅう）
腫れること	腫脹（しゅちょう）
光がまぶしいこと	羞明感（しゅうめいかん）
引き起こすこと	惹起（じゃっき）
ひきつけ	痙攣（けいれん）
病気にかかること	罹患（りかん）
病室を変わること	転床（てんしょう）
病状が重いこと	重篤（じゅうとく）
病棟を換わること	転棟（てんとう）
拭くこと	清拭（せいしき）
膨れ上がること	膨満（ぼうまん）
普通食	常食（じょうしょく）
ふともも	大腿（だいたい）
ふるえ	振戦（しんせん）
ベッド上安静	床上安静（しょうじょうあんせい）
便を掻き出すこと	摘便（てきべん）
母乳を搾り出すこと	搾乳（さくにゅう）

ま
一般用語	医学用語
まぶた	眼瞼（がんけん）
水虫	汗疱状白癬（かんぽうじょうはくせん）
水を飲むこと	飲水（いんすい）
みぞおち	心窩部（しんかぶ）
三日ばしか	風疹（ふうしん）
耳がとおいこと	難聴（なんちょう）
耳だれ	耳漏（じろう）
むくみ	浮腫（ふしゅ）
虫歯	齲歯（うし）
結ぶこと	結紮（けっさつ）
めまい	眩暈（げんうん）
目やに	眼脂（がんし）
ものもらい	麦粒腫（ばくりゅうしゅ）

や・わ
一般用語	医学用語
焼き切ること	焼灼（しょうしゃく）
痩せ	るい瘦（るいそう）
よく聴くこと	傾聴（けいちょう）
よく発生すること	好発（こうはつ）
よだれ	流涎（りゅうぜん）
脇の下	腋窩（えきか）
悪くなること	増悪（ぞうあく）

感覚器系

感覚器系の構造と機能

- ヒトの感覚には、特殊感覚（視覚、聴覚、平衡覚、嗅覚、味覚）、体性感覚（表面感覚［皮膚・粘膜］、深部感覚など）、内臓感覚（臓器感覚、内臓痛覚）があり、各感覚受容器が取り込んだ情報が中枢神経へと伝達される。
- 夜盲症：光覚の障害。暗所での判断が困難になる。
- 色弱・色覚異常（色盲）：色覚の障害。
- 視力障害：形態覚の障害で、細かいものが見えにくい。

I．視覚器

視覚とは

- 視覚とは、眼でとらえられた外部の光刺激が脳の中枢に至って認識される感覚現象である。
- 視覚の3要素とは、光の明るさの差を識別する光覚、色を識別する色覚、細かいものを識別する形態覚の3つである。
- 視覚の3要素が機能障害を起こすと、さまざまな障害が起こる。

眼球の構造と機能（図1、2）

- ほぼ球体である眼球は左右2個あり、角膜、水晶体によって焦点をあわせ、網膜の視細胞層上に像を結ぶ。

1．虹彩

- 虹彩は、像の明るさに応じて入射光量を調節する。虹彩のなかを同心円状に走る瞳孔括約筋と瞳孔散大筋によって瞳孔の大きさを大きくしたり小さくしたりして調節する。
- 瞳孔に光が入ると、その強さに応じて瞳孔が縮小する。

図1　眼球とその付属器の縦断面図

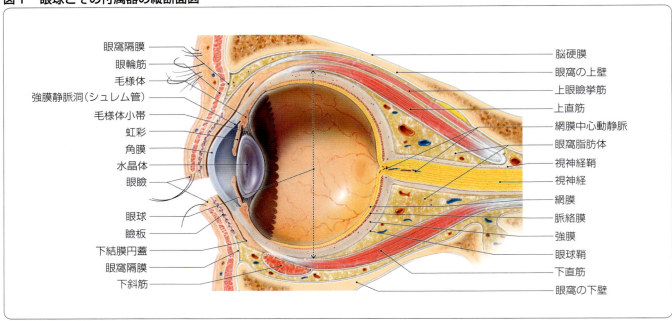

脳死の判定に際しては瞳孔反射の有無が必須である。

2．水晶体

- 像のピントあわせは、主に水晶体のもつ弾力性で行われる。
- 水晶体は水晶体嚢という薄い透明の膜で覆われている。
- 水晶体の前の前眼房と後眼房は、眼房水（房水）というリンパで満たされている。房水は虹彩と毛様体から分泌され、強膜静脈洞（シュレム管）によって血中に吸収される。強膜静脈洞は、強膜と角膜との境を輪状に走る。

3．毛様体（図3）

- 毛様体は、水晶体を輪状に取り囲んでいる。水晶体の縁を引っ張るのは毛様体小帯である。
- 毛様体のなかの平滑筋（毛様体筋）が収縮すると、毛様体の隆起が高くなり、水晶体を引っ張る毛様体小帯がゆるむことで、水晶体は自らの弾性で丸くなり、厚みを増すことになる。

4．網膜・ニューロン（図4）

- 像が結ばれる（結像する）までの経路は、角膜→前眼房→瞳孔→水晶体→硝子体→網膜である。それらは透明な組織であるため、いずれかの組織が混濁すると形態覚機能は低下する。

図2　眼球の断面図

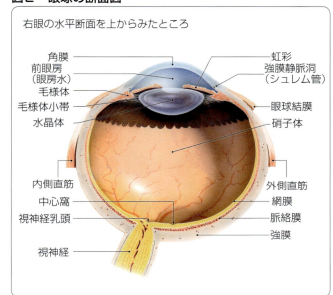

図3　毛様体による調節のしくみ

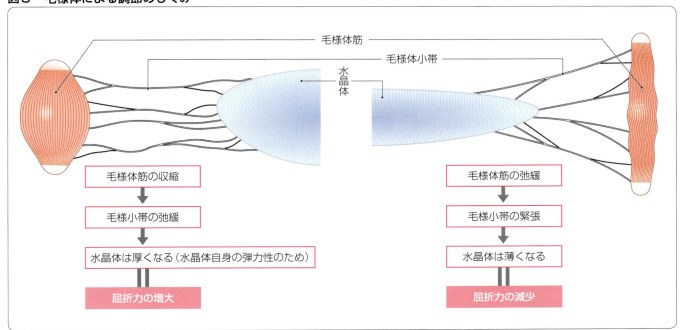

図4　網膜の構造と視覚伝導路

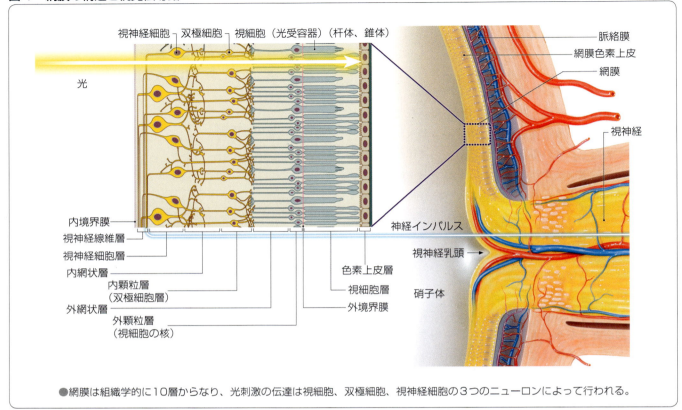

●網膜は組織学的に10層からなり、光刺激の伝達は視細胞、双極細胞、視神経細胞の3つのニューロンによって行われる。

- 網膜の後極には、中心窩と呼ばれる小さなくぼみがある。中心窩のまわりには、眼底検査で黄褐色に見える部分があり、黄斑という。中心窩のやや内側には、眼底鏡で見た場合に丸くて白い斑が見え、その場所が視神経の進入部にあたるため、視神経円板（視神経乳頭）という（図2）。ここには視細胞が存在しないので視力がない。眼底鏡でみると、視神経の中心を走る網膜中心動静脈が、乳頭の中央から四方へ放散し、広く網膜に分布している。
- 網膜は、像を光刺激として受け取る重要な神経組織層である。視細胞層には、明暗を受像して視光覚を司る杆体細胞と、色覚と形態覚を司る錐体細胞がある。杆体細胞が暗所視を司り、錐体細胞が明所視を司るため、暗所での色の識別は困難となる。
- 光は網膜の血管、視神経細胞、双極細胞、視細胞の透明な層を通り伝達される。
- 視細胞は、光を受け取る感覚細胞で、杆体細胞と錐体細胞に区別される。杆体細胞は円柱状の突起を、錐体細胞は太い紡錘状の突起を出している。これらの外節という突起が光を感受する特殊な構造と機能をもっている。
- ヒトの網膜には1億個以上の杆体細胞と数百万個の錐体細胞があり、錐体細胞は中心窩の付近に集中してある。物の色が視野の縁のほうでは識別しにくいのはこのためである。視覚中枢は、大脳の後頭葉にある。

眼球の付属器の構造と機能

1．眼窩

- 眼窩は、前頭骨・骨・蝶形骨など、7つの骨の組み合わせで作られている。形状は逆ピラミッド形である。
- 最深部の眼窩先端部に視神経管があり、薄い骨で形成されている。そのため打撲などの外傷によって眼窩底骨折や視神経管骨折を起こしやすい。
- 眼窩は、脂肪組織、外眼筋、眼球、視神経、涙腺、涙嚢

図5　外眼筋の構造

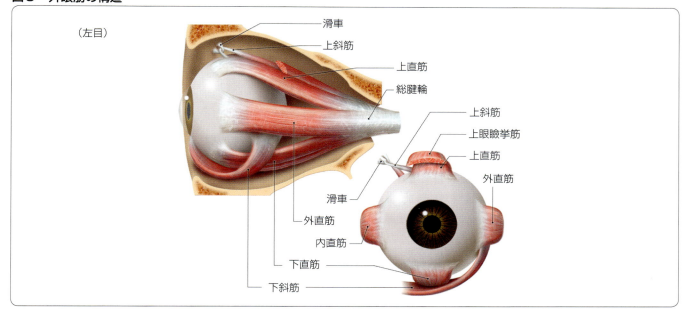

で構成されている。

2．眼筋

- 眼筋は、内眼筋と外眼筋で構成されている。

1）内眼筋

- 内眼筋は、瞳孔括約筋・瞳孔散大筋・毛様体筋で構成されている。

2）外眼筋（図5）

- 6本の外眼筋（外直筋、内直筋、上直筋、下直筋、上斜筋、下斜筋）によって、眼球運動が営まれる。
- 外眼筋は、眼球の外側に付着し、眼球の運動に関与する筋肉である。
- 外眼筋の随意・不随意運動によって、物を見ることが可能になる。
- 外眼筋は、脳神経支配を受けており、支配神経の麻痺によりさまざまな外眼筋麻痺を生じる。特に動眼神経麻痺では眼瞼下垂と瞳孔散大、外斜視を引き起こす。

3．眼瞼

- 瞼裂は、上眼瞼と下眼瞼の間にある。
- 眼を開けている状態を開瞼、閉じた状態を閉瞼という。

図6　涙器の構造と機能

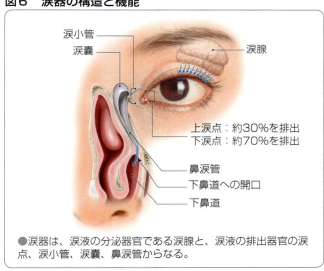

- 涙器は、涙液の分泌器官である涙腺と、涙液の排出器官の涙点、涙小管、涙嚢、鼻涙管からなる。

- 眼輪筋・上眼瞼挙筋・瞼板筋によってまばたきが行われる。まばたきで角膜表面の涙を均一にすることにより、①角膜の保護、②像の明瞭化、③涙の排出、④眼内液の交流などが行われる。

4．涙器（図6）

- 涙腺は、眼窩の上外側隅にあり、結膜嚢内に開口している。涙は常に少量分泌されていて眼球を潤し、目頭から

涙小管に吸収される。通常の涙の分泌は、副交感神経により促進され、交感神経により抑制される。涙小管は鼻根部にある涙嚢に開いていて、鼻涙管に続き、下鼻道に注ぐ（涙点→涙小管→涙嚢→鼻涙管）。この経路を涙道という。

5．結膜

- 結膜は、強膜で覆われた白眼部分を上から覆う眼球結膜と、上下眼瞼の裏面を覆う眼瞼結膜と、結膜円蓋からなる。結膜円蓋は、眼球結膜と眼瞼結膜の移行部で、結膜円蓋と眼球結膜は結膜下の結合組織が乏しく、眼球および眼瞼の移動を容易にしている。

II．平衡聴覚器

平衡聴覚器とは（図7）

- 平衡聴覚器は、平衡覚器と聴覚器の総称である。
- 聴覚器は、音を伝達する外耳、中耳、感音器である内耳から構成される。内耳は平衡感覚を司る器官（平衡覚器）でもある。

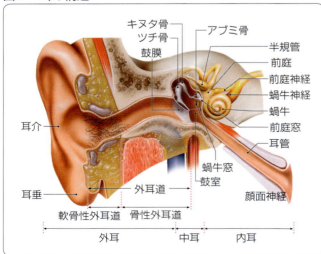

図7　耳の構造

外耳の構造と機能

- 外耳は、耳介と、鼓膜までのトンネルである外耳道からなる。

1．耳介

- 耳介は、弾性軟骨の板を支柱にしているためやや硬く、皮膚は薄くやわらかい。耳介の下端部は、耳垂と呼ばれる。

2．外耳道

- 外耳道は、約25mmの管で、その外1/3は壁が軟骨の支柱をもち、深部の2/3は壁が骨でできている。外耳道の皮膚には、耳道腺と呼ばれるアポクリン汗腺などがある。

3．鼓膜

- 鼓膜は、外耳と中耳の間にある厚さ約0.1mmの膜で、その外側面を前下外方に向けている。だ円板で、外側から見ると内側にくぼんでいる。

中耳の構造と機能

1．鼓室

- 中耳は、鼓膜によって外耳と隔てられており、鼓室を主体とする。
- 鼓室は鼓膜の奥にある。鼓室と、鼓室を咽頭に連絡する耳管をあわせて、中耳と呼ぶ。
- 鼓室にある3つの耳小骨は、ツチ骨、キヌタ骨、アブミ骨と呼ばれている。
- **ツチ骨**：細い柄で鼓膜の内側に付き、丸い頭の先にキヌタ骨が関節を作っている。
- **キヌタ骨**：細い突起の先にアブミ骨の頭が関節を作っている。
- **アブミ骨**：アブミ骨の底は前庭窓（卵円窓）を介して内耳の蝸牛に通じている。

- 音による鼓膜の振動は、耳小骨の連鎖によって前庭窓に伝えられる。

2. 耳管

- 耳管は、鼓室と咽頭を結ぶ管である。風邪などによる咽頭の炎症がしばしば中耳炎に進むのは、この管を伝わって感染するためである。
- 耳管は、普段は閉じているが、物を飲み込むときに付近の筋の反射的な収縮によって一時的に開く。高所に上ったりトンネルを抜けたりするときに耳が痛くなり、つばを飲み込めばなおるのは、このためである。

内耳の構造と機能

- 内耳は、側頭骨の錐体のなかにあり、骨迷路と膜迷路からなる。骨迷路は、前庭、半規管、蝸牛からなる。両迷路の間の外リンパ隙には外リンパ、膜迷路の内部には内リンパと呼ばれる液体が入っている。中耳と内耳の間には、蝸牛窓（正円窓）と前庭窓がある。
- 蝸牛は、カタツムリの殻の形をした前庭の前内部にある器官である。らせん管は、下段に鼓室階、上段に前庭階、中段に蝸牛管に分かれ、中段の底にコルチ器（らせん器）と呼ばれる音の感受装置がついている。
- 鼓膜の振動は、耳小骨に伝わり、耳小骨で増幅された振動は前庭窓に達する。そこで外リンパ液の振動に変わり、前庭階に伝わる。その後、蝸牛頂に上り、鼓室階の蝸牛底までに伝わり、蝸牛窓の膜を外に押す。それによって、蝸牛管の内リンパ液が振動し、コルチ器の感覚細胞が興奮し、音の受容が行われる。
- 三半規官と前庭は、バランスと平衡覚にかかわる特殊な機械的受容器である。
- 前庭には、球形嚢、卵形嚢という耳石器があり、その内面に感覚上皮でできた平衡斑という小さな領域がある。平衡斑では、体の姿勢や方向、運動に関する情報が感受される。
- 半規管は、3つの半輪状の管が直交し、それぞれ膨大部がある。その内面に特殊な感覚細胞の集合する膨大部稜があり、体の回転運動の情報が受容されている。

Ⅲ. 体性感覚器：皮膚

皮膚の構造（図8）

- 皮膚は、表皮、真皮、皮下組織および皮膚付属器で構成される。

図8　皮膚の構造と組織

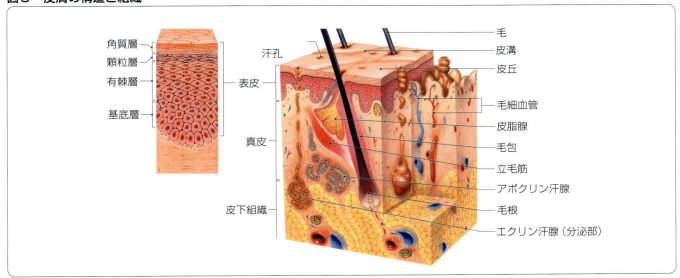

1．表皮

- 最外層である表皮は重層扁平上皮で、厚さは約0.1〜0.15mm（足底・手掌は0.5〜1.3mm）である。表皮は、内側から基底層、有棘層、顆粒層、角質層に分けられる。
- **基底層**：表皮最下層で1層の基底細胞からなる。基底細胞が分裂してしだいに上層の細胞となり、角質層を形成し、やがて剥がれ落ちて皮脂、汗、ほこりとともに垢になることを角化という。
- **有棘層**：棘状突起を有する有棘細胞が橋結節でつながり、3〜4層になっている。表皮の大部分を占め、角質細胞間脂質の主成分・セラミドを合成する。
- **顆粒層**：ケラトヒアリン顆粒を有する扁平した細胞からなる。角質細胞間脂質や天然保湿因子（natural moisturizingfactor：NMF）を生成して角質層へ放出する。
- **角質層**：表皮の最上層で20数層の角質細胞で構成される。角質細胞は、主成分のケラチンと、角質細胞間脂質、天然保湿因子からなる。角質の厚さは身体の各部で異なり、足底・手掌は厚く、顔や屈曲部は薄い。

2．真皮

- 真皮は、基底膜により表皮を仕切られた、約2〜4mmの結合組織層で、皮膚の大部分を占める。乳頭層、乳頭下層、網状層で構成される。乳頭層の線維が減少・変性するとしわが生じる。
- 真皮は主に、細胞成分（線維芽細胞、組織球、肥満細胞、形質細胞）と間質成分（膠原〈コラーゲン〉線維、弾性〈エラスチン〉線維、基質）で構成される。

3．皮下組織

- 皮下組織は、真皮と筋膜の間の結合組織で、脂肪細胞が大部分を占める組織である。真皮に通じる毛細血管や神経が細かく分布する。
- 皮下組織の厚さは、脂肪細胞がため込んだ脂肪量によって異なる。

4．皮膚付属器

- 皮膚付属器には、毛、毛包、皮脂腺、汗腺、爪などがある。
- 汗腺には、エクリン汗腺と、腋窩・外陰などの特定部位に存在して毛孔に開口するアポクリン汗腺がある。

皮膚の主な機能

1．角質のバリア機能

- 皮脂・角質細胞間脂質・汗などにより作られる皮脂膜が皮膚を覆うことにより、水分喪失、皮膚の乾燥を防いでいる。皮脂分泌能はアンドロゲン（男性ホルモン）支配で、女性は約20歳、男性は約40歳をピークに低下する。そのため、小児や高齢者では皮脂膜の形成不良となり、不感蒸泄が増加し、皮膚の乾燥や脆弱化が起こりやすい。
- 角質細胞間脂質などが、角質層の水分を保持し、皮膚の保湿・柔軟性を保っている。
- 角質層のケラチノサイトや真皮の膠原・弾性線維の線維性結合組織の働きで、圧迫などに対して保護作用が保たれている。皮下組織は、外力に対してクッションの役目をしている。
- 角質層のケラチノサイトにあるメラニン色素が、紫外線を吸収して皮膚を保護している。

2．体温調節機能

- 環境温度に応じて、寒いときは血管収縮によって血流量を調節し、立毛筋を収縮させて毛孔からの熱放散の抑制を行い、暑いときは真皮の毛細血管を拡張して汗分泌による熱放散を行い、体温調節を図る。
- 表皮の角質層と皮下組織は熱の不良導体で、体温が環境温度の影響を直接受けるのを防ぐ。

3．静菌・緩衝作用

- 皮脂膜は、体内への細菌や白癬菌などの侵入を防ぐ浄化作用をもつ。皮膚が損傷されるとその保護作用が失われ、

細菌感染が起こりやすくなる。
- 皮脂膜は、アルカリ中和能によってpH4～6の弱酸性に保つことで酸・アルカリ溶液などに対して抵抗性をもち、細菌や真菌の侵入を防ぐ。

4．経皮吸収機能

- 角質層の浸軟、角質の剥離、損傷、皮膚温の上昇により、皮膚を介した吸収機能は亢進する。

5．免疫機構としての機能

- 表皮細胞は皮膚に特異的な免疫担当細胞であり、サイトカインの産生・分泌を行って免疫反応に関与する。
- 皮膚の一般免疫担当細胞のT細胞、B細胞、マクロファージが、免疫やアレルギーに関与している。

6．知覚機能

- 皮膚には、知覚を受け入れる痛点、冷点、温点などが点在する。知覚には触覚、痛覚、温覚、冷覚、圧覚があり、刺激は表皮や真皮の神経終末から脳に伝えられる。

7．ビタミンD合成作用

- 紫外線を浴びると、カルシウムやリンの代謝に必要なビタミンDを合成する。日光を浴びないとビタミンD合成が抑制され、くる病になる恐れがある。

column

カメラと似ている眼の構造

　眼の構造はカメラによく似ているといわれる。水晶体はレンズ、虹彩は絞りの働きをしている。ピントの調節は、毛様体の筋肉が水晶体の厚みを変えることによって行われる。それではフィルムは何かというと、網膜である。網膜には、光の明暗や色を感じる視細胞が集まっている。水晶体を通過した光が網膜に像を結ぶと、網膜はその映像を信号に変えて大脳に情報を送る。そこで、はじめて視覚が生じるわけである。

　それでは、なぜ、視覚で色の識別が可能なのだろう。光にはさまざまな色が含まれている。それぞれの色は特有の波長をもっていて、その波長によって色の識別が可能になっている。

　色を識別する視細胞は網膜にある。色を感知するのは錐体細胞、光を感知するのは杆体細胞である。錐体細胞は、網膜に約600万個存在し、赤、緑、青を感じる3種類の機能がある。色覚異常ではこの錐体細胞の機能がうまく働かない。

　また、夜盲症では杆体細胞に障害があって、光の明暗が感知できないが、先天的な夜盲症とビタミンA欠乏の場合がある。

観察・アセスメントのポイント

視覚器の検査（表1）

アセスメントのポイント
- 全身性の疾患、糖尿病、高血圧、血液疾患などが視覚障害を起こしている可能性があるため、全身の精査を行うことも重要である。

- 視覚器の観察は、眼の外部構造の視診と触診を行い、異常の有無をみる。
- 結膜の視診を行い、異常をみる。毛細血管が確認できるか、眼瞼結膜はピンク色で分泌物がないかどうかをみる。

表1 視覚器の主な検査の種類

検査の種類
●視覚機能検査 ・カバーアンカバーテスト ・外眼運動検査 ・角膜光反射検査 ・輻輳（ふくそう）検査 ・対光反射検査
●視力検査 ・遠見視力検査（裸眼） ・近見視力検査
●色覚検査
●光覚検査（暗順応検査）
●視野検査
●眼圧検査
●細隙灯顕微鏡（スリットランプ）
●眼底検査 ・検眼顕微鏡 ・網膜画像診断法
●電気生理学的検査
●眼科超音波検査（Bモード）
●細菌・ウイルス学的検査
●屈折検査
●眼振検査（→p.215 平衡聴覚器の検査へ）

1. 屈折検査

- 屈折検査では、網膜面から像の焦点がどこで結ばれているか調べる。近視、遠視、乱視についての検査である。
- 屈折検査には、他覚的屈折検査と自覚的屈折検査がある。

2. 眼圧検査

- 眼圧とは、眼球内部圧のことで、眼内液（房水）の圧力を指す。眼球は形態を維持するために、角膜は透明性を保つために大気圧よりも高い内圧をもっている。眼圧の基準値は、21mmHg以下である。
- 眼圧検査法には、眼圧計を角膜に密着させるゴールドマン眼圧計による眼圧測定と、空気圧を用いた非接触眼圧計による眼圧測定がある。
- 眼圧検査は、緑内障の診断のために重要な検査である。

3. 眼底検査

- 眼球後部の硝子体、網膜、視神経、脈絡膜などを観察するための検査である。経瞳孔的に光を照射し、眼底からの反射光をみるもので、暗室で行う。
- 眼底検査には、直像検査、倒像検査、細隙灯を用いた検査の3種類がある。
- **直像検査**：直像検眼鏡を使って主に網膜中心部を観察する。拡大率は高いが、観察可能範囲が狭い
- **倒像検査**：倒像検眼鏡を使って眼底からの反射光を凸レンズで集光させて観察する。網膜全体が観察できるが、拡大率が低い
- **細隙灯顕微鏡検査**：次項を参照

4. 細隙灯顕微鏡検査

- 細隙灯顕微鏡は、スリットランプといい、眼という小さく精密な部位を立体的に観察するのに最も適している。

- 拡大率が高い。
- 外眼部・前眼部、つまり眼瞼、瞼結膜、眼球結膜、涙液、角膜、前房から水晶体、硝子体までの観察が可能である。
- ゴールドマン三面鏡、隅角鏡を用いると、偶角、硝子体の詳細な観察が可能になる。
- 細隙灯顕微鏡は、照明光を絞り込み、細いスリット状の強い光を斜めにあてて、組織の断面の詳細な情報を集めることができる。

5．電気生理学的検査

- 眼球電図（EOG：electrooculogram）、網膜電図（ERG：electroretinogram）、視覚誘発電位（VEP：visual evoked potential）などの検査は、網膜剥離や糖尿病性網膜症などの網膜機能を評価するときに使われる。
- 網膜電図は、網膜に光刺激を与え、網膜の電位変化を主に角膜から記録したものである。
- 視覚誘発電位は、網膜に光刺激を与え、電位変動を脳波として検出し、視覚路の異常を調べるものである。

平衡聴覚器の検査

1．視診と触診

- **外耳の視診**：大きさ、形、色、分泌物の有無をみる。
- **外耳と乳様突起の触診**：痛みの有無を確認する。
- **耳介前リンパ節、耳介後リンパ節の触診**：腫脹、圧痛の有無を確認する。
- **耳鏡を用いた外耳道（粘膜、耳垢）と鼓膜（色調）の視診**：見えにくいときは耳を後ろに持ち上げる。

2．聴力検査

- **グロスの聴力検査**：まず後ろからささやき、何を言っていたかを復唱してもらう。かすかな音の聴取の有無、左右差を観察する。
- **ウェーバーテスト**：音叉を頭頂部に置き、両耳への振動（聴こえ方の左右差）を観察する。一側の伝音難聴では患側で音が大きく聴こえ、一側の感音難聴では健側で大きく聴こえる。
- **リンネテスト**：音叉を乳様突起（骨導）と耳の前（気導）にあてて、どちらが大きく聴こえるかを測定する。正常では、気導のほうが骨導より長く大きく聴こえる。伝音難聴では骨導のほうが大きく聴こえる。
- **聴力検査（純音オージオメトリ）**：聴力検査で一般的なものが純音オージオメトリである。機械で音を出し、どの程度の音から聴こえ始めるか（最小可聴閾値）を測定する。

3．その他の検査

- **眼振検査**：眼球の動きの異常を調べる検査。めまいの有無、程度を観察する。
- **X線検査**：乳様突起、錐体尖、内耳道、鼓室、迷路などの骨変化を観察する。
- **CT・MRI検査**：腫瘍の有無、状態を観察する。

体性感覚器（皮膚）の検査

> **アセスメントのポイント**
> - 糖尿病では、神経障害により下肢に潰瘍・壊疽が生じやすいので注意する。知覚神経検査には、足裏にモノフィラメントをあてて感触を調べるモノフィラメント検査がある。

- **視診と触診**：皮膚表面の性状、温度、湿度、弾力性、浮腫の有無、病変の有無（炎症、色調の変化、出血の有無）、可動性などをみる。毛髪と頭皮も観察する。
- 皮膚には、脊髄神経の知覚神経の支配領域がある（p.168、図4を参照）。
- 皮膚の表在感覚（痛覚、触覚、温・冷覚など）を観察する。複合感覚（手に書かれた文字や握っている物をあてられる）に異常がある場合は、脳機能障害が推測される。
- 指押し法・ガラス板圧診法は、p.221、1項を参照。
- 発疹のアレルギー反応検査にはパッチテスト、プリックテスト、皮内テストなどがあるが、ショックを引き起こす場合があるので施行には注意が必要である。また、皮膚描記法（皮膚をこする）によりアトピー性皮膚炎（白くなる）と蕁麻疹（赤く隆起する）が判別できる。

代表的疾患の観察ポイント

Ⅰ. 視覚器：白内障

白内障とは

- 白内障とは、水晶体が混濁して光の透過性が低下し、視力障害が生じる疾患である。
- 白内障は大きく分けると、先天性白内障と後天性白内障に分けられる。
- 後天性白内障には、老人性白内障、併発白内障、全身疾患に伴う白内障、外傷性白内障、薬物性白内障などがある。

1. 先天性白内障

- 先天性に存在する白内障で、遺伝性のものと胎児性のもの、疾患の1つの病態として現れるものがある。
- 遺伝性のものは、先天性白内障の2割にみられる。
- 全身性疾患としては、ダウン症候群、ターナー症候群などの染色体異常、マルファン症候群などの先天性代謝性疾患、あるいは先天性風疹症候群などのウイルス感染によるもの、または皮膚疾患によるものなどがある。

2. 後天性白内障

1) 老人性白内障

- 加齢に伴う水晶体の混濁を意味する。加齢性白内障ともいう。
- 白内障のなかでは最も多く、軽度のものまで含めると、40歳代で約40％、50歳代で約60％、60歳代で約80％、90歳代では100％の有病率である。
- 主な症状は、視力低下、霧視、昼盲症、眩暈（めまい）などである。細隙灯顕微鏡で混濁部位と程度を観察する。

2) 併発白内障

- 眼疾患に関連して発症する白内障のことである。
- 基礎疾患として最も多いのがぶどう膜炎で、前囊下、または後囊下混濁を呈することが多い。
- その他の眼の基礎疾患としては、網膜色素変性症、強度近視、陳旧性網膜剥離、緑内障などが挙げられる。

3) 全身疾患に伴う白内障

- 先天性の型で発症することが多いが、糖尿病やアトピー性皮膚炎に伴う若年者、初老期の白内障が、近年増えている。
- 代謝障害による白内障の代表的なものが糖尿病性白内障である。糖尿病患者に発症した白内障と老人性白内障を鑑別することは難しい。

4) 外傷性白内障

- さまざまな外力によって水晶体囊に損傷が起こると、損傷部位だけでなく、全体に混濁が広がる。
- 外傷には、眼球打撲、眼球穿孔、異物飛入などがある。
- 打撲による混濁は、比較的進行がゆるやかだが、非常に強い打撲では急速に進行することがある。

5) 薬物性白内障

- 薬物投与により生じる白内障で、最も多いのは長期間のステロイド投与によって発症する白内障である。
- ステロイド以外の白内障を誘発する薬剤としては、抗不整脈薬、痛風薬、マイナートランキライザー（抗不安薬）、抗けいれん薬、アルキル化薬、慢性骨髄性白血病薬などである。

6) 放射線などによる白内障

- X線、紫外線、赤外線などの長期曝露で白内障が誘発されることがある。
- 高圧電流に感電するなどで発症する白内障を、電撃白内障という。

7) 後発白内障

- 水晶体囊外摘出術後に、残存した水晶体上皮細胞が後囊に増殖し、水晶体線維細胞や筋線維芽細胞様に形質転換して混濁するものをいう。いったん回復した視力が低下

- してしまう。
- 効果的な予防法はなく、現在、唯一の治療法はヤグレーザー（YAGレーザー、yttrium aluminum garnet laser）や再手術によって、混濁したあとを切開する方法である。まれにぶどう膜炎、網膜剥離などの合併症を生じることが報告されている。

白内障の治療・ケア

- 水晶体摘出手術には、嚢内摘出術、嚢外摘出術、水晶体超音波乳化吸引術＋眼内レンズ挿入術がある。
- 嚢内摘出術（ICCE：intracapsular cataract extraction）：濁った水晶体を全部取り出す。
- 嚢外摘出術（ECCE：extracapsular cataract extraction）：前嚢の一部と、水晶体のなかの皮質と核だけ取り出して後嚢は残す。眼内レンズ挿入が可能。
- 水晶体超音波乳化術（PEA：phacoemulsification andaspiration）＋眼内レンズ挿入術（IOL：intraocularlens）：超音波で乳化・除去するなどして水晶体の核と皮質を取り出して、眼内レンズを挿入する。
- 術前にきちんとしたオリエンテーションを行い、患者の理解と同意を得ることが重要である。
- 最も危険な術後合併症は、細菌感染による眼内炎である。
- 眼内炎は起こさないことが重要だが、一度起こってしまったら早期の発見・治療が必要である。そのためには適切な点眼指導、生活指導、通院指導を徹底して行う。
- 強い紫外線や直射日光が眼に入らないように環境を整え、眼内レンズ挿入後は特に注意する。
- 眼の症状（眼痛、頭痛、眼重感、充血、眼脂）に注意し、症状が現れたときは、すぐに医師に報告することが必須である。

II．平衡聴覚器：中耳炎

中耳炎とは

- 中耳炎は中耳に起こる疾患であり、聴力が低下することが多い。
- 中耳炎には、急性中耳炎、滲出性中耳炎、慢性中耳炎、真珠腫性中耳炎などの種類がある。

中耳炎の症状と治療・ケア

1．急性中耳炎

- 細菌感染による中耳の急性炎症で、多くの場合は急性化膿性中耳炎である。
- 上気道感染に引き続いて、細菌が耳管を介して感染することが多い。そのため、上気道感染の多い冬季に多い。
- 症状としては、風邪症状がおさまったときなどに耳痛、難聴、耳漏、発熱がみられる。耳痛は、拍動性のかなり強い痛みになることもある。
- 鼓膜所見としては、早期にツチ骨柄に沿って血管拡張がみられる。炎症が進むと、鼓膜全体の血管が拡張し、鼓膜が充血する。
- 治療法としては、身体的な安静が第一である。全身状態がよければ自宅での安静は必要ないが、運動は禁忌である。抗生物質や必要時には鎮痛薬の投与、冷罨法などを行う。鼓膜は切開して排膿を促す。
- 一般的には2〜3週間で治癒する。合併症として、乳様突起炎、顔面神経麻痺などがある。

2．滲出性中耳炎

- 滲出性中耳炎は、中耳に貯留液があるものの、耳痛・発熱などの急性感染症状や鼓膜穿孔がない中耳炎である。乳幼児に多くみられる。
- アデノイド・咽頭扁桃の肥大やアレルギー性鼻炎などが原因となることが多い。
- 症状としては、耳閉塞感、難聴、耳鳴、自声強調を訴えることが多い。
- 抗菌薬や消炎鎮痛薬の投与、耳管通気などがある。軽快しない場合は、鼓膜切開により排液する。

3. 慢性中耳炎

- 中耳に感染が持続し、中耳組織に不可逆性の炎症が起きた状態である。そのために鼓膜穿孔や中耳の炎症性変化を起こしたものを慢性中耳炎という。
- 慢性中耳炎を起こしやすい基礎疾患は、口蓋裂、アデノイド増殖症、鼻・副鼻腔の感染が挙げられる。
- 起炎菌として最も多いのが、黄色ブドウ球菌であり、コアグラーゼ陰性ブドウ球菌、緑膿菌、グラム陰性桿菌などもある。
- 症状としては、鼓膜穿孔のため、悪臭のする耳漏、難聴、急性増悪時の耳痛である。耳漏は、一般的に粘膿性である。
- 治療法には、保存療法と手術療法がある。
- **保存療法**：耳漏を停止させるのが目的で、外耳道の清拭・洗浄によって耳漏を除去し、生理食塩水で耳内の洗浄を行う。感染がある場合は、薬剤投与が行われる。
- **手術療法**：鼓室形成術によって不可逆性変化を起こした病変の除去、鼓膜穿孔閉鎖、耳小骨連鎖の再建を行う。
- 持続する耳漏があるときは、難聴が進行する可能性があることを患者に説明する。

4. 真珠腫性中耳炎

- 扁平上皮が鼓室内に迷入して腫瘤が形成され、そのために耳小骨の破壊が進む。扁平上皮の角化では落屑したケラチンが含まれており、ケラチンが真珠のような腫瘤にみえるため、この名前がある。
- 真珠腫性中耳炎は、経過の面からは慢性中耳炎の範疇に入るが、臨床経過としては重篤なものである。
- 症状は、耳漏、難聴、耳痛が主なもので、感染を合併すると、悪臭のある白色のケラチンを含み、血性の耳漏が出現する。
- 治療法には保存療法と手術療法があり、真珠腫の除去、耳漏の停止と難聴の改善が目的となる。
- 感染を伴う場合に進行することが多く、患者に病態を十分に説明し、耳内に水を入れないことなどを指導する。

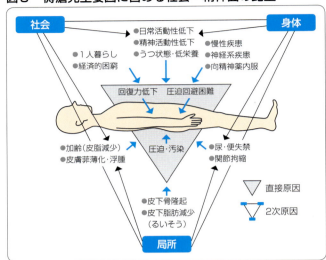

図9　褥瘡発生要因に占める社会・精神面の比重

林泰史：褥瘡の成因と予防. Geriatric Medicine 1996；34(8)：1011, 図4．より引用。

III. 体性感覚器（皮膚）：褥瘡

褥瘡とは

- 日本褥瘡学会（2002年）によると「身体に加わった外力は骨と皮膚表面の間の軟部組織の血流を低下、あるいは停止させる。この状況が一定時間持続されると組織は不可逆的な阻血性障害に陥り褥瘡となる」とされている。
- 褥瘡の発生には、直接的な皮膚の局所的要因と、身体的要因・社会的要因が関与している（図9）[1]。

1. 局所的要因

・加齢による皮膚の変化
・摩擦とずれによるひっぱり応力・剪断応力、体圧に対して生じる圧縮応力
・失禁・湿潤
・局所の皮膚疾患

2. 全身的要因

・低栄養

図10 NPUAP／EPUAPによる褥瘡の分類

カテゴリ／ステージⅠ：消退しない発赤	カテゴリ／ステージⅡ：部分欠損	カテゴリ／ステージⅢ：全層皮膚欠損	カテゴリ／ステージⅣ：全層組織欠損	米国向けの追加のカテゴリ	
				分類不能：皮膚または組織の全層欠損－深さ不明	深部組織損傷疑い（suspected DTI）－深さ不明

通常骨突出部に限局された領域に消退しない発赤を伴う損傷のない皮膚。色素の濃い皮膚には明白なる消退は起こらないが、周囲の皮膚と色が異なることがある	黄色壊死組織（スラフ）を伴わない、創底が薄赤色の浅い潰瘍として現れる真皮の部分層欠損。皮蓋が破れていないもしくは開放／破裂した、血清または漿液で満たされた水疱を呈することもある	全層組織欠損。皮下脂肪は視認できるが、骨、腱、筋肉は露出していない。組織欠損の深度が分からなくなるほどではないがスラフが付着していることがある。ポケットや瘻孔が存在することもある	骨、腱、筋肉の露出を伴う全層組織欠損。スラフまたはエスカー（黒色壊死組織）が付着していることがある。ポケットや瘻孔を伴うことが多い	創底にスラフ（黄色、黄褐色、灰色、緑色または茶色）やエスカー（黄褐色、茶色または黒色）が付着し、潰瘍の実際の深さが全く分からなくなっている全層組織欠損	圧力やせん断力によって生じた皮下軟部組織の損傷に起因する、限局性の紫色または栗色の皮膚変色または血疱

EPUAP（ヨーロッパ褥瘡諮問委員会）／NPUAP（米国褥瘡諮問委員会）著，宮地良樹，真田弘美監訳：褥瘡の予防＆治療 クイックリファレンスガイド（Pressure Ulcer Prevention &Treatment）：8-9．より引用。
イラスト：村上寛人

- 加齢、疾患（特に骨盤骨折、糖尿病、脳血管疾患、脊髄損傷）
- 薬剤投与（抗がん薬、ステロイドなど）

3．社会的要因

- 経済力不足
- マンパワー不足

褥瘡の分類とアセスメント

1．褥瘡の分類

- 褥瘡の分類としては、Sheaの分類、Cambellの分類、IAET分類、NPUAP／EPUAPによる分類など多数あるが、一般的なのはNPUAP／EPUAPによる分類である（図10)[2]。
- NPUAPとはNational Pressure Ulcer Advisory Panel（米国褥瘡諮問委員会）のことで、EPUAPとはEuropean Pressure Ulcer Advisory Panel（ヨーロッパ褥瘡諮問委員会）のことである。
- わが国では、日本褥瘡学会によって2002年に考案されたDESIGN®ツールによって、褥瘡状態の評価を行うことが一般的になっている。DESIGN®は、深さ（D）、滲出液（E）、大きさ（S）、炎症／感染（I）、肉芽組織（G）、壊死組織（N）の6項目にポケット（P）を加えた7項目で構成されている。
- DESIGN®は、重症度分類用と経過評価用の2種類あり、重症度分類用はそのまま使用されるが、経過評価用は2008年に改訂され、各項目の重みづけがなされた「DESIGN-R®」となった（図11)[3]。DESIGN-R®により、異なる患者における複数の褥瘡の重症度が比較できるようになった。

2．褥瘡のリスクアセスメント

- 褥瘡のリスクアセスメントとは、褥瘡発生のリスクを予測するために行われる情報収集のことである。
- リスクアセスメントツールには、①褥瘡危険因子評価表、②ブレーデンスケール（p.224 資料を参照）、③OHスケール、④K式スケール、⑤ブレーデンQスケール（小児用）、⑥在宅版褥瘡リスクアセスメント・スケールなどがある。
- DESIGN®およびDESIGN-R®は、褥瘡経過のアセスメントに活用されている。

図11 DESIGN-R®

DESIGN-R® 褥瘡経過評価用

カルテ番号（　　　　）
患者氏名（　　　　）　　　月日　／　／　／　／　／　／　／

		Depth 深さ 創内の一番深い部分で評価し、改善に伴い創底が浅くなった場合、これと相応の深さとして評価する			
d	0	皮膚損傷・発赤なし	D	3	皮下組織までの損傷
	1	持続する発赤		4	皮下組織を越える損傷
	2	真皮までの損傷		5	関節腔、体腔に至る損傷
				U	深さ判定が不能の場合

		Exudate 滲出液			
e	0	なし	E	6	多量：1日2回以上のドレッシング交換を要する
	1	少量：毎日のドレッシング交換を要しない			
	3	中等量：1日1回のドレッシング交換を要する			

		Size 大きさ 皮膚損傷範囲を測定：［長径 (cm) × 長径と直交する最大径 (cm)］*3			
s	0	皮膚損傷なし	S	15	100以上
	3	4未満			
	6	4以上 16未満			
	8	16以上 36未満			
	9	36以上 64未満			
	12	64以上 100未満			

		Inflammation/Infection 炎症／感染			
i	0	局所の炎症徴候なし	I	3	局所の明らかな感染徴候あり（炎症徴候、膿、悪臭など）
	1	局所の炎症徴候あり（創周囲の発赤、腫脹、熱感、疼痛）		9	全身的影響あり（発熱など）

		Granulation 肉芽組織			
g	0	治癒あるいは創が浅いため肉芽形成の評価ができない	G	4	良性肉芽が、創面の10％以上50％未満を占める
	1	良性肉芽が創面の90％以上を占める		5	良性肉芽が、創面の10％未満を占める
	3	良性肉芽が創面の50％以上90％未満を占める		6	良性肉芽が全く形成されていない

		Necrotic tissue 壊死組織 混在している場合は全体的に多い病態をもって評価する			
n	0	壊死組織なし	N	3	柔らかい壊死組織あり
				6	硬く厚い密着した壊死組織あり

		Pocket ポケット 毎回同じ体位で、ポケット全周（潰瘍面も含め）［長径 (cm) × 短径*1 (cm)］から潰瘍の大きさを差し引いたもの			
p	0	ポケットなし	P	6	4未満
				9	4以上16未満
				12	16以上36未満
				24	36以上

合計*2

部位［仙骨部、坐骨部、大転子部、腸骨部、その他（　　　　）］

*1 ："短径" とは "長径と直交する最大径" である
*2 ：深さ（Depth：d/D）の得点は合計には加えない
*3 ：持続する発赤の場合も皮膚損傷に準じて評価する

©日本褥瘡学会／2013
http://www.jspu.org/jpn/info/pdf/design-r.pdf
*日本褥瘡学会の許可を得て転載

褥瘡予防・ケアの実際

- 褥瘡の予防・ケア方法には、①皮膚の観察、②圧力・ずれ力の排除、③スキンケア、④栄養管理、⑤リハビリテーションなどがある。

1．皮膚の観察

- 皮膚の観察を行うときには、発赤が持続性のものか一時的なものかを判別する必要がある。その方法は、「指押し法」または「ガラス板圧診法」である。
- **指押し法**：発赤部分を3秒間指で押し、白くなるかどうかを観察する方法である。押したときに白くなり、離すと再び赤くなるものは正常な皮膚の状態で、褥瘡ではない。押しても赤味が消えない場合は、初期の褥瘡を疑う。
- **ガラス板圧診法**：ガラス板で発赤部位を3秒間圧迫し、圧迫した部位の皮膚の色が白く変化するかどうかをみる方法である。白く変化すれば褥瘡ではない。

2．圧力・ずれ力の排除

1）体位変換

- 褥瘡の発生を予防するためには、外力の大きさを可能な限りゼロに近づけること、外力負荷の持続時間を短くすることが重要となる。そのためには、定期的な体位変換が効果的である。
- 同一体位がつづかないように、基本的に2時間を超えない範囲で行う。仰臥位、左右側臥位が交互になるように体位変換スケジュールを計画して、それに沿って体位変換を行うことが必要である。
- 褥瘡の好発部位は、仰臥位で仙骨部、踵骨部、肩甲骨・後頸部・肘頭部であることから、仙骨部・尾骨部の褥瘡発生を予防する体位として30度側臥位がある（ただし、個人差があるため30度はあくまでめやす）。

2）体圧分散用具

- 体圧分散用具を使用することによって、骨突出部に加わる圧力の大きさを減少することができる。
- 体圧分散用具を使用するには、患者の身体状況に合った用具の選択と圧の管理が必要である。
- 体圧分散用具には、エア、ウォーター、ウレタンフォーム、ゲルまたはゴム、ハイブリッドなどの種類がある。
- 体圧分散用具の圧管理のためには、簡易体圧測定器を用いて体圧を測定する。適正な体圧は40mmHgである。
- 簡易体圧測定器がない場合は、体圧分散用具の底付きの有無を確認する必要がある。そのためには、手掌を上にして、指を真っすぐにマットレスの下に差し込み、中指を約2.5cm曲げて骨突出部に触れるかどうかを確認する。

3．スキンケア

1）浮腫

- 浮腫により皮膚乾燥が起こり、瘙痒感・掻破の悪循環に陥るため、皮膚乾燥を回避することが必要である。
- 清潔保持のため、清拭タオルによって愛護的に清拭する。
- 浮腫により皮脂分泌が低下し、皮膚の水分保持能力が低下しているため皮膚の乾燥を招くことがある。そこで、保湿外用剤を塗布する。

2）尿・便失禁

- 排泄物により皮膚が湿潤・汚染され、褥瘡発生リスクが高まる。
- 排泄物で皮膚が汚染されたときは、すみやかに汚染物を除去する。そのためには、弱酸性の皮膚洗浄剤でやさしく洗浄する。
- 排泄物との接触を防ぐために、尿や便の水分吸収がよいパッドを選択する。

4．栄養管理

1）栄養アセスメント

- 栄養アセスメントには、体重・身長測定、SGA（主観的包括的評価）、喫食率、生化学検査、高齢者にはMNA®（mini nutritional assessment）などの項目がある。
- 褥瘡治癒のためには、患者の代謝にあわせた血糖・栄養管理が重要である。
- 褥瘡患者にとって必要なアルブミンの最低値は3.5g/dLとされている。

2）必要栄養素・量

- 必要栄養量は、ハリス・ベネディクトの式により算出する（表2）。

- 十分なエネルギー、タンパクの摂取が重要である。そのためには、高カロリー、高エネルギーのサプリメントの補給が必要な場合もある。
- 十分なエネルギー、タンパクの補給とともに、ビタミンや微量元素の補給も必要である。
- 経口摂取ができない患者には、経腸栄養が第一選択となり、消化管機能が保持されていない場合などは、静脈栄養の適応となる。

表2 必要エネルギー量の計算式

- ハリス・ベネディクトの式
  - 安静時エネルギー消費量（BEE）＝
    男性：66.47＋13.75×体重(kg)＋5.0×身長(cm)－6.75×年齢
    女性：655.1＋9.56×体重(kg)＋1.85×身長(cm)－4.68×年齢
  - 必要エネルギー量の算出式
    必要エネルギー量＝BEE×活動係数×ストレス係数
- 簡易式
  - 現体重×30kcal
  - 標準体重（身長×身長[m]×22）に25～30kcal乗じる

5. リハビリテーション

- 褥瘡患者の多くは、拘縮を伴っている場合がある。極度の拘縮は褥瘡を悪化させる。
- 拘縮を予防し、改善するために、適度な運動療法とポジショニングが必要とされている。
- 関節拘縮の程度に応じて、とり得る臥位姿勢によっての適切なポジショニング方法を検討することが重要である。

〈文献〉
1. 林泰史：褥瘡の成因と予防. Geriatric Medicine 1996；34（8）：1011.
2. EPUAP（ヨーロッパ褥瘡諮問委員会）／NPUAP（米国褥瘡諮問委員会）：宮地良樹, 真田弘美監訳, 褥瘡の予防&治療 クイックリファレンスガイド（Pressure Ulcer Prevention & Treatment）. http://www.cape.co.jp/medical/downloads.html（2015年9月1日アクセス）
3. 日本褥瘡学会：褥瘡予防・管理ガイドライン 第3版. 褥瘡会誌 2012；14（2）：165-226.
4. 日本褥瘡学会編：在宅褥瘡予防・治療ガイドブック 第2版. 照林社, 東京, 2012.
5. 日本褥瘡学会編：褥瘡ガイドブック. 照林社, 東京, 2012.
6. 宮地良樹：まるわかり創傷治療のキホン. 南山堂, 東京, 2014.
7. 所敬, 吉田晃敏, 谷原秀信：現代の眼科学 改訂第12版, 金原出版, 東京, 2015.
8. 藤田恒夫：入門人体解剖学 改訂第5版. 南江堂, 東京, 2014.
9. 河原栄, 滝澤登一郎：スタンダード病理学 第3版. 文光堂, 東京, 2010.
10. 日本皮膚科学会創傷熱傷ガイドライン策定委員会編：創傷・熱傷ガイドライン. 金原出版, 東京, 2012.

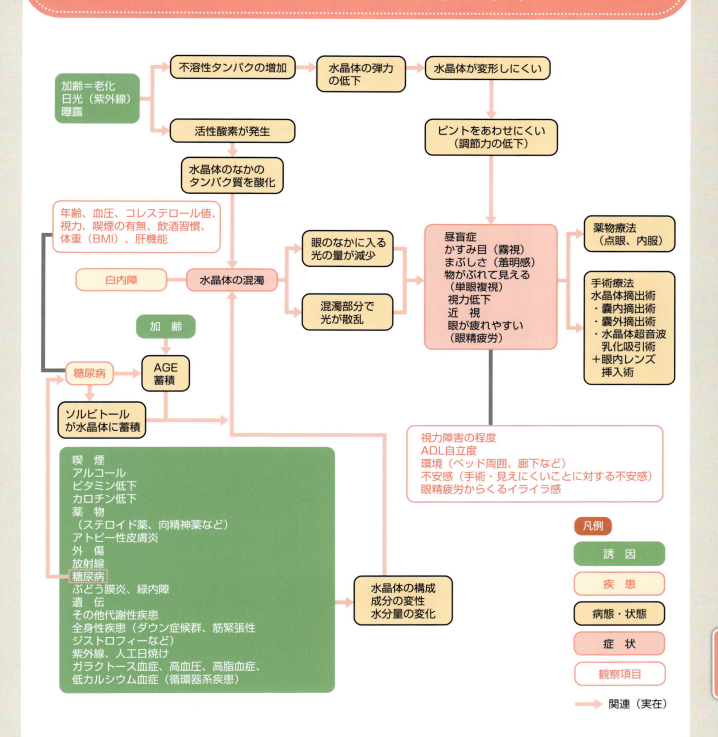

資料			ブレーデンスケール					
患者氏名：			評価者氏名：			評価年月日		
知覚の認知 圧迫による不快感に対して適切に反応できる能力	1. 全く知覚なし 痛みに対する反応（うめく、避ける、つかむ等）なし。この反応は、意識レベルの低下や鎮静による。あるいは、体のおおよそ全体にわたり痛覚の障害がある。	2. 重度の障害あり 痛みにのみ反応する。不快感を伝えるときには、うめくことや身の置き場なく動くことしかできない。あるいは、知覚障害があり、体の1/2以上にわたり痛みや不快感の感じ方が完全ではない。	3. 軽度の障害あり 呼びかけに反応する。しかし、不快感や体位変換のニードを伝えることが、いつもできるとは限らない。あるいは、いくぶん知覚障害があり、四肢の1、2本において痛みや不快感の感じ方が完全ではない部位がある。	4. 障害なし 呼びかけに反応する。知覚欠損はなく、痛みや不快感を訴えることができる。				
湿潤 皮膚が湿潤にさらされる程度	1. 常に湿っている 皮膚は汗や尿などのために、ほとんどいつも湿っている。患者を移動したり、体位変換するごとに湿気が認められる。	2. たいてい湿っている 皮膚はいつもではないが、しばしば湿っている。各勤務時間中に少なくとも1回は寝衣寝具を交換しなければならない。	3. 時々湿っている 皮膚は時々湿っている。定期的な交換以外に、1日1回程度、寝衣寝具を追加して交換する必要がある。	4. めったに湿っていない 皮膚は通常乾燥している。定期的に寝衣寝具を交換すればよい。				
活動性 行動の範囲	1. 臥床 寝たきりの状態である。	2. 座位可能 ほとんど、または全く歩けない。自力で体重を支えられなかったり、椅子や車椅子に座るときは、介助が必要であったりする。	3. 時々歩行可能 介助の有無にかかわらず、日中時々歩くが、非常に短い距離に限られる。各勤務時間中にほとんどの時間を床上で過ごす。	4. 歩行可能 起きている間は少なくとも1日2回は部屋の外を歩く。そして少なくとも2時間に1回は室内を歩く。				
可動性 体位を変えたり整えたりできる能力	1. 全く体動なし 介助なしでは、体幹または四肢を少しも動かさない。	2. 非常に限られる 時々体幹または四肢を少し動かす。しかし、しばしば自力で動かしたり、または有効な（圧迫を除去するような）体動はしない。	3. やや限られる 少しの動きではあるが、しばしば自力で体幹または四肢を動かす。	4. 自由に体動する 介助なしで頻回にかつ適切な（体位を変えるような）体動をする。				
栄養状態 普段の食事摂取状況	1. 不良 決して全量摂取しない。めったに出された食事の1/3以上を食べない。蛋白質・乳製品は1日2皿（カップ）分以下の摂取である。水分摂取が不足している。消化態栄養剤（半消化態、経腸栄養剤）の補充はない。あるいは、絶食であったり、透明な流動食（お茶、ジュース等）なら摂取したりする。または、末梢点滴を5日間以上続けている。	2. やや不良 めったに全量摂取しない。普段は出された食事の約1/2しか食べない。蛋白質・乳製品は1日3皿（カップ）分の摂取である。時々消化態栄養剤（半消化態、経腸栄養剤）を摂取することもある。あるいは、流動食や経管栄養を受けているが、その量は1日必要摂取量以下である。	3. 良好 たいていは1日3回以上食事をし、1食につき半分以上は食べる。蛋白質・乳製品を1日4皿（カップ）分摂取する。時々食事を拒否することもあるが、勧めれば通常補食する。あるいは、栄養的におおよそ整った経管栄養や高カロリー輸液を受けている。	4. 非常に良好 毎食おおよそ食べる。通常は蛋白質・乳製品を1日4皿（カップ）分以上摂取する。時々間食（おやつ）を食べる。補食する必要はない。				
摩擦とずれ	1. 問題あり 移動のためには、中等度から最大限の介助を要する。シーツでこすれず体を動かすことは不可能である。しばしば床上や椅子の上でずり落ち、全面介助で何度も元の位置に戻すことが必要となる。痙攣、拘縮、振戦は持続的に摩擦を引き起こす。	2. 潜在的に問題あり 弱々しく動く。または最小限の介助が必要である。移動時皮膚は、ある程度シーツや椅子、抑制帯、補助具等にこすれている可能性がある。たいがいの時間は、椅子や床上で比較的よい体位を保つことができる。	3. 問題なし 自力で椅子や床上を動き、移動中十分に体を支える筋力を備えている。いつでも、椅子や床上でよい体位を保つことができる。					
©Braden and Bergstrom.1988 訳：真田弘美（東京大学大学院医学系研究科）／大岡みち子（North West Community Hospital. IL. U.S.A.）				Total				

column

知っておきたい褥瘡のリスクアセスメント

褥瘡発生の予測には、患者がもつ褥瘡発生要因を、適切な時期に的確にアセスメントできる尺度が必要である。現在、わが国で使われている代表的なリスクアセスメント・ツールには、ブレーデンスケール、K式スケール、OHスケールなどがある。

どのスケールも大枠は臥位での褥瘡予測が主となっているため、座位時や脊髄損傷患者の褥瘡発生の予測については、さらに検討が必要とされている。そのなかでも非常に著明で、看護師国家試験にも出題されているのが、ブレーデンスケールである。

■ブレーデンスケールとは

ブレーデンスケールは、演繹的に抽出された褥瘡発生要因のなかで、看護が日常の業務のなかで観察できる6項目を抽出し、評点化したものである。スケールの6項目とは、知覚の認知、湿潤、活動性、可動性、栄養状態、摩擦とずれである。摩擦とずれの項目は1～3点で採点し、それ以外の項目は1～4点で採点を行う。

合計6～23点の範囲で、点数が低いほど褥瘡発生の危険が高いとされる（p.224資料を参照）。

■ブレーデンスケールの項目

①知覚の認知
・圧迫による不快感に対して適切に反応できるか能力をみる。
・"あるいは"の表現で2つの構成要素に分かれ、意識レベルと皮膚の知覚を示す。

②湿潤
・皮膚が湿潤にさらされているか程度をみる。
・失禁、発汗、排液による湿潤を含む。

③活動性
・行動の範囲を示し、圧迫が取り除かれる時間をみるだけでなく、動けることにより血流の回復を図ることをみる。

④可動性
・体位を変えたり整えたりできる能力をみる。
・骨突出部の圧迫を取り除くために位置を変える力と本人の動機も含む。

⑤栄養状態
・普段の食事摂取状況をみる。
・1日だけでなく1週間の継続した状態をみて判断する。

⑥摩擦とずれ
・摩擦とは、皮膚が寝具・寝衣にこすれることを示し、ずれとは筋肉が骨から強い外力で引き伸ばされることを示す。

■ブレーデンスケールの使用方法

ブレーデンは、採点は入院（入所）時に可能な限りリスクアセスメントを行い、48時間後にもう1度行うように述べている。採点頻度は患者の状態の変化に伴い決定し、ICUでは毎日、一般病棟なら2日に1回、長期ケア施設であれば最初の1か月は週1回が推奨されている[1]。

BergstromとBradenら[2]によると、アメリカにおいて内科一外科病棟では16点以下になると褥瘡が発生しやすいとされる。日本の施設では、再度褥瘡発生危険点を評価する必要がある。

わが国では、褥瘡発生危険点は、比較的看護力の大きい病院では14点、看護力の小さい施設などでは17点をめやすに考えると妥当とされる[3]。

■K式スケールとは

ブレーデンスケールは効果があるにもかかわらず、看護者が使用を継続するにあたり、問題点もあった。ブレーデンスケールは特異度が低い*ため、褥瘡が発生しない人にまで過度のケアを行ってしまうこと、さらに、判断の内容が質的であり、煩雑なことなどの問題点が挙げられた。こうした点をふまえて、金沢大学医学部保健学科で開発したのがK式スケールである。このスケールの特徴は、簡便性を第一に考えたYes・Noの二者択一、ツーステップ評価（前段階要因、引き金要因）、そして骨突出の測定である。

■OHスケールとは

平成10年から3年間にわたる厚生労働省長寿科学総合研究事業（大浦武彦主任研究員）による調査・研究に基づいたスケールで、当初の大浦スケールを一部改変し

*本来はリスクが低い患者までリスクが高いと判定してしまう場合がある。

て平易化したものがOH（大浦・堀田）スケールである。急性期病院、長期療養施設、在宅医療の現場から収集されたデータを統計処理し抽出された危険要因は、「意識状態低下」「病的骨突出」「浮腫」「関節拘縮」であった。これらの要因は、複合して保有することが多く、また複合する組み合わせによって発症確率が異なる。

　危険因子の有無、程度によりスコア化し、「なし」を0点、「軽度」を1～3点、「中等度」を4～6点、「高度」を7～10点として褥瘡の危険性を識別する。

〈文献〉
1. 真田弘美監修：褥瘡ケア アップデイト．照林社，東京，1999：14-15.
2. Bergstrom N, Braden BJ, Laguzza A, et al. The Braden Scale for Predicting Pressure Sore Risk. *Nurs Res* 1987；36（4）：205-210.
3. 日本褥瘡学会編：CQ6.2一般的にはどのようなリスクアセスメント・スケールを用いるとよいか．褥瘡ガイドブック 第2版 褥瘡予防・管理ガイドライン第4版準拠，照林社，東京，2015：116.
4. Braden BJ, Bergstrom N. Clinical Utility of the Braden Scale for Predicting Pressure Sore Risk. *Decubitus* 1989； 2（3）：44-46, 50-51.
5. 真田弘美，金川克子，稲垣美智子，他：日本語版Braden Scaleの信頼性と妥当性の検討．金沢大学医療技術短期大学部紀要 1991；15：101-105.
6. 大桑麻由美，真田弘美，須釜淳子，他：K式スケール（金沢大学式褥瘡発生予測スケール）の信頼性と妥当性の検討－高齢者を対象にして－．日本褥瘡学会誌 2001；3（1）：7-13.
7. 大浦武彦：褥瘡危険要因とわかりやすい褥瘡予防・治療ガイドライン．日本醫事新報 2001；4037：19-29.

番外編　周術期

周術期とは

- 手術は身体へ外科的な侵襲を与え、麻酔侵襲とあわせて、術前、術中、術後に生理学的な変化を引き起こす。

手術侵襲とは

- 手術侵襲とは、手術によって生体組織の破壊、出血、体液喪失、血液低下・上昇、疼痛などが起こることをいう。
- 手術侵襲に対する生体反応は、表1の4期に分けられる。生体反応は従来、視床下部・下垂体・副腎系などを中心とした神経内分泌反応とされてきたが、現在ではほかの反応との相互作用が重要であることがわかっている。手術侵襲に対する生体機能維持のため代謝変動が起こる。

1．麻酔による影響

- **各筋肉の弛緩**：麻酔薬によって平滑筋が弛緩し、消化管の蠕動運動が減弱する。呼吸筋も弛緩するため、術中は人工呼吸器管理とする。
- **循環動態**：末梢血管拡張、迷走神経反射、低体温から血圧の低下を起こしやすい一方で、外傷への反応として血圧上昇に傾きやすい。各臓器への酸素供給に影響するため、術中、術後は血圧の変動に注意する。心筋への酸素供給が不足する結果として、頻脈、不整脈を惹起する。
- **麻酔操作、気管内チューブ**：気道への物理的な刺激から、気管分泌物が増加する。さらに、人工呼吸器から送られる空気は乾燥しているため気道分泌物が粘稠化し、術後の呼吸器合併症の一因となる。
- **低体温**：筋肉を弛緩させるため、筋肉での熱生産が減少し低体温となる。末梢血管が拡張することで熱が奪われるのに加え、手術室の室温、大量の輸液なども低体温を引き起こす。術中の低体温は、麻酔覚醒後のシバリングの原因となる。シバリングを起こした場合は、酸素消費量が増大するため、低酸素血症の症状に注意する。

2．侵襲による免疫システムへの影響

- 生体は恒常性を維持するために、与えられた侵襲に対して防御反応を起こす。これらは、侵襲に対する神経系、内分泌系の反応として、バイタルサイン、尿量、血糖値などを通じて観察することができる。
- 外科的侵襲によってサイトカインが単球、マクロファージ、好中球などで産生され、侵襲に対する免疫反応において中心的な役割を果たす。サイトカインは免疫細胞間の情報伝達、コミュニケーションの役割を取る物質の総称で、インターロイキン（IL）、インターフェロン（IFN）、細胞傷害因子（TNF-α、TNF-β）などがある。
- サイトカインは限定した傷害部位で適度に産生される限りは、免疫システムに不可欠な存在である。しかし、過剰に産生されると、強い炎症反応（全身性炎症反応症候群：SIRS*）を全身で引き起こす。
- サイトカイン産生は、T細胞やB細胞などのリンパ球を増殖させ、好中球やマクロファージの機能を高め、体温中枢に働いて発熱反応を引き出し身体の免疫力を高める。

表1　手術侵襲からの回復過程

2～4日	4～7日	1～数週間	数週間～数か月
傷害期（異化期）	転換期	筋力回復期（同化期）	脂肪蓄積期
神経内分泌反応（急性相反応）が中心。脈拍・血圧・体温・血糖値の上昇、腸の蠕動運動の低下、尿量・循環血液量減少、組織異化が最も顕著にみられる	神経内分泌反応が正常化し、食欲回復、利尿開始、腸の蠕動運動の再開、排ガス、体温・脈拍の正常化がみられる	空腹感、体力回復、尿量の正常化、創傷の完全治癒、体重は増加しないが窒素平衡は（＋）で最高となる	易疲労感、体重増加、体脂肪蓄積

*SIRS：systemic inflammatory response syndrome

周術期の生理学的変化

循環動態の変化

- 身体への侵襲（ストレス）によってカテコラミンが分泌され、心拍数、心拍出量、末梢血管抵抗が高まり、高血圧になる。
- 手術によって出血や浮腫（サードスペースへの水分移行）など循環血液量が変化しやすい要因が生まれる。
- 体外循環を用いた手術では、虚血、手術操作などによって心臓に負担がかかり、循環動態が不安定になる。

内分泌・代謝の変化

- ホルモン分泌量が侵襲（ストレス）に対する反応として変化するため、自律神経や内分泌系の再調整が必要となる。
- 侵襲により、抗インスリン作用をもつアドレナリン、コルチゾール、グルカゴンなどの分泌が亢進し、インスリン抵抗性の増大、高血糖を引き起こす。
- 侵襲により、タンパク・脂肪の分解が進むとともに血中の尿素・クレアチニン・尿酸が増加し、排泄される尿中窒素は術後著しく増加する。

水分・電解質バランスの変化

- 術直後、抗利尿ホルモン、副腎皮質ホルモンの影響により、尿量は低下する。
- 経口摂取ができないことから、血中カリウム（K）低下となる。
- 細胞外液量・循環血液量・尿量・ナトリウム（Na）とクロール（Cl）の尿中排泄量は減少する。
- 血清鉄、亜鉛濃度が低下し、血清銅、セルロプラスミン濃度は上昇する。

呼吸状態の変化

- 全身麻酔により、術後の最大呼気量は術前に比べ40～60％に減少する。酸素消費量は20％増加する[1]。
- 麻酔薬や術後の疼痛は呼吸抑制の原因となりうる。
- 喫煙者の場合、気道粘膜が炎症を起こしているため、術後の気道分泌物の排泄がうまくいかず、粘稠性の痰が増加する。喀痰の残留は肺でのガス交換を障害する。

各臓器の変化

- 手術内容によって影響を受ける臓器は異なる。各臓器の変化をふまえた観察は、合併症の早期発見につながる。

1. 脳

- 脳血流量低下、血管抵抗増大がみられる。
- 脳動脈硬化や高血圧、脳卒中の既往がある患者は、術後低酸素症に弱く、鎮痛薬投与や術後高血圧を契機に脳血管障害を起こしやすい。

2. 呼吸器

- 疼痛により、肋間筋の動きが抑制され、浅速呼吸になる。
- 麻酔薬剤、気管挿管の機械的刺激により、気道分泌物が増加する。
- 術中の体位によっては横隔膜の動き、肺の膨張が妨げられるため、気道分泌物が下方に貯留しやすい。

3. 腎臓

- 出血、血漿喪失（腎外性喪失）、高分子物質輸液、腎動脈硬化が原因となり、糸球体濾過量の低下、腎血漿流量

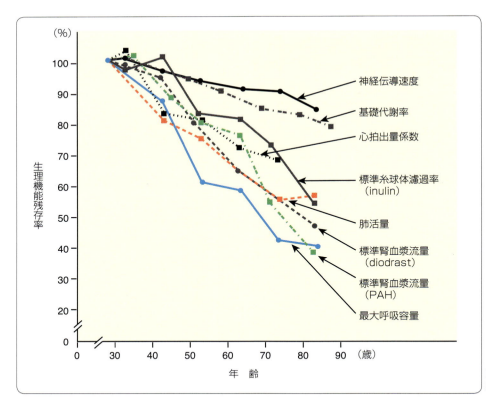

図1 加齢に伴う諸生理機能の低下
●30歳の諸生理機能を100%として加齢に伴う低下を示す。

岡崎薫：高齢者と麻酔侵襲．臨牀看護2002；28(11)：1657．図1．より引用。

の低下を起こす。

4．肝臓

●血圧低下の際も、比較的血流量は保たれる。術後数日間は肝機能の低下がみられ、感染症、呼吸器合併症などの場合は重症化する。

5．消化器

●麻酔により、平滑筋収縮力の低下が起こる。
●物理的刺激の低下に伴って、消化液・消化管ホルモン分泌が低下する。
●疼痛により交感神経が緊張し、鎮痛薬投与によって副交感神経が抑制されるため、消化管の蠕動運動は低下する。

年齢による生理機能の低下

●年齢が高くなるとともに、基礎的な生理機能が低下し、手術侵襲による生理機能低下率にも影響するが、加齢による生理機能低下は個人差が大きいので、臓器機能・予備能の術前評価が必要である（図1）。

術前の観察・アセスメントのポイント

疾患・既往歴・合併症

アセスメントのポイント
- 高血圧、糖尿病などの基礎疾患は、周術期の生理的変化により悪化する危険性がある。
- 慢性気管支炎・喘息・アレルギーの既往は、麻酔時に気管支けいれんを引き起こしやすい。
- 原疾患、既往疾患に対して服用している薬剤が、使用する麻酔薬に影響を及ぼす危険性がある。
- 薬剤によっては、出血傾向を増強させ、手術時の出血リスクを高める可能性がある。

- 既往歴／基礎疾患の状態を把握する。
- 薬剤の種類、与薬期間、量を調べる。服薬によってどの程度、症状が緩和されているかを確認する。
- 生活習慣、嗜好品（喫煙など）に関する情報を得る（術前の喫煙は、術後の気道分泌物の増加に直結する）。

出血性異常のリスク

アセスメントのポイント
- 術前の出血リスクを考慮しながら、術後の創部からの出血、ドレーンからの排液を観察する。
- ドレーン排液が血性で、かつ100mL/時以上となる場合は、出血を疑う。漿液性であった排液が血性に変化した場合は、再出血の可能性がある。

- 術中、術後の出血リスクをアセスメントするため、血液凝固能の異常がないか確認する。
- 麻酔による体温の低下が、血小板の減少を引き起こし、凝固低下させる。
- 術前に抗凝固薬の内服の有無を確認する。

血栓・塞栓症のリスク

アセスメントのポイント
- 手術領域・内容、患者の基礎疾患によっては深部静脈血栓症を起こしやすく、合併する可能性がある。
- 全手術患者に静脈血栓塞栓症のリスクがあることを認識し、弾性ストッキング・包帯の装着による圧迫療法やフットポンプの施行による間欠的空気圧迫法などの予防策をとる。
- 血栓は初回離床時に血流にのって他臓器に入りやすく、術後の初回歩行時には、呼吸、意識、その他全身状態の変化に特に注意する。

- 長時間におよぶ身体の固定による静脈のうっ滞と、手術の影響による凝固能低下によって、下肢の深部静脈に血栓ができやすい。深部静脈血栓症（DVT：deep vein thrombosis）のリスクを把握する（表2）。
- 下肢の深部にできた血栓は、血流によって肺動脈を閉塞させ、肺血栓塞栓症（PTE：pulmonary thromboembolism）を引き起こす可能性がある。DVTが原因となりPTEを生じる一連の病態を、静脈血栓塞栓症（VTE：venous thromboembolism）という。

循環動態

アセスメントのポイント
- 高血圧患者の場合、手術における出血量が少なくても麻酔によるわずかな影響で血圧が変動しやすい。術後も低血圧や一過性の血圧上昇を起こしやすく、脳血栓や脳出血の誘因となる。「麻酔は一般に心拍出量を20～25％減少させ」[2]、出血・ショックへの抵抗力を弱める。
- 感染症患者は、細菌毒素による組織での酸素利用の

表2 深部静脈血栓症の原因

発生機序	原因	
静脈うっ血が主体	①外科手術後	整形外科領域、胸部外科、腹部外科手術
	②悪性腫瘍	血液凝固異常、移動性多発性静脈血栓、膵臓、肺、生殖系、腎尿路系、胃および乳腺
	③外傷	骨折後
	④運動能の低下	心臓病、四肢麻痺、静脈瘤、真性多血症、旅行など長期間の座位（エコノミークラス症候群）
静脈うっ血＋血液凝固異常	妊娠、避妊薬（ピル）、エストロゲン補充療法	
血液凝固障害	アンチトロンビンⅢ欠損症、プロテインC欠損症、プロテインS欠損症、抗リン脂質抗体症候群など	
静脈壁障害	血管収縮物質、化学療法、感染症、ホモシスチン尿症、ベーチェット病、バージャー病	

神田孝一：深部静脈血栓症のここが知りたいQ&A10．エキスパートナース2002；18(2)：39，表1「深部静脈血栓の原因」．より引用．

低下・炎症などによって、末梢血管の拡張・血流増加がみられることが多い。そのため心負担が増大し、心不全を起こしやすい。

- 術前の平均的な血圧を把握する。
- 異常の判断のためには、普段の状態との比較が重要である。慢性高血圧症の患者では、その血圧を保ったほうが、重要臓器への血流を確保しやすい場合がある。
- 心筋梗塞、狭心症、不整脈、動脈硬化症などの心疾患の既往を把握する。
- 感染症の有無を確認する。

呼吸器

アセスメントのポイント

- 術前の呼吸状態、気道分泌物の性状は、術後の呼吸器合併症に大きくかかわる（呼吸器合併症の予防は必須）。
- 慢性気管支炎、肺気腫、肺線維症の患者や、高齢者の場合は、疼痛、腹部膨満、横隔膜運動制限、喀痰排出抑制などが組み合わさって呼吸器合併症を起こす危険性がある。呼吸機能によっては、術前の呼吸訓練が必要である。

- 呼吸数、呼吸パターン、呼吸音、血液ガスデータ値（呼吸機能検査）、酸素飽和度を確認する。
- 呼吸器の異常所見の有無（横隔膜挙上、胸水貯留、無気肺など）を把握する。
- 気道分泌物の性状、量を観察する。
- 喫煙状態（1週間の禁煙）を確認する。
- チアノーゼ、ばち状指（p.11、図7を参照）の有無をみる。

内分泌・代謝機能

アセスメントのポイント

- 侵襲に対する生体反応によって、内分泌・代謝機能が影響される。
- インスリンは、麻酔と手術による侵襲から分泌が亢進し、体内需要も増大するため、術中・術後は不足状態となる。また、手術自体に血糖を亢進させる因子も多い。副腎は、麻酔、手術の侵襲を受けやすい。
- 体液・電解質バランス・呼吸の変調は、血液の酸塩基平衡の障害を引き起こす。
- 術前の検査値との比較により、術後の異常を発見することが重要である。

- 血液検査、生化学検査、尿検査値を把握する。
- 糖尿病などの内分泌疾患の既往を把握する。
- 脱水症状の有無をみる。手術対象の患者は、嘔吐・下痢、食欲不振による経口摂取の減少から、脱水状態をきたしている危険性がある（表3）。

表3　脱水の自他覚症状

自覚所見	全身倦怠感、口渇感、脱力感、めまい、食欲低下、意識状態低下など
他覚所見	皮膚・粘膜の乾燥・湿潤度、皮膚のツルゴール（緊張度）、浮腫、唾液分泌量、眼球湿潤度、静脈緊満度・怒張度、発熱、大泉門（乳児）緊満度、乏尿・多尿、など
臨床検査	体重、血圧、尿所見（量、比重、pH、尿糖・尿タンパクなど）、血液所見（浸透圧、Ht、RBC、WBC、Na、K、Cl、Ca、P、Mg、酸塩基平衡、タンパク、アルブミン、尿素窒素、クレアチニンなど）

表4　糖尿病合併患者の術前観察項目と注意事項

血糖	空腹時血糖100〜150mg/dL
尿検査所見の観察	尿糖（10g以内）、尿ケトン陰性 尿糖（＋）→血糖チェック（高血糖に注意） 尿ケトン（＋）→血糖チェック（インスリンの効果が弱い）
インスリン投与	スライディングスケール*への移行
食事摂取量の確認	消化器疾患などでは経口摂取量が変動しやすい
低血糖対策	低血糖発作時のための指導。ベッドサイドに角砂糖やキャンディを用意する

*スライディングスケール：インスリン投与直前の血糖値に基づいてインスリン量を決定するインスリン投与方法。

表5　手術侵襲によるリスクが高いと考えられる指標

心血管系	呼吸器系	神経系
・Ⅲ音心音ギャロップ ・頸静脈怒張 ・6か月以内の心筋梗塞 ・不整脈 ・70歳以上 ・緊急手術 ・大動脈弁狭窄 ・栄養不良・低い活動性	・慢性肺疾患 ・$FEV_{1.0}<2.0L$ ・肥満 ・安静時高二酸化炭素症 ・70歳以上 ・術式・手術部位 ・喫煙	・中枢神経障害 ・頸動脈雑音

岡崎薫：高齢者と外科侵襲．臨牀看護2002；28(11)：1664，表3「周術期リスクが高いと考えられる術前指標」．より引用。
＊呼吸系では、このほかに長期臥床、口腔内・喉頭・咽頭の手術、長時間の手術などがある。

栄養状態

アセスメントのポイント

- 手術対象患者は、栄養素の摂取不足、肝機能障害による栄養素の代謝合成機能の低下、代謝亢進・栄養素の消失などの原因で、低栄養状態であることが多い。
- （特に消化器疾患患者の場合）栄養状態が低下し、低タンパク血症である場合、術後合併症を発症する危険性が高い。
- 糖尿病患者は、術後経過を左右するため、内服薬・インスリン注射により血糖コントロールを行う。

- 入院時と術前時の体重、血液検査所見、生化学検査所見、食事摂取量を比較する。
- 尿量、比重、脱水の有無を調べる。
- 入院中は食事摂取量の低下から脱水を起こしている可能性がある。一方で、Hb、TP、Alb値の検査所見は正常値の場合もある。
- 糖尿病患者の場合は、血糖コントロールの状態を確認する（表4）。

その他

- 手術侵襲によるリスクが高いと考えられる指標は、表5を参照。

術中の観察・アセスメントのポイント

患者の確認

- 患者の確認のために表6に挙げる項目を確認する。

表6 患者確認のための項目

①手術患者本人であるか
②疾患と術式
③前処置と前投薬の施行
④手術直前での特記事項
⑤搬入した資料が本人のものか

麻酔導入時

アセスメントのポイント

- 手術前の緊張による末梢血管の収縮によって、SaO_2値の変化や、その他の測定値の変動がみられる場合がある。
- 麻酔の侵襲は大きく、麻酔導入時には血圧や脈拍が大きく変動する（表7）。
- 前投薬による鎮静や肥満・高齢などの理由によって、呼吸抑制を起こす危険性がある。

- 麻酔導入時の重要事項として、呼吸状態の観察、循環状態の観察、患者の安全・安楽の観察が挙げられる。これらの観察と評価を目的に各モニターが装着される（図2）。
- モニタリングの結果は測定値の結果のみをみて判断せず、患者状態とあわせて総合的に評価する。

1. バイタルサインのチェック

- 装着したモニターにより、血圧、脈拍数、呼吸数、体温、SpO_2値を測定する。
- 測定結果を術前の平均的な値と比較し、全身状態を評価する。

2. 呼吸管理

- 呼吸の深さ、性状、胸郭の広がり、SpO_2値を観察し、呼吸をアセスメントする。

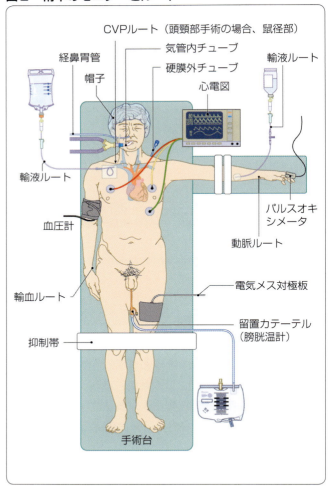

図2 術中のモニターとルート

表7 麻酔の種類とその影響

麻酔の種類	観察ポイント		
	呼吸	循環	安楽
全身麻酔 ●安全性・確実性ともに高い効果が期待できる ●呼吸管理は直接生命にかかわる。静脈麻酔法で軽度に鎮静を行い、術野では局所麻酔を用いる方法は、苦痛が少なく、覚醒にも優れている。気道・呼吸管理に麻酔科医の習熟した技術が要求される	・チアノーゼの有無 ・血液ガス分析 ・SaO_2値の観察 ・気道確保 ・血液の色調 ・筋弛緩薬の効果と投与時間	・血圧管理 ・心電図 ・中心静脈圧（CVP） ・皮膚の色調 ・体温 ・尿量	・興奮期の体動による手術台からの転落、チューブ類・ルート類の抜去、四肢の脱臼など ・長時間閉眼による角膜の乾燥
局所麻酔 ●脊椎麻酔は簡便で広く用いられている麻酔法ではあるが、運動神経も同時に麻酔されるために、術後に起立歩行ができるようになるまで時間がかかることがある ●作用持続を目的に血管収縮薬（アドレナリン）が用いられることがあるが、過量の使用で中枢神経の副作用（不穏、眩暈、多幸感など）や、心機能の低下を示すことがある	・チアノーゼの有無 ・悪心・嘔吐の有無 ・呼吸状態 ・麻酔効果 ・胸部の重圧感の有無	・血圧管理 ・心電図 ・四肢の皮膚温度 ・皮膚の色調	・意識レベルの確認 ・穿刺中の表情、体動 ・穿刺部位からの出血の有無 ・麻酔薬の効果と投与時間・投与量 ・けいれんの有無 ・知覚麻酔による四肢の脱臼の有無

術中の観察

1. 手術体位

- 手術体位は、手術を容易に行うための体位であって、生理学的には有害なこともある。長時間の体位の固定は、呼吸の妨げ、神経の圧迫、皮膚の損傷を招く。
- 手術操作に適し、かつ患者にとって安楽な体位を保つ。
- 主な体位の観察ポイントは、図3を参照。

2. 全身状態の観察

- 麻酔中は手術手技、麻酔薬剤、長時間にわたる侵襲と体位の固定、患者自身の状態変化によってさまざまな変化が起こる。
- 血圧、脈拍、心電図、呼吸数、体温、尿量、血液ガス値などの変動に注意して観察する。
- モニター値のみに頼るのではなく、患者の状態を直接確認することが重要である。

column

アシドーシス・アルカローシス

細胞外液（血液）のpHは7.4である。呼吸や代謝の異常により酸性化（塩基減少または酸過剰）して、7.35以下になった状態をアシドーシス（acidosis）という。呼吸性（CO_2の増減が原因）と代謝性（HCO_3^-の増減が原因）があり、呼吸性アシドーシスは呼吸器疾患全般で、代謝性アシドーシスは腎不全、糖尿病、下痢などで生じる。

また、細胞外液（血液）のpHが、呼吸や代謝の異常によりアルカリ化（塩基過剰または酸減少）して7.45以上になった状態をアルカローシス（alkalosis）という。呼吸性アルカローシスは過換気症候群など、代謝性アルカローシスは嘔吐によって胃酸が失われた時や利尿薬の過剰投与などで生じる。

図3 各体位と観察のポイント

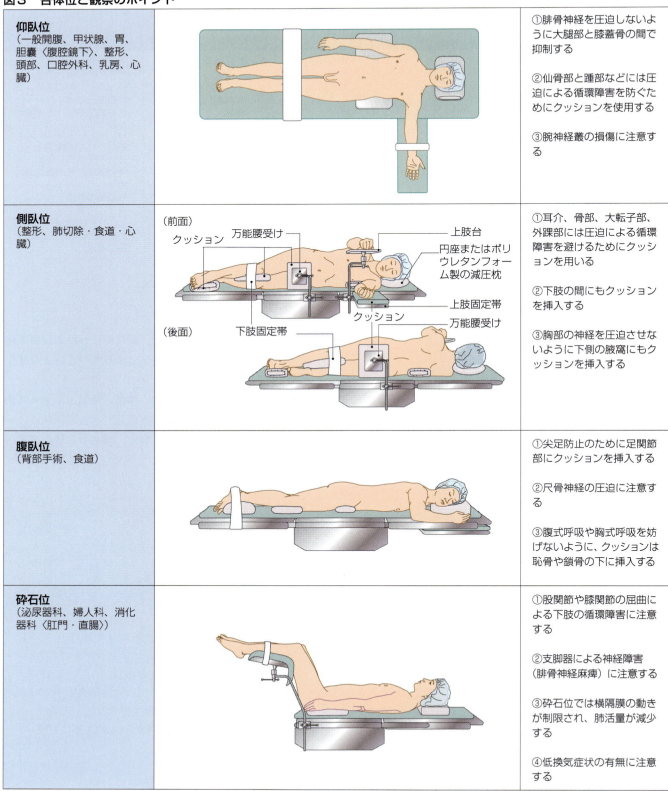

体位	図	観察のポイント
仰臥位 (一般開腹、甲状腺、胃、胆嚢〈腹腔鏡下〉、整形、頭部、口腔外科、乳房、心臓)		①腓骨神経を圧迫しないように大腿部と膝蓋骨の間で抑制する ②仙骨部と踵部などには圧迫による循環障害を防ぐためにクッションを使用する ③腕神経叢の損傷に注意する
側臥位 (整形、肺切除・食道・心臓)	(前面) クッション 万能腰受け 上肢台 円座またはポリウレタンフォーム製の減圧枕 上肢固定帯 (後面) 下肢固定帯 クッション 万能腰受け	①耳介、骨部、大転子部、外踝部には圧迫による循環障害を避けるためにクッションを用いる ②下肢の間にもクッションを挿入する ③胸部の神経を圧迫させないように下側の腋窩にもクッションを挿入する
腹臥位 (背部手術、食道)		①尖足防止のために足関節部にクッションを挿入する ②尺骨神経の圧迫に注意する ③腹式呼吸や胸式呼吸を妨げないように、クッションは恥骨や鎖骨の下に挿入する
砕石位 (泌尿器科、婦人科、消化器科〈肛門・直腸〉)		①股関節や膝関節の屈曲による下肢の循環障害に注意する ②支脚器による神経障害(腓骨神経麻痺)に注意する ③砕石位では横隔膜の動きが制限され、肺活量が減少する ④低換気症状の有無に注意する

術後の観察・アセスメントのポイント

循環動態

アセスメントのポイント

- 手術侵襲・麻酔によるストレス、疼痛、出血が、自律神経、体液量、末梢血管、心機能に影響を与える。
- 循環血液量、血圧が低下している場合は、末梢まで血液が十分に供給されず、四肢が冷たい。これらは末梢血管抵抗増大、末梢循環不良、心機能低下の徴候であり、進行すれば臓器不全を起こすので、注意して観察することが重要である。
- 循環血液量が低下すると、腎血流量が減少し、尿量が減少する。

- 血圧を決定する因子は、心拍出力（ポンプ力の強さ）、心拍出量、血管内の循環血液量と、末梢動脈を流れるときの抵抗（末梢血管抵抗）である（図4）。

  血圧＝血流（循環血液量、心拍出力）×血管抵抗

- 血圧、脈拍（リズム、性状、回数、触知可能部位）、呼吸、尿量を観察する。
- 中心静脈圧（CVP）をモニタリングする（表8を参照）。
- 血液検査所見、心電図、胸部X線写真を観察する。
- 皮膚・口腔粘膜の乾燥、四肢冷感、口唇・顔面の色を観察する。
- 創部からの出血、滲出液の色・性状・量を把握する。

内分泌・代謝の変化（表9）

アセスメントのポイント

- 術後、ホルモン分泌の変化が生じるため、体内では異化が進み、一過性の高血糖状態となる。
- 呼吸障害、腎機能低下、経口摂取ができないことによる脱水はアシドーシスの原因となる。
- 高血糖、低栄養は創傷治癒の遅延につながる。

図4 血圧を決定する因子

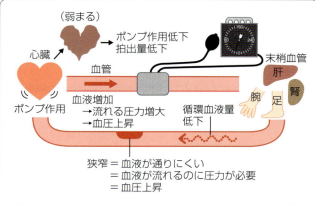

血圧とは、血液が血管を通るときの圧力で、心拍出力、心拍出量、循環血液量、末梢血管抵抗によって決定される。
- 心拍出量や心拍出力が高いときには、血液は勢いよく血管内を通過するため血圧は高い
- 心拍出量や心拍出力が低いときには、血液の勢いは弱まり血圧は低下する
- 血管内の血液量が少なければ、血管を通るときの圧力は低下する
- 末梢血管抵抗（末梢血管での血液の通りにくさ）が高まれば血液が通りにくくなるため、血圧が上昇する

表8 中心静脈圧（CVP）の観察ポイント

5cmH₂O（4mmHg）以下	10～20cmH₂O（7～15mmHg）以上
循環血液量の減少の可能性 末梢血管抵抗の低下	循環血液量の過剰増加の可能性 胸腔内圧上昇 静脈圧上昇 心不全

- アシドーシス症状（呼吸状態、脈拍のリズム・性状、血圧、ショック症状、頭痛、悪心・嘔吐、うっ血乳頭、意識障害など）をみる。
- 水分出納（IN／OUT）バランスを観察する。
- 栄養状態を観察（血液検査所見）する。
- 手術侵襲によるアドレナリン、ACTH、グルカゴンの分泌が増大し高血糖状態となるうえ、サイトカインの生産によって末梢臓器でのインスリン抵抗性が増大する。さらに、疼痛のストレスも高血糖を招く。
- 高血糖状態が続くと、白血球遊走能が低下し、創部感染

- のリスクが高まる。
- 高血糖は細血管に損傷を与え、創部の治癒過程に障害が生じ、縫合不全を起こしやすい。
- 高血糖により浸透圧利尿が進み、体液喪失、電解質異常をきたしやすい。
- 上記の理由により、術後の高血糖はできるだけ予防すべきである。術後は、測定した血糖値にあわせて使用するインスリン量を決定する「スライディングスケール」を用いて、血糖コントロールする。

呼吸状態

アセスメントのポイント

- 麻酔、手術操作、疼痛などによって胸郭運動が抑制され、肺での換気不全を起こしやすい。
- 気管チューブなどの物理的刺激により気道分泌物が増加するが、喀出力の低下から呼吸器合併症を起こしやすい。
- 一般的な手術における呼吸器合併症の発症率は25〜30%であり（例として、高齢者の消化器手術における呼吸器合併症の発生率は24%、一般成人でもおよそ11%の発生率）[3,4]、呼吸状態などのアセスメントとそれに基づく看護実践が重要である。

- 呼吸形態、呼吸音、喀痰の性状、PaO_2、$PaCO_2$、SaO_2の値などから呼吸の観察を行う。
- 聴診により喀痰の貯留部位を特定し、効果的な排痰を行う。
- 喀痰の性状の変化や喀出力の低下により排痰が困難な場合は、体位排痰法、体位変換などで積極的な排痰を行う（図5）。
- 疼痛の状態を観察する。疼痛により咳嗽（咳）、喀痰が抑制されないよう、積極的に鎮痛薬を使用する。

ドレーンの管理

アセスメントのポイント

- ドレーンチューブが屈曲・閉塞している場合には効果的な排液が行えず、臓器の圧迫や肺の膨張の妨げ、

表9 侵襲による生体反応

亢進/低下	ホルモンの種類		反応
分泌亢進	ACTH（副腎皮質刺激ホルモン）		副腎皮質ホルモン分泌亢進：血圧、血糖上昇 免疫機能低下
	アルドステロン		Na排泄抑制、血圧上昇
	カテコラミン	アドレナリン	心拍数、血圧、血糖上昇
		ノルアドレナリン	心拍数、血圧、基礎代謝量の上昇
	ADH（バソプレシン）		尿量低下（腎での水の再吸収増加） 血圧維持
	成長ホルモン		肝、筋でのタンパク質合成促進 脂肪分解促進 血糖上昇（インスリンに拮抗）
	グルカゴン		グリコーゲン分解促進（血糖上昇）
分泌低下	インスリン		血糖上昇

排液の体内貯留の原因となる。よって、チューブの固定、チューブとドレナージボトルの接続は確実に行う必要がある。

- ドレーンは、体腔（腹腔内、胸腔内）、皮下に留置される（図6、7）。
- ドレナージ排液の量、性状、色を観察する。
- ドレーンチューブの長さに余裕をもたせる。
- 排液の性状と量に応じて抜去する。
- チューブの閉塞を予防するためにミルキング（チューブをしごく）を行う。ただし、J-VAC®ドレナージシステムなど一部のドレーンは、チューブが破損するリスクがあるため、ミルキングローラーを用いたミルキングは行わない。
- ドレーン挿入部の固定を確認し、抜去予防に努める。

疼痛

アセスメントのポイント

- 疼痛はストレスホルモンの分泌を亢進させ、免疫抑制を起こす。また、呼吸運動の抑制をもたらし、痰の喀出を困難にさせる（呼吸器合併症のリスク）。

図5-1 体位排痰法

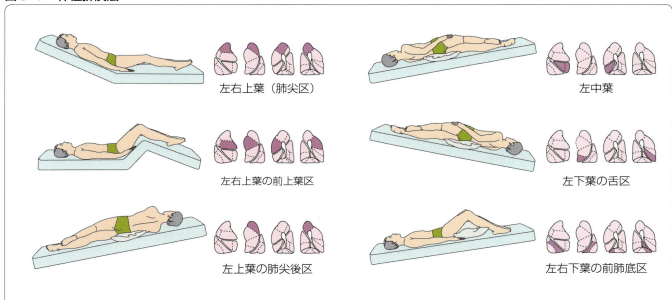

左右上葉（肺尖区）　　左中葉
左右上葉の前上葉区　　左下葉の舌区
左上葉の肺尖後区　　左右下葉の前肺底区

図5-2 修正排痰体位

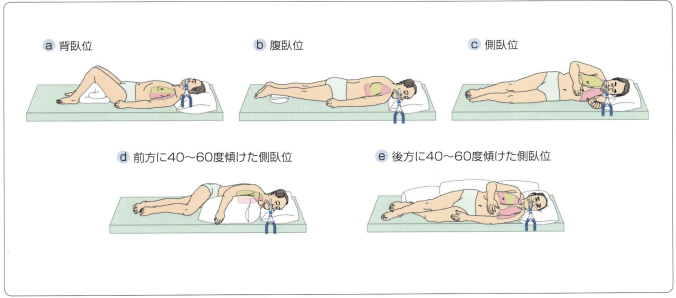

a 背臥位　　b 腹臥位　　c 側臥位
d 前方に40〜60度傾けた側臥位　　e 後方に40〜60度傾けた側臥位

＊実際には、修正排痰体位を中心として体位変換を行っていく。

- 疼痛による体動制限、経口摂取の遅れ、副交感神経の抑制が腸蠕動を低下させる可能性がある。
- 疼痛の程度、部位、持続時間、随伴症状を把握する。
- 疼痛による身体への影響を知る。
- 全身状態を観察する。
- 精神的不安を把握する。
- PCA（patient-controlled analgesia：患者調節鎮痛法）などを用いた疼痛コントロール効果、鎮痛薬は投与後の効果を観察する。

図6 胸腔ドレナージ中の全身的管理

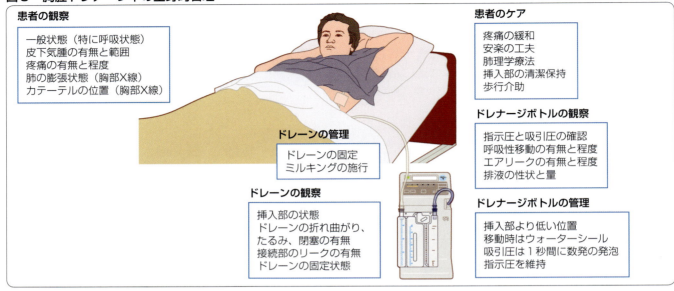

患者の観察
- 一般状態（特に呼吸状態）
- 皮下気腫の有無と範囲
- 疼痛の有無と程度
- 肺の膨張状態（胸部X線）
- カテーテルの位置（胸部X線）

患者のケア
- 疼痛の緩和
- 安楽の工夫
- 肺理学療法
- 挿入部の清潔保持
- 歩行介助

ドレーンの管理
- ドレーンの固定
- ミルキングの施行

ドレナージボトルの観察
- 指示圧と吸引圧の確認
- 呼吸性移動の有無と程度
- エアリークの有無と程度
- 排液の性状と量

ドレーンの観察
- 挿入部の状態
- ドレーンの折れ曲がり、たるみ、閉塞の有無
- 接続部のリークの有無
- ドレーンの固定状態

ドレナージボトルの管理
- 挿入部より低い位置
- 移動時はウォーターシール
- 吸引圧は1秒間に数発の発泡
- 指示圧を維持

感染

アセスメントのポイント
- 手術侵襲のストレス、創部、ドレーン・カテーテルの存在が、免疫力を低下させ易感染状態を導く。
- 術前の全身状態、年齢、既往歴（糖尿病、低栄養、貧血、悪性腫瘍）も感染症発症に関与する。

- 創部、ドレーン・カテーテル類挿入部の感染徴候（熱感、腫脹、発赤、疼痛）を観察する。
- ドレーン・カテーテル類の抜去時期をアセスメント（排液の量、性状）する。
- 尿道留置カテーテル、術後の尿量減少から尿路感染を起こしやすい。尿の量、性状を観察する。
- 血液検査所見を確認する。
- 手術様式や創部の場所によって、感染発症のリスクが異なる（表10）。

消化器合併症（イレウス）

アセスメントのポイント
- 術後は手術操作、麻酔による平滑筋の弛緩、経口摂

図7 腹腔ドレナージ（ドレーンの留置部位）

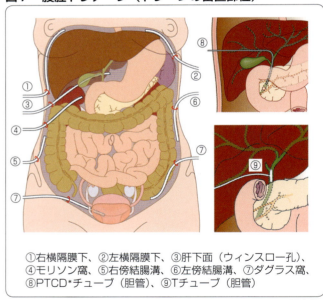

①右横隔膜下、②左横隔膜下、③肝下面（ウィンスロー孔）、④モリソン窩、⑤右傍結腸溝、⑥左傍結腸溝、⑦ダグラス窩、⑧PTCD*チューブ（胆管）、⑨Tチューブ（胆管）

*PTCD：percutaneous transhepatic cholangio drainage、経皮経肝胆道ドレナージ

取の禁止による腸管刺激の減少、臥床などの影響で腸蠕動が低下し、生理的イレウスとなる。
- 腸液やガスなどが貯留すると腹部が膨張し、横隔膜の運動を妨げ呼吸に影響する。

- 胃挿入チューブの排液量を観察する。
- 腸蠕動音を聴取する。

表10 手術創の清潔度

	手術創	手術の例	創傷感染率	起炎菌
清潔創	炎症のない非汚染手術創	甲状腺手術、乳房切除術、開心術	2%	皮膚常在菌、術中創部への落下細菌
準清潔創	呼吸器、消化器、生殖器、尿路系の手術創	胃切除術、胆嚢摘出術、肺切除術	10〜20%	腸管内や気管内の内因性細菌
汚染創	術前より術後感染を起こす菌が術野に存在している創	消化管穿孔の手術、膿胸の手術、穿孔性虫垂炎の手術	40%	消化管穿孔による腹膜炎など、すでに腸内細菌に汚染されている

- 悪心・嘔吐、腹痛、腹部膨満感、排ガスの有無を観察する。
- 術後の安静度と活動可能範囲を確認する。
- 可能な限りでの早期離床を行う。
- イレウスが長期化すると、経口摂取が進まず、術後リハビリテーションが遅れ、体力回復の障害となる。
- 手術による炎症反応に伴い、増加したフィブリノーゲンがフィブリンとなって腸管に癒着し、機械的イレウスを起こす可能性がある。

精神症状（表11）

アセスメントのポイント

- 入院環境、手術によるストレス、不安、感覚の遮断、プライバシーの侵害、疾病による精神的ストレスなどにより、術後に一時的な認知機能障害（せん妄）

表11 術後にきたす精神症状

- 不眠
- 幻覚
- 衝動的行動
- 無表情、コミュニケーション不良
- 見当識障害
- 多弁、多動
- 治療・処置の拒絶
- せん妄

をきたす場合がある。
- 不穏による意識の混乱は、ベッドからの転落、チューブ類の自己抜去など患者の安全に支障をきたす危険性がある。

- 意識レベル、過剰な体動制限の有無、睡眠、生活環境をアセスメントする。
- 患者の手術や疾患の受け止め方をみる。
- ベッドからの転落、チューブ類の自己抜去における対策は効果的になされているかを確認する。

〈文献〉
1. 藤村龍子：術前患者の身体アセスメント．富田幾枝編，新看護観察のキーポイントシリーズ急性期・周手術期Ⅰ，中央法規出版，東京，2011：70．
2. 藤村龍子：術前患者の身体アセスメント．富田幾枝編，新看護観察のキーポイントシリーズ急性期・周手術期Ⅰ，中央法規出版，東京，2011：74．
3. 椎木滋雄，中川和彦，佐々木寛 他：高齢者消化器手術における術後合併症．岡山医誌 1993；105：35-41．
4. 春木朋広，中村廣繁，谷口雄司 他：肺年齢は肺癌患者の術後合併症と予後を予測する．日呼吸器会誌 2010；48（8）：573-579．
5. 橋本信也：エキスパートナースMOOK32 オールカラー版 症状から見た病態生理学．照林社，東京，1999．
6. 佐々木誠一，佐藤健次編：コメディカルの基礎生理学．廣川書店，東京，1996．
7. 岡崎薫：高齢者と麻酔侵襲．臨牀看護 2002；28（11）：1654-1661．
8. 岡崎薫：高齢者と外科侵襲．臨牀看護 2002；28（11）：1662-1668．
9. 神田孝一：深部静脈血栓症のここが知りたいQ&A10．エキスパートナース 2002；18（2）：37-60．
10. 野村隆英，石川直久編：シンプル薬理学 改訂第5版．南江堂，東京，2014．
11. 鶴田早苗，原田和子：エキスパートナースMOOK10 カラー版よくわかる術後処置マニュアル 改訂版．照林社，東京，2002．
12. 齋藤宣彦：ショック．プチナース 2004；13（1）：12-16．
13. 小板橋喜久代，阿部俊子編著：エビデンスに基づく症状別看護ケア関連図 改訂版．中央法規出版，東京，2013．
14. 高橋章子責任編集：エキスパートナースMOOK17 最新 基本手技マニュアル 改訂版．照林社，東京，2002．
15. 玉熊正悦，望月英隆：手術侵襲．臨牀看護 1979；5（14）：1962-1968．
16. 道又元裕編著：重症患者の全身管理―生体侵襲から病態と看護ケアが見える．日総研出版，名古屋，2009．
17. 林直子，佐藤まゆみ編：成人看護学 急性期看護Ⅰ 概論・周術期看護 改訂第2版．南江堂，東京，2015．
18. 早川弘一，髙野照夫，高島尚美編：ICU・CCU看護．医学書院，東京，2013．
19. 出月康夫監修，跡見裕編：ナースのための術前・術後マニュアル．照林社，東京，2008．

周術期の関連図

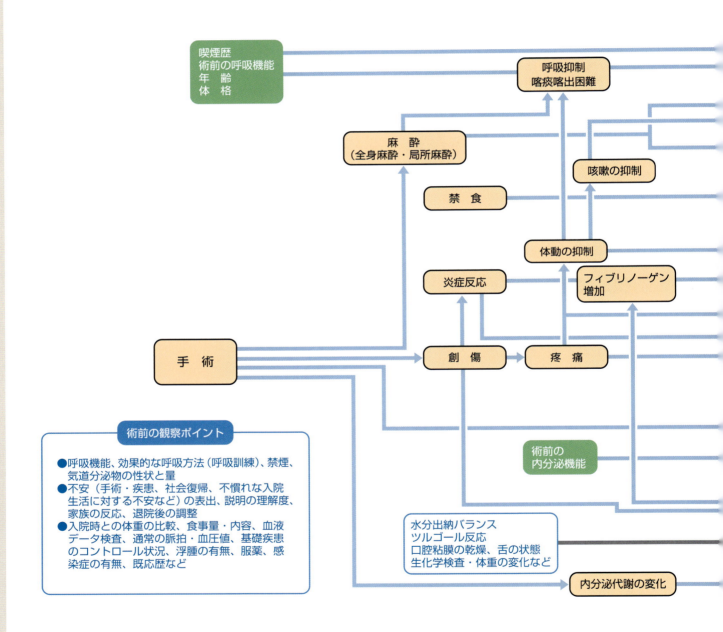

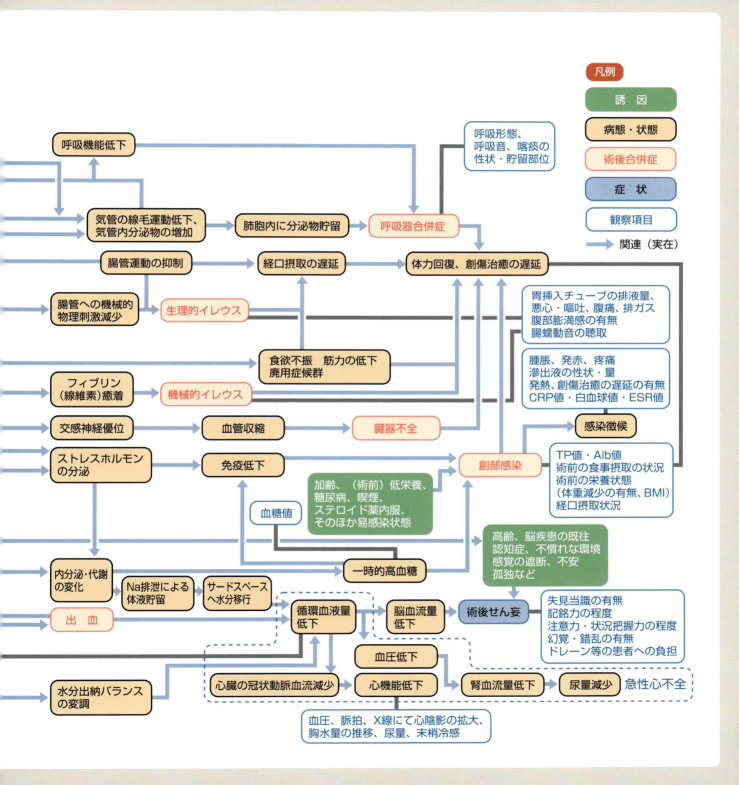

索 引

和文

あ
アイトーベンの原理 ………………… 13
悪性貧血 ……………………………… 147
アシドーシス ………………………… 37
アスピリン喘息 ……………………… 37
アダムス-ストークス発作 …………… 6
アップルコアサイン ………………… 80
アテトーゼ …………………………… 177
アテローム血栓性脳梗塞 …………… 60
アドレナリン ………………………… 126
アポクリン汗腺 ………………… 210, 212
アポトーシス ………………………… 143
アルカローシス ……………………… 37
アルブミン …………………………… 142
安静時呼吸 …………………………… 29
アンドロゲン ………………………… 127
アンモニア …………………………… 91

い
胃 ……………………………………… 66
意識障害 …………………………… 6, 60
異食症 ………………………………… 148
一次領野 ……………………………… 44
1秒率（FEV$_1$％） ………………… 35
1回換気量（TV） …………………… 35
1回拍出量 …………………………… 5
一過性脳虚血発作（TIA） …………… 61
イレウス ………………………… 69, 240
インスリン ………… 90, 126, 131, 233
咽頭 …………………………………… 26

う
ウィーズ ……………………………… 32
ウェーバーテスト …………………… 215
ウェルニッケ失語 …………………… 50
ウェンケバッハ型 …………………… 19
運動器 ………………………………… 166
運動障害 ……………………………… 174
運動神経 ……………………………… 47
運動麻痺 ………………………… 52, 175
運動療法 ……………………………… 222

え・お
腋窩リンパ節 ………………………… 193
エクリン汗腺 ………………………… 212
エストロゲン ………………… 127, 167, 191
エリスロポエチン …………… 105, 142
嚥下障害 ……………………………… 51
エンドトキシンショック（敗血症性ショック）… 163
黄疸 …………………………… 91, 150
嘔吐 …………………………………… 71
横紋筋 ………………………………… 167
悪心・嘔吐 …………………………… 71
温ショック …………………………… 163
温点 …………………………………… 213

か
外呼吸 ………………………………… 26
外耳 …………………………………… 210
咳嗽 …………………………… 29, 34
回腸 …………………………………… 66
蝸牛 …………………………………… 211
角化 …………………………………… 212
核磁気共鳴画像診断（MRI） ………… 16
角質層 ………………………………… 212
下垂体 ………………………………… 126
ガス交換 ……………………………… 28
喀血 …………………………………… 34
カテコラミン ………………… 126, 229
ガラス板圧診法 ……………………… 221
眼圧 …………………………………… 214
眼窩 …………………………………… 208
感覚器系 ……………………………… 206
感覚障害 ……………………………… 52
感覚神経 ……………………………… 47
眼球 …………………………………… 206
眼筋 …………………………………… 209
間欠性跛行 …………………………… 179
眼瞼 …………………………………… 209
肝硬変 …………………………… 91, 98
冠状動脈 ……………………………… 3
肝腎症候群 …………………………… 98
肝性脳症 ……………………………… 91
関節 …………………………………… 167
関節炎 ………………………………… 184
関節可動域（ROM） ………………… 178
関節リウマチ（RA） ………………… 184
汗腺 …………………………………… 212
感染 …………………………………… 240
完全房室ブロック …………………… 19
肝臓 …………………………… 88, 146
カントリー線 ………………………… 88
眼内炎 ………………………………… 217
間脳 …………………………………… 44
関連痛 ………………………………… 70

き
奇異性呼吸 …………………………… 32
キーゼルバッハ部位 ………………… 152
記憶障害 ……………………………… 49
期外収縮 ……………………………… 5
気管 …………………………………… 26
気管支 ………………………………… 26
気管支けいれん ……………………… 231
気管支喘息 ……………………… 32, 37
気胸 …………………………………… 32
起坐呼吸 ………………………… 7, 32
基礎体温 ……………………………… 193
気道 …………………………………… 26
気道分泌物 …………………………… 232
気道リモデリング …………………… 37
ギャロップリズム …………………… 23
急性肝炎 ……………………………… 91
急性骨髄性白血病（AML） ………… 161
急性心筋梗塞 ………………………… 22
急性白血病（AL） …………………… 160
急性リンパ性白血病（ALL） ………… 161
球麻痺 ………………………………… 51
仰臥位 ………………………………… 236
胸郭 …………………………………… 26
胸腔 …………………………………… 28
胸腔ドレナージ ……………………… 240
凝固 …………………………………… 144
狭心症 ………………………………… 9
胸水 …………………………………… 32
胸痛 …………………………… 8, 23, 34
起立性低血圧 ………………… 53, 175
筋 ……………………………………… 167
筋萎縮 ………………………………… 177
筋緊張 ………………………… 167, 177
筋性防御 ……………………………… 69
筋電図検査 …………………………… 54

く
空腸 …………………………………… 66
クスマウル大呼吸 …………… 118, 135
口すぼめ呼吸 ………………………… 33
クモ状血管腫 ………………………… 99
グラスゴー・コーマ・スケール（GCS）… 6, 49
グルカゴン ……………………… 90, 126
クレアチニンクリアランス（CCr） … 112

け
経口ブドウ糖負荷試験（OGTT） …… 133
経腸栄養 ……………………………… 222
経皮的動脈血酸素飽和度（SpO$_2$）… 30
稽留熱 ………………………………… 163
下血 …………………………………… 74
血圧 …………………………………… 7
血液 …………………………………… 142
血液ガス分析 ………………………… 36

244

月経異常	194
月経周期	191
血漿	142
血小板	143
血清	142
血清アルブミン(Alb)	77
血清クレアチニン(Cr)	112
血清総タンパク(TP)	77
血清尿素窒素(BUN)	112
結腸	66
血糖コントロール	233
血尿	110
結膜	210
下痢	73, 196
腱	167

こ

構音障害	51
交感神経	47
抗凝固薬	231
高血糖	131, 237
虹彩	206, 213
高次脳機能障害	49
拘縮	222
甲状腺	126
好中球	228
喉頭	26
後腹膜	66, 89
肛門	69
誤嚥性肺炎	51
コースクラックル	32
鼓音	69
呼吸困難	6, 30, 32, 33
呼吸	26
呼吸器合併症	238
呼吸器系	26
呼吸筋	28
呼吸障害	30
呼吸性アシドーシス	235
呼吸性アルカローシス	235
呼吸抑制	229, 234
鼓室	210
鼓腸	68
骨	166
骨格筋	167
骨シンチグラフィ	180
骨髄	146, 167
骨粗鬆症	167, 174, 185
鼓膜	210
コルポスコピー	200
こわばり	184
昏睡	135

さ

サードスペース	229
採血	154
砕石位	69, 236
臍帯血	146
サイトカイン	143, 167, 184, 213, 228
サイレント・チェスト	37
匙状爪	147
左側臥位(シムス位)	69
酸素消費量	9
三半規管	211

し

耳介	210
視覚	206
耳管	211
子宮	191
子宮頸がん	200
糸球体	104
子宮体がん	200
糸球体濾過値(GFR)	112
刺激伝導系	4
自己抜去	241
しこり	197
脂質異常症	22
視床下部	126
耳垂	210
ジストニー	177
弛張熱	148, 163
失語	50
失行	50
失認	51
シバリング	228
ジャパン・コーマ・スケール(JCS)	6, 49, 68
縦隔	28
十字靭帯	170
周術期	228
十二指腸	66, 89
12誘導心電図	12
主観的包括的評価(SGA)	77
手術侵襲	228, 233
受精	191
腫脹	173
出血	229
出血リスク	231
腫瘍崩壊症候群	163
腫瘍マーカー	86, 95
循環器系	2
循環血流量減少性ショック	76
消化器系	64
上肢	169
小腸	66
小脳	46
静脈栄養	222
静脈血	28
静脈血栓塞栓症(VTE)	231
静脈瘤	193

触診	69
褥瘡	218
食道	64
食道がん	86
食欲不振	77
徐呼吸	30
女性化乳房	92
女性生殖器	190
ショック	8, 24, 30
ショックの5P	76
徐脈	30
自律神経	47
心エコー	16
心音	4
心筋梗塞	9, 22
心筋層	2
神経系	46
神経障害	173
腎結石	118
心原性脳塞栓症	60
進行性筋ジストロフィー	177
心雑音	13
心室期外収縮(PVC)	18
心室頻拍(VT)	18
振戦	177
心臓	2
腎臓	104
心臓カテーテル検査	16
心電図	10, 12
心拍出量	5
心拍数	5
真皮	212
深部腱反射	175
深部静脈血栓症(DVT)	62, 231
心不全	11, 30, 232
腎不全	108
心房期外収縮(PAC)	18
心房細動(AF)	5, 18
心室細動(VF)	19
蕁麻疹	215

す

髄液検査	54
遂行機能障害	50
水晶体	207, 213
膵臓	89, 126
錐体外路	175
錐体路	175
水分出納バランス	11
膵ポリペプチド	90
頭蓋内圧亢進	49
スクウォーク	32
ステロイド	126
ストライダー	32
スパイロメータ	35

せ・そ

- スライディングスケール ……… 233, 238
- スワンガンツカテーテル ……………… 16
- 声音振盪 …………………………… 33
- 生殖器系 …………………………… 190
- 性腺 ………………………………… 127
- 脊髄 ………………………………… 169
- 脊髄造影検査（ミエログラフィ）…… 180
- 脊椎（脊柱）………………………… 169
- 赤血球（RBC）………………… 76, 142
- 線維素溶解（線溶）………………… 146
- 染色体検査 ………………………… 161
- 全身倦怠感 ………………………… 128
- 全身性炎症反応症候群（SIRS）…… 228
- 前庭窓 ……………………………… 211
- 蠕動運動 …………………………… 64
- 前投薬 ……………………………… 234
- せん妄 ……………………………… 241
- 線毛運動 ………………………… 27, 34
- 造血 ………………………………… 146
- 掻破痕 ……………………………… 92
- 側臥位 ……………………………… 236
- ソマトスタチン ………………… 90, 126

た

- タール便 …………………………… 76
- 体圧分散用具 ……………………… 221
- 体位排痰法 ………………………… 238
- 体位変換 ……………………… 221, 238
- 体外循環 …………………………… 229
- 帯下 ………………………………… 194
- 代謝性アシドーシス ……………… 118
- 代謝性アルカローシス …… 72, 79, 235
- 体重 ………………………………… 8
- 体循環 ……………………………… 3
- 体性神経 …………………………… 47
- 体性痛 ……………………………… 70
- 大腸 ………………………………… 66
- 第Ⅱ度房室ブロック ……………… 19
- 大脳 ………………………………… 44
- ダグラス窩 ………………………… 197
- 多血症 ………………………… 147, 154
- 打診 ………………………………… 69
- 脱臼 ………………………………… 173
- 脱水 …………………………… 79, 130, 232
- 痰 …………………………………… 34
- 単球 ………………………………… 228
- 単球性白血病 ……………………… 147
- 単極胸部誘導 ……………………… 15
- 単極肢誘導 ………………………… 15
- 胆汁 ………………………………… 89
- 胆石症 ……………………………… 91
- 断続性ラ音 ………………………… 32
- 胆道 ………………………………… 89

ち

- 胆嚢 ………………………………… 89
- 胆嚢炎 ……………………………… 91
- チアノーゼ ……………… 6, 30, 34, 147
- 知覚障害 …………………………… 177
- 腟 …………………………………… 191
- 注意障害 …………………………… 49
- 中耳 ………………………………… 210
- 中耳炎 ……………………………… 217
- 中心静脈圧（CVP）………………… 237
- 中枢神経 ……………………… 46, 169
- 聴覚器 ……………………………… 210
- 聴診 ………………………………… 12
- 直腸 ………………………………… 66
- 直腸診 ……………………………… 69

つ・て

- 椎間（円）板 ……………………… 169
- 痛点 ………………………………… 213
- 低クロール血症 ……………… 72, 79
- 低酸素血症 ……………………… 34, 147
- 低髄液圧症候群 …………………… 54
- 低体温 ……………………………… 228
- 低ナトリウム血症 ………………… 79
- テタニー ……………………… 72, 130
- 鉄欠乏性貧血 ………………… 147, 196
- デルマトーム ………………… 168, 169
- 電解質バランス …………………… 79
- 転落 ………………………………… 241

と

- 動悸 ………………………………… 10
- 瞳孔散大 …………………………… 209
- 透析 ………………………………… 111
- 疼痛 …………………………… 173, 238
- 糖尿病 ……………………………… 131
- 糖尿病性腎症 ……………………… 132
- 糖尿病性白内障 …………………… 216
- 糖尿病性網膜症 …………………… 215
- 頭部血管造影検査 ………………… 54
- 洞不全症候群（SSS）……………… 19
- 動脈血 ……………………………… 28
- 吐血 ………………………………… 74
- 徒手筋力テスト（MMT）……… 52, 181
- ドパミン …………………………… 126
- トライツ靱帯 ……………………… 74
- 努力呼吸（努力性呼吸）………… 29, 37
- ドレーン ……………………… 231, 238
- ドレスラー症候群 ………………… 24

な

- 内呼吸 ……………………………… 26
- 内耳 ………………………………… 211
- 内視鏡的硬化剤注入療法（EIS）…… 94
- 内視鏡的食道静脈瘤結紮術（EVL）… 94
- 内視鏡的粘膜切除術（EMR）……… 80
- 内臓神経反射 ……………………… 71
- 内臓痛 ……………………………… 69
- 内分泌器官 ………………………… 124
- ナッツクラッカー現象 …………… 110
- ナトリウム欠乏性脱水 …………… 79

に

- 日常生活動作（ADL）………… 166, 178
- ニボー像 …………………………… 79
- 乳房 ………………………………… 191
- 尿 …………………………………… 11
- 尿管 ………………………………… 106
- 尿失禁 ……………………………… 111
- 尿道 ………………………………… 106
- 尿道留置カテーテル ……………… 240
- 尿路感染 …………………………… 240
- 尿路結石 …………………………… 118

ぬ・ね・の

- ネフロン …………………………… 104
- 捻髪音 ……………………………… 32
- 脳 …………………………………… 44
- 脳幹 ………………………………… 45
- 脳血管障害 ………………………… 229
- 脳梗塞 ……………………………… 60
- 脳波検査 …………………………… 54
- 脳ヘルニア ………………………… 54
- ノルアドレナリン ………………… 126

は

- 肺 …………………………………… 28
- 肺うっ血 …………………………… 6
- 肺活量（VC）……………………… 35
- 肺気腫 ……………………………… 32
- 敗血症 ……………………………… 163
- 肺血栓塞栓症（PTE）……………… 232
- 肺循環 ……………………………… 3
- 排痰 ………………………………… 238
- 排尿障害 …………………………… 196
- 肺胞 ………………………………… 28
- 廃用症候群 ………………………… 175
- 排卵 ………………………………… 191
- 白内障 ……………………………… 216
- 跛行 ………………………………… 171
- 播種性血管内凝固症候群（DIC）… 24, 151
- ばち状指 ……………… 11, 35, 99, 232
- 白血球 ……………………………… 143
- 白血病 ……………………………… 160
- パッチテスト ……………………… 215
- 羽ばたき振戦 ………………… 91, 99
- バビンスキー反射 ………………… 177
- ハリス・ベネディクトの式 ……… 222
- バリズム …………………………… 177

パルスオキシメータ …………………… 30	閉塞性動脈硬化症(ASO) ………… 132	**ら・り・る**
反射弓 ……………………………………… 175	平衡聴覚器 ……………………………… 210	ラクナ梗塞 ……………………………… 60
ハンター舌炎 …………………… 147, 151	ヘーリング・ブロイエル反射 …… 29	ラジオアイソトープ ………………… 181
反跳痛 ……………………………………… 69	ヘマトクリット ……………………… 148	ランゲルハンス島 ………… 90, 95, 126
ひ	ヘモグロビン(Hb) ………… 34, 142, 148	卵巣 ……………………………………… 191
皮下組織 ………………………………… 212	変形 ……………………………… 173, 184	リウマトイド結節 ……………………… 185
鼻腔 ……………………………………… 26	便秘 ……………………………………… 73, 196	良肢位 ……………………………………… 178
腓骨神経障害 ………………………… 174	膀胱 ……………………………………… 106	緑内障 ……………………………………… 214
腓骨頭 …………………………………… 175	縫合不全 ………………………………… 238	リンネテスト …………………………… 215
皮脂膜 …………………………………… 213	歩行障害 …………………………… 171, 179	リンパ節 …………………………………… 146
脾腫 ……………………………… 150, 153	ポジショニング ……………………… 222	リンパ節腫脹 …………………………… 152
ヒス束 ……………………………………… 4	発赤 ……………………………… 173, 221	涙腺 ……………………………………… 209
脾臓 ……………………………………… 146	ホメオスタシス ………………………… 45	るいそう …………………………… 30, 171
ヒトパピローマウイルス(HPV) …… 200	ポリペクトミー ………………………… 80	**れ・ろ・わ**
皮内テスト ……………………………… 215	ホルモン ……………………………… 124, 167	冷感 ………………………………………… 6
皮膚 ……………………………………… 211	**ま**	冷ショック ……………………………… 163
皮膚支配領域 ………………………… 169	マクロファージ …… 143, 146, 184, 213, 228	冷点 ……………………………………… 213
肥満 ……………………………………… 171	麻酔侵襲 ………………………………… 228	レニン・アンジオテンシン系 …… 105
ヒュー・ジョーンズの分類 …… 33	末梢血管抵抗 ………………………… 237	連合野 ……………………………………… 44
標準肢誘導 ……………………………… 13	末梢神経 ………………………… 46, 169	連続性ラ音 ……………………………… 32
表皮 ……………………………………… 212	末梢神経障害 ………………………… 173	ロンカイ ………………………………… 32
ビリルビン尿 ……………………………… 93	慢性腎臓病(CKD) …………………… 22	**欧文**
貧血 ………………… 78, 142, 147, 148, 196	慢性腎不全 ……………………………… 116	APTT(activated partial thromboplastin time) ………………………… 151
頻呼吸 ……………………………………… 30	慢性白血病 ……………………………… 160	Child-Pugh分類 ……………………… 98
頻脈 ………………………………………… 30	慢性閉塞性肺疾患(COPD) ……… 32	CKD(chronic kidney disease) ……… 22
ふ	マンモグラフィ ………………………… 197	COPD (chronic obstructive pulmonary disease) ……………………… 32
ファーター乳頭 ………………………… 90	**み・む・め**	CRT(capillary refilling time) ……… 7, 76
フィブリン分解産物(FDP) ……… 146	ミオクローヌス ……………………… 177	DESIGN-R® …………………………… 219
フォルクマン拘縮 …………………… 172	脈拍 ………………………………………… 10	DIC(disseminated intravascular coagulation) ………………………… 163
不穏 ……………………………………… 241	ミルキング ……………………………… 238	ESR(erythrocyte sedimentation rate) ………………………………… 151
腹臥位 …………………………………… 236	無気肺 ……………………………………… 32	FAB(French-American-British)分類 … 160
腹腔ドレナージ ……………………… 240	迷走神経反射 …………………………… 71	GCS(Glasgow coma scale) ………… 6
副交感神経 ……………………………… 47	メタボリックシンドローム ……… 22	HbA1c …………………………………… 133
副甲状腺 ………………………………… 126	メデューサの頭 ………………………… 92	ICG試験 ………………………………… 95
副雑音 ……………………………… 32, 37	免疫システム ………………………… 228	JCS(Japan Coma Scale) ……………… 6
副腎 ……………………………………… 126	**も**	Killipの分類 …………………………… 24
腹水 ……………………………… 68, 92, 195	盲腸 ……………………………………… 66	MMT(manual muscle test) ……… 52
腹痛 ……………………………… 69, 195	網膜症 …………………………………… 132	MNA®(mini nutritional assessment) … 221
浮腫 …………………… 10, 111, 129, 221, 229	網膜電図(ERG) ……………………… 215	MRI(magnetic resonance imaging) … 16
不正出血 ………………………………… 194	網膜剥離 ………………………………… 215	PCA(patient-controlled analgesia) … 239
不整脈 ……………………………………… 5	毛様体 …………………………………… 207	PSP(phenolsulfonphthalein) ……… 113
フットケア ……………………………… 134	モービッツⅡ型 ………………………… 19	PSP検査 ………………………………… 113
舞踏病様運動 ………………………… 177	モニタリング …………………………… 234	PT(prothrombin time) …………… 151
プルキンエ線維 ………………………… 4	モノフィラメント検査 ……………… 215	SGA(subjective global assessment) … 221
ブルンベルク徴候 ……………………… 69	門脈 ……………………………………… 88	WHO(World Health Organization) … 160
フレイルチェスト ……………………… 33	**や・ゆ・よ**	
ブレーデンスケール ………………… 225	夜盲症 …………………………………… 213	
ブローカー失語 ………………………… 50	溶血 ……………………………………… 143	
フローボリューム曲線 ……………… 35	腰痛 ……………………………… 169, 195	
プロゲステロン …………………… 127, 191	ヨード過敏症 …………………………… 54	
へ・ほ	ヨード造影 ……………………………… 180	
平滑筋 …………………………………… 167		

装丁:Beeworks
カバー・表紙イラスト:ウマカケバクミコ
本文イラスト:村上寛人、村上正子
DTP制作:明昌堂

プチナースBOOKS
病態関連図が書ける
観察・アセスメントガイド

2015年11月4日　第1版第1刷発行	監　修　阿部　俊子、山本　則子
2018年3月10日　第1版第2刷発行	編　集　鈴木　美穂、荒井　知子
	発行者　有賀　洋文
	発行所　株式会社　照林社
	〒112-0002
	東京都文京区小石川2丁目3-23
	電話　03-3815-4921（編集）
	03-5689-7377（営業）
	http://www.shorinsha.co.jp/
	印刷所　大日本印刷株式会社

- 本書に掲載された著作物（記事・写真・イラスト等）の翻訳・複写・転載・データベースへの取り込み、および送信に関する許諾権は、照林社が保有します。
- 本書の無断複写は、著作権法上の例外を除き禁じられています。本書を複写される場合は、事前に許諾を受けてください。また、本書をスキャンしてPDF化するなどの電子化は、私的使用に限り著作権法上認められていますが、代行業者等の第三者による電子データ化および書籍化は、いかなる場合も認められていません。
- 万一、落丁・乱丁などの不良品がございましたら、「制作部」あてにお送りください。送料小社負担にて良品とお取り替えいたします。（制作部☎0120-87-1174）

検印省略（定価はカバーに表示してあります）
ISBN978-4-7965-2345-5
©Toshiko Abe, Noriko Yamamoto-Mitani, Miho Suzuki, Tomoko Arai/2015/
Printed in Japan

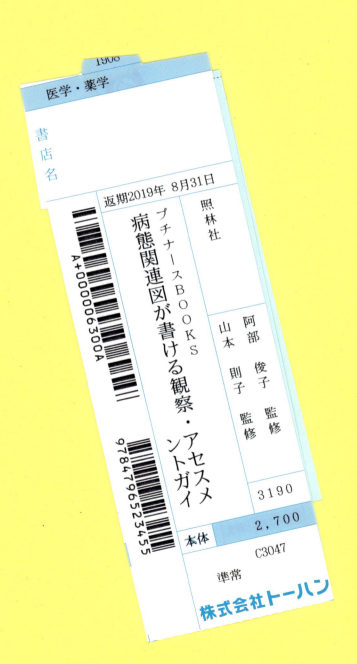